· 福建省社科项目“近代福建与东南亚中医药跨域流动研究”（编号 FJ2019B040）阶段性成果

· 教育部人文社科项目“馆藏民国时期中医稿抄本目录编制与研究”（编号 20YJA870002）阶段性成果

·闽台中医药文化丛书

吴瑞甫全集

蔡鸿新　王尊旺　张孙彪　主编

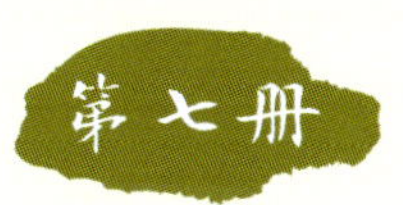

蔡鸿新　主编

厦门大学出版社　国家一级出版社
XIAMEN UNIVERSITY PRESS　全国百佳图书出版单位

目　录

评注陈无择三因方

评注陈无择三因方

宋·陈无择　撰
民国·吴锡璜　评注
张孙彪　校注

吴黼堂评注陈无择三因方

宋淳熙陈言著《三因极一病证方论》，分为十八卷，其说分为三因：一内因，一外因，一不内外因也。《四库全书》称为条理分明，方论简要，为世推重，久乏刊行，医学家往往以善价觅求而不易睹。闽中吴黼堂先生又以中、东、西学说，随各门逐条评注，气化形质，阐发入微，为医门别开生面，又于古人不治症补经验方法，洵医林精本也。本庄觅得家藏抄本，用上等中国连史纸精缮石印，有志中西医学者，幸望先睹为快焉。装订八册，定价二元。

——上海文瑞楼书局售书广告

《三因极一病证方论》十八卷

宋陈言撰。言，字无择，莆田人[①]。是书分别三因，归于一治，其说出《金匮要略》。三因者，一曰内因，为七情，发自脏腑，形于肢体；一曰外因，为六淫，起于经络，舍于脏腑；一曰不内外因，为饮食饥饱，叫呼伤气，以及虎狼毒虫、金疮压溺之类。每类有论有方，文词典雅而理致简该，非他家鄙俚冗杂之比。苏轼传圣散子方，叶梦得《避暑录话》极论其谬而不能明其所以然，言亦指其通治伤寒诸证之非，而独谓其方为寒疫所不废，可谓持平。《吴澄集》有《易简归一序》，称"近代医方惟陈无择议论最有根柢，而其药多不验，严子礼剽取其论而附以平日所用经验之药，则兼美矣"，是严氏《济生方》其源出于此书也。宋志著录六卷，陈振孙《书录解题》亦同。此本分为十八卷，盖何巨所分。第二卷中"太医习业"一条，有"五经二十一史"之语，非南宋人所应见，然证以诸家所引，实为原书。其词气亦非近人所及，疑明代传录此书者不学无术，但闻有廿一史之说，遂妄改古书，不及核其时代也。

——刘时觉：《四库及续修四库医书总目》

---

① 莆田：当为"青田"之误。据陈氏自序署为"青田鹤溪"，则今浙江景宁县。

内容提要

《三因极一病证方论》，南宋医家陈言（字无择，号鹤溪道人）撰，原题《三因极一病源论粹》，成书于淳熙元年（1174 年），全书共 18 卷，类分 180 门，收方 1050 余首。该书继承和发展了《黄帝内经》、《伤寒杂病论》等病因学理论，创立了病因分类的“三因学说”。其以病因为纲，脉、病、证、治为目，建立了中医病因辨证论治方法体系，对后世中医病因病理学说影响极大。后代医家对该书极为重视，1919 年，吴瑞甫首次完成三因方评注，并由上海文瑞楼刻板发行。之后，吴氏发现其中的纰缪处颇多，复加评议，摘其纰谬，掇其精华，于 1927 年由上海文瑞楼重新刊印，流传后世。吴氏对于三因方研读多年，评注精当，常取中西医学理论知识进行比较互勘，颇具特色。

《吴黼堂评注陈无择三因方》，民国吴锡璜（1872—1952）评注，由上海文瑞楼首次印行于民国八年（1919 年），1927 年重新修订，再次刊行。本次校勘《评注陈无择三因方》采用的底本为台湾台联国风出版社 1991 年 10 月出版发行的《中国医药丛书》之《吴黼堂评注陈无择三因方》。旁校本主要有人民卫生出版社 1957 年 8 月铅印本、四库全书本及今人王象礼、张玲、赵怀舟校本等。校注说明如下：

凡底本与校本内容不同，而底本较优，仍保持底本原貌。

凡底本与校本内容不同而难定优劣者，出具校语，不改原文。

凡底本与校本内容不同，而以文理、医理衡量，校本优于底本或底本系明显讹误者，径改原文，出具校语。

对于明显的讹误字、异体字、古今字予以径改。

为统一全书体例，对于书中出现的不甚统一的病名、药名等略作划齐处理。

三因极一病源论粹序

余于绍兴辛巳，为叶表弟桶伯材集方六卷，前叙阴阳病脉证，次及所因之说，集注《脉经》，类分八十一门，方若千道，题曰“依源指治”。伯材在行朝得书，欲托贵人刊行，未几下世[①]，遂已。淳熙甲午，复与友人汤致德远、庆德夫，论及医事之要，无出三因，辨因之初，无踰[②]脉息，遂举《脉经》曰：关前一分，人命之主，左为人迎，右为气口。盖以人迎候外因，气口候内因，其不应人迎、气口者，皆不内外因。倘识三因，病无余蕴，故曰医事之要，无出此也。因编集应用诸方，类分一百八十门，得方一千五十余道，题曰“三因极一病源论粹”。或曰现行医方山积，便可指示，何用此为？殊不知晋汉所集，不识时宜，或诠次混淆，或附会杂糅，古文简脱，章旨不明。俗书无经，性理乖误，庸辈妄用，无验有伤；不削繁芜，罔知枢要。乃辨论前人所不了义，庶几开古贤之蹊径，为进学之帡幪[③]，使夫见月忘指可也。于是乎书。

青田鹤溪陈言无择序

---

① 下世：去世、死亡。

② 踰：同“逾”。

③ 帡幪：庇护。

重新评注三因极一论粹序

《三因极一病源论粹》,宋陈言著,清采入《四库全书》中,以其立论简要,界限井然,足为世范也。余向阅是书,赏其脉法精粹,杂病中亦多可采,前曾随兴所至,指陈得失。民国八年,因有四方之志,涉历经香港、广东、南京、杭州及苏州一带。旋驻足于沪上,主任泉漳医院一年余,文瑞楼主人知余有是书,请栞[①]板以公于世,经付之石印。顾书成,而亥豕鲁鱼[②]之讹,帝虎先牛之误,时发见于行间,心滋憾焉。因于诊症余暇,重新改正,旋以讲贯[③]所得,复加评议,或摘其纰谬,或掇其精华,或并确指其受病之处,或兼及治病用药各大法,务使阅者一目了然,不为模糊影响之论说所惑。非敢訾议前贤也,为阐发病理、讲求实验,不得不尔。近世讲肄西洋医者,动为我国每以阴阳五行诸谬说谈医,考诸历代医术虽不尽然,然审症不经剖刮,惝恍[④]难凭,容或有之。余力祛斯弊,故所刊出诸书,大概以三十年来所阅历,确有实效者为准。当世不乏医学湛深之士,一阅余书,毁听之,誉亦听之。倘能揭余说之非,俾黑暗人天转为光音人天,则医学前途振兴甚易,是可余之所厚幸[⑤]也夫。

中华民国十六年五月,闽同安吴锡璜黼堂甫序

---

① 栞:同"刊"。

② 亥豕鲁鱼:指书籍在传写或刊刻过程中的文字错误。

③ 讲贯:研求贯通。

④ 惝恍:模糊不清。

⑤ 厚幸:犹"大幸"。

序

宋淳熙间，青田陈言著《三因极一病源论粹》，融会《素问》《灵枢》《伤寒》《金匮》大意，以晋唐下秘方、验方附之，约其要，于内因、外因、不内外因三种，原原本本[①]，风行一时，为世推重。顾医学随时代而变迁，清雍乾以降，诸医名大家尤能大含细入[②]，发挥精透，此为我国医学进步时代。继而五洲通市，东西洋学说又盛行我国，以科学发明之医理医法，互相究勘，竟如凿枘[③]之不相入。其学于外国者，尤以我国医学专尚理想，不究形质及功用，竟草艾之、土苴[④]之，视此国粹学，如元酒太羹之古朴，饩羊告朔[⑤]之徒存典礼。吁！可惧之甚也。不思我中华开国最早，医学经验又最宏富，不事剖割，不用金石毒质，而可愈人之病，何等精微！何等粹美！此盖自阅历而来，非凭空理想也。所惜国家不重其事，历代名医又须精研考究，垂数十年，方能确有把握，遂至大学识、大经验之医，世不数见。加以无学之辈，滥竽充数，无怪为新学家所鄙视也。锡璜才浅愿宏，每欲镕铸中西学说，冶为一炉。三十年来，手不释卷，评选诸书，动辄盈尺，纰缪者正之，精粹者存之，其屡试屡验者表章之。是书久经评注，中西互勘，逐条梳栉[⑥]，并无畸中畸西、有涉偏重之处，务期病理、学理阐发精当，俾习医者不至徒事理想，为世鄙夷，是锡璜之素志也。惟个人精神有限，五洲医理日新，倘有舛误，或未臻精粹之处，尚愿有道诸君子起而正之。

中华民国八年，闽南同安吴锡璜黼堂氏序于春申江上

① 原原本本：亦作“源源本本”，事情的详细始末。

② 大含细入：典故源自汉代扬雄《解嘲》“大者含元气，细者入无间”，指文章内容既包含天地的元气，又概括细微事物。后用以形容文章的博大精深。

③ 凿枘：圆凿与方枘，喻不相合。

④ 土苴：渣滓。喻微贱之物。

⑤ 饩羊告朔：亦作“告朔饩羊”，典故出自《论语》“子贡欲去告朔之饩羊，子曰：‘赐也！尔爱其羊，我爱其礼’”。后喻照例应付，敷衍了事。

⑥ 梳栉：梳理、修正。

卷　一

脉经序

学医之道，须知五科七事。五科[①]者，脉、病、证、治及其所因。七事[②]者，所因中复分为三。博约之说，于斯见矣。脉为医门之先，虽流注一身，其理微妙，广大配天地，变化合阴阳，六气纬虚，五行丽地，无不揆度[③]。是以圣人示教，有精微气象之论，后贤述作，为《太素》《难经》之文。仲景类集于前，叔和诠次[④]于后，非不昭著[⑤]。六朝有高阳生[⑥]剽窃作歌诀，刘元宾[⑦]从而解之，遂使雪曲应稀，巴歌和众，经文溺于覆瓿[⑧]，正道翳于诐辞[⑨]，良可叹息！今乃料简[⑩]要义，别白[⑪]讨论，分人迎、气口以辨内外因，列表里九道以叙感伤病，六经不昧，五脏昭然，识病推因，如指诸掌，类明条备，文略义详。倘能留神，则思过半[⑫]矣。

---

① 五科：辨证论治过程中诊脉、审因、断病、辨证、施治等五项内容。

② 七事：上述五科中之“因”分为内因、外因、不内外因三种，与前合共为辨证论治过程的七类具体事项。

③ 揆度：揣度、估量。

④ 诠次：编次、排列。

⑤ 昭著：显著。

⑥ 高阳生：生卒年不详，五代时人，撰著《脉诀歌括》，依托为王叔和所作。

⑦ 柳元宾：宋代医学家，字子仪，号通真子，庐陵（今属江西）人。撰著《脉诀机要》，并有《补注王叔和脉诀》、《通真子续注脉赋》等，均亡佚。仅《伤寒脉辨类诀要》，今存有抄本行世。

⑧ 覆瓿：谓著述没有价值，只足以盖酒瓿。

⑨ 诐辞：偏颇不公正的言辞。

⑩ 料简：亦作“料拣”，选择、拣择。

⑪ 别白：辨别明白。

⑫ 思过半：领悟过半。

学诊例

凡欲诊脉,先调自气,压取病人脉息,以候其迟数,过与不及。所谓以我医彼,智与神会,则莫之敢违。

凡诊脉,须先识脉、息两字。脉者,血也;息者,气也。脉不自动,为气使然,所谓长则气治,短则气病也。

凡诊,须识人迎、气口以辨内、外因,其不与人迎、气口相应为不内外因。所谓关前一分,人命之主。

凡诊,须先识五脏六经本脉,然后方识病脉。岁主脏害,气候逆传,阴阳有时,与脉为期,此之谓也。

凡诊,须认取二十四字名状,与关前一分相符。推说证状,与病者相应,使无差忒[1],庶可依源治疗。

吴黼堂曰:据西医学说,以动脉仅通于心,心迫血行,则脉随之而动,惟舒展之时,方有久促之异。有时久,则脉之度数缓;有时促,则脉之度数数。脉只可以候血运之迟速,未可诊周身之病。是说也,与《内经》之心合脉其荣血,义可相通。然谓仅可以候血运之迟速,而未可以寸关尺诊周身之病,是仍拘于迹象,而未能于神机之妙用处求之也。陈无择教人学诊曰:“智与神会,莫之敢违。”又曰:“脉者,血也;息者,气也。”脉不自动,气使之然,则是从神机妙用处以言脉,而不拘于心肺形质之微也。古圣人通性命之理,取寸以候上,关以候中,尺以候下,并参究乎脉形之变,以决病之轻重、生死。人迎、气口,以辨病之内外因,亦多切中。特病有时而不见于脉,则有之,谓脉不宜分寸、关、尺以诊腑脏之病,则未敢赞同也。诊脉大法,至精至微,为我国之国粹学,彼拘于形质之学者,亦何足语于斯耶?又曰:脉苟仅分迟速,何以有廿四名状,足见西人诊脉之陋。

总论脉式

经云:常以平旦,阴气未动,阳气未散,饮食未进,经脉未盛,络脉调匀,乃可诊有过之脉。或有作为,当停宁食顷,候定乃诊,师亦如之。

释曰:停宁俟定,即不拘于平旦,况仓卒病生,岂待平旦?学者知之。

---

[1] 差忒:差错、舛误。

经云：切脉动静，而视精明、察五色，观五脏有余不足，六腑强弱，形之盛衰，可以参决死生之分。

释曰：切脉动静者，以脉之朝会，必归于寸口。三部诊之，左关前一分为人迎，以候六淫，为外所因；右关前一分为气口，以候七情，为内所因。推其所自，用皆经常，为不内外因。三因虽分，犹为未备，是以前哲类分二十四字，所谓七表八里九道。七表者，浮、芤、滑、实、弦、紧、洪；八里者，微、沉、缓、涩、迟、伏、濡、弱；九道者，细、数、动、虚、促、急、代、革、散。虽名状不同，证候差别，皆以人迎、气口一分而推之，与三部相应而说证。故《脉赞》曰：关前一分，人命之主。左为人迎，右为气口，神门诀断，两在关后。而汉论亦曰：人迎紧盛伤于寒。以此推明，若人迎浮盛则伤风，虚弱沉细为暑湿，皆外所因；喜则散，怒则激，忧涩思结，悲紧恐沉惊动，皆内所因。看与何部相应，为何经何脏受病，方可不失病机也。其如诊按表里名义情状，姑如后说。但经所述，谓脉者血之府也，长则气治，短则气病，数则烦心，大则病进。文藻虽雅，义理难寻，动静之辞，有博有约。博则二十四字，不滥丝毫；约则浮沉迟数，总括纪纲。故知浮为风为虚，沉[1]为湿为实，迟为寒为冷，数为热为燥。风湿寒热属于外，虚实冷燥属于内，内外既明，三因显别，学者宜详览，不可惮烦也。

经中所谓视精明者，盖五脏精明聚于目，精全则目明，神定则视审，审视不了，则精明败矣。直视上视，眩瞑眊瞑，皆可兼脉而定论病状也。

所谓察五色者，乃气之华也。赤欲如白裹朱，不欲如赭；白欲如白璧之泽，不欲如垩；青欲如苍玉之泽，不欲如蓝；黄欲如罗裹雄黄，不欲如黄土；黑欲如漆之重泽，不欲如炭。若五色精败，寿不久。

所谓观五脏有余不足，候之五声者，脏之音，中之守也。中盛则气胜，中衰则气弱。故声如从室中言者，气之涩也；言微，终日乃复言者，是气之夺也；谵妄不避善恶，神明之乱也；郑声[2]言语不相续，阴阳失守也。故曰：得守者生，失守者死。

所谓六腑强弱，以候形之盛衰。头者，精明之府，头倾视深，精神夺矣；背者，胸之府，背曲肩随，府将坏矣；腰者，肾之府，转摇不能，肾将惫矣；骨者，髓之府，行则振掉，骨将惫矣；膝者，筋之腑，屈伸不能，筋将惫矣。仓廪不藏者，肠胃不固也；水泉不出者，膀胱不藏也。得强者生，失强者死。此等

---

① 沉：原文无，据文义补。

② 郑声：郑国的音乐多淫声，为靡靡之音，故称淫荡不雅正的音乐为郑声。

证状，医者要明，在脉难明，在证易辨。是故圣智备论垂教，学者宜兼明之，不可忽也。

吴黼堂曰：此上古望闻切之概要，字字根据经旨。

三部分位

三部，从鱼际至高骨得一寸，名曰寸口。从寸口至尺，名曰尺泽。故曰尺中，寸后尺前，名曰关。阳出阴入，以关为界。又曰阴得尺内一寸，阳得寸内九分，从寸口入六分，为关分；从关分又入六分，为尺分。故三部共得一寸九分。

六经所属

心部在左手寸口，属手少阴经，与小肠手太阳经合；肝部在左手关上，属足厥阴经，与胆足少阳经合；肺部在右手寸口，属手太阴经，与大肠手阳明经合；肾部在左手尺中，属足少阴经，与膀胱足太阳经合；脾部在右手关上，属足太阴经，与胃足阳明经合。

吴黼堂曰：脉分六经所属，在西医以为必无此理，以动脉只通心也。黼堂十余年前亦信之，比后临症较多，以脉诀诊断，每每获验，乃悟脉者血脉也，血行周身，无处不到，故能诊人身之病。人之有生，气血而已，气之所至，血即至焉。故心房一逼血下行，而全身大动脉俱动，气为之也。有气血而神机乃生，有神机而二十四种之脉象乃见，其分寸关尺以诊上中下焦者，乃古圣人参性命之精，故能知之，以垂训后世，非浅学所能悟出也。必执形质之学而死板解之，则脏腑为病，何关躯壳？胡就手足之无病者，按经穴用针法补泄，立即取效？伊昔[1]无剖割之学，而切实经验若是，设欲以科学考究其如何相关与寸关尺之疑义，同难了解。如谓寸、关、尺不足诊脏腑诸病，何以一下指，而二十四种之脉遂与指相应；如谓因手之便于切脉，故不诊他动脉而独诊手，何以他动脉不能分二十四种，而惟寸、关、尺可分；如谓诊脉不必琐分寸、关、尺，何以脉仅一条血管，有时寸不应指，有时上部有脉，下部无脉，且有时寸关浮而尺独沉，有时寸尺浮而关独沉。故知脉者，神机也，非死质也。形质，死体也；神机，活体也。死体可以剖割而验，神机非目力所能见

① 伊昔：从前。

也。明乎此，而六经所属之寸关尺为我国医家实验之学，大旨[①]昭然矣。

右肾在右手尺中，属手厥阴心包络，与三焦手少阳经合。

手少阴之脉起于心中，出属心系，下膈络小肠。其支者，从心系上挟咽，系目。其直者，复从心系却上肺，出腋下，下循臑内后廉，行太阴心主之后，下肘内廉，循臂内后廉，抵掌后兑骨之端；入掌内廉，循小指之内，出其端。

手太阳之脉起于小指之端，循手外侧上腕，出踝中，直上，循臂骨下廉，出肩解，绕肩胛，交肩上，入缺盆络心，循咽下膈，抵胃，属小肠。其支别者，循缺盆，循颈上颊，至目锐眦，却入耳中；其支者，别循颊上䪼，抵鼻至目内眦。

足厥阴之脉起于大指丛毛之上，循足跗上廉，去内踝一寸，上踝八寸，交出太阴之后，上腘内廉，循股入阴毛中。环阴器，抵小腹，挟胃，属肝，络胆，上贯膈，布胁肋。循喉咙之后，上入颃颡，连目系，上出额，与督脉会于巅。其支者，从目系下颊里，环唇内。其支者，复从肝别贯膈，上注肺。

足少阳之脉起于目锐眦，上抵头角，下耳后，循颈行少阳之脉前，至肩上，却交出手少阳之后，入缺盆。其支别者，从耳后入耳中，出走耳前，至目锐眦后。其支者，别目锐眦，下大迎，合手少阳，抵于䪼下，交颊车，下颈合缺盆，下胸中，贯膈络肝，属胆。循胁里，出气街，入毛际，横入髀厌中。其直者，从缺盆下腋循胸，过季胁，下合髀厌中，以下循髀外，出膝外廉，下外辅骨之前，直下抵绝骨之端。下出外踝之前，循足跗，上入小指次指之间。其支者，别跗上入大指，循歧骨内，出其端，还贯入爪甲，出二毛。

足少阴之脉起于足小指之下，斜起足心，出然谷之下，循内踝之后，别入跟中，上踹内，出腘内廉，上股内后廉，贯脊属肾，络膀胱。其直者，从肾上贯肝膈，入肺中，循喉咙，挟舌本。其支者，从肺出，络心，注胸中。

足太阳之脉起于目内眦，上额，交巅上。其支别者，从巅至耳上角。其直行者，从巅入络脑，还出别下项，循肩髆内，挟脊，抵腰中，入循膂，络肾，属膀胱。其支别者，从腰中下贯臀，入腘中。其支别者，从髆内左右别下贯胛，挟脊内，过髀枢，循髀外后廉，下合腘中，以下贯腨内。出外踝之后，循京骨，至小指外侧端。

手太阴之脉起于中焦，下络大肠，还循胃口，上膈，属肺。从肺系横出腋下，下循臑内，行少阴、心主之前。下肘中，循臂内，上骨下廉，入寸口，上鱼际，循鱼际出大指之端。其支者，从腕后直出次指内廉，出其端。

---

① 大旨：大要、主旨。

手阳明之脉起于大指、次指之端，循指上廉，出合谷两骨之间，上入两筋之中，循臂上廉，入肘外廉，循臑内前廉，上肩，出髃之前廉，上出柱骨之会，下入缺盆，络肺，下膈，属大肠。其支别者，从缺盆上颈贯颊，下入齿缝中，还出挟口，交人中，左之右，右之左，上挟鼻孔。

足太阴之脉起于大指之端，循指内侧白肉际，过核骨后，上内踝前廉，上腨内，循骱骨后，交出厥阴之前，上循膝股内前廉，入腹，属脾，络胃。上膈，挟咽，连舌本，散舌下。其支别者，复从胃别上膈，注心中。

足阳明之脉起于鼻，交頞中，下循鼻外，上入齿中，还出侠口，环唇，下交承浆，却循颐后下廉，出大迎。循颊车，上耳前，过客主人，循发际，至额颅。其支别者，从大迎前，下人迎，循喉咙，入缺盆，下膈，属胃，络脾。其直者，从缺盆下乳内廉，下侠脐，入气街中。其支别者，起胃口，下循腹里，下至气街中而合，以下髀关，抵伏兔，入膝膑中。下循胫外廉，下足跗，入中指内间。其支者，下廉三寸而别，下入中指外间。其支者，别跗上，入大指间，出其端。

手厥阴之脉起于胸中，出属心包，下膈，历络三焦。其支者，循胸出胁，下腋三寸，上抵腋下，下循臑内，行太阴少阴之间，入肘内，下臂，行两筋之间，入掌中，循中指，出其端。其支者，从掌中，循小指、次指，出其端。

手少阳之脉起于手小指、次指之端，上出次指（一作两指）之间，循手表腕，出臂外两骨之间。上贯肘，循臑外上肩，交出足少阳之后，入缺盆，交膻中，散络心包，下膈，遍属三焦。其支者，从膻中上出缺盆，上项，夹耳后，直上出耳上角，以頔下颊至頔。其支者，从耳后入耳中，却出至目锐眦。

吴黼堂曰：此十二经脉行之部也。古圣人参性命之精，施按摩、针灸以治百病，效如桴鼓，非末学所能测识也。黼堂尝以西洋医脏腑体用各学说，求其所以相通之故而不得，乃知我国上古所言之经气，别有会心[①]，非见病治病者所可同日语也。西人于人身功用，发挥精透，非我国医学家所及，独于经气之微，非目力所能见者，则无可如何。彼谓此等学说乃凭虚构造，属于理想[②]之谈，乌知夫熟于《内》《难》者，从经气着手，固有无穷之妙用哉。

五脏所属

左寸，外以候心，内以候膻中；右寸，外以候肺，内以候胸中。

---

① 别有会心：另有一种心领神会之处。

② 理想：想象。

左关，外以候肝，内以候膈中；右关，外以候脾，内以候胃脘。

左尺，外以候肾，内以候腹中；右尺，外以候心主，内以候腰。

释曰：五脏六腑，十二经络，候之无逾三部。要之，前布六经，乃候淫邪外入，自经络而及于脏；后说六脏，乃候情意内郁，自脏腑出而应于经。内外所因，显然明白，学诊之道，当自此始。外因虽自经络而入，必及于脏，须识五脏部位；内因郁满于中，必应于经，亦须拘经识症，不可偏局。故经云：上竟上者，胸喉中事也；下竟下者，腰足中事也。不可不通！

五脏本脉体

人之脉者，乃血之隧道也，非气使则不能行。故血为脉，气为息，脉息之名，自是而分。呼吸者，气之橐籥；动应者，血之波澜。其经以身寸度之，计十六丈二尺。一呼，脉再动；一吸，脉再动。呼吸定息，脉五动；闰以太息，则六动。一动一寸，故一息脉行六寸，十息脉行六尺，百息脉行六丈，二百息脉行十二丈，七十息四丈二尺，计二百七十息。漏水下二刻，尽十六丈二尺，营周一身。百刻之中，得五十营。故曰脉行阳二十五度，行阴二十五度也。息者，以呼吸定之，一日计一万三千五百息。呼吸进退，既迟于脉，故八息三分三厘三毫，方行一寸，八十三息三分三毫行一尺，八百三十三息三分行一丈，八千三百三十三息行十丈，余六丈二尺，计五千一百六十七息。通计一万三千五百息，方行尽十六丈二尺。经络气周于一身，一日一夜，大会于风府者是也。脉属阴，阴行速，犹太阴一月一周天。息属阳，阳行迟，犹太阳一岁一周天，如是则应天常度。故春肝脉弦细而长，夏心脉浮大而洪，长夏脾脉软大而缓，秋肺脉浮涩而短，冬肾脉沉濡而滑，各以其时而候旺相休囚，脉息无太过不及之患，故曰平人。平人常气禀于胃，必以胃气为本，取其资成也。合五脏气三分，微似弦洪缓涩沉，则为平脉。若真脏脉见，则不佳矣。应如后说。

吴鞠堂曰：脉行尺寸及刻息之说，虽本《难经》，殊难解释，存以备考可也，信古则凿[①]矣。

① 凿：穿凿附会。

六经本脉体

六经所以分手足阴阳者，以足为本，手为标。如足厥阴风木肝，与足少阳相火胆为表里，同在一处。足太阴湿土脾与足阳明燥金胃，足少阴相火肾与足太阳寒水膀胱，皆相附近。至于手三阴三阳，相去颇远。盖足阴阳本乎地，奠方有常；手阴阳法乎天，变化无定。足为常度[①]，手为揆度，体常尽变，故为奇度。奇常，揆度，其道一也。足厥阴肝脉，在左关上，弦细而长；足少阴肾脉，在左尺中，沉濡而滑；足太阴脾脉，在右关上，沉软而缓；足少阳胆脉，在左关上，弦大而浮；足阳明胃脉，在右关上，浮长而涩；足太阳膀胱脉，在左寸中，洪滑而长。手厥阴心主包络，在右尺中，沉弦而数；手少阴心脉，在左寸口，实而微洪；手太阴肺脉，在右寸口，涩短而浮；手少阳三焦脉，在右尺寸，洪散而急；手阳明大肠脉，在右寸口，浮短而滑；手太阳小肠脉，在左寸口，洪大而紧。此手足阴阳六经脉体及其消息盈虚，则化理不滞，运动密移，与天地参同。彼春之暖，为夏之暑；彼秋之忿，为冬之怒。四变之动，脉与之应者，乃气候之至脉也。故《要论》云：厥阴之至，其脉弦（一云沉短而涩）；少阴之至，其脉钩（一云紧细而微）；太阴之至，其脉沉（一云紧大而长）；少阳之至，大而浮（一云乍疏乍数，乍短乍长）；阳明之至，短而涩（一云浮大而短）；太阳之至，大而长。本脉至脉，虽识体状，又须推寻六气交变，南政北政，司天在泉，少阴之脉，应与不应。如《要论》所诠乙庚丙辛丁壬戊癸、金水木火四运者，皆曰北政；少阴在泉，故寸不应，甲己土运，德流四政，譬如巡狩而居南面，此之谓南政。少阴在泉，故寸亦不应。若北政厥阴在泉，则右不应；太阴在泉，则左不应。若南政厥阴司天，则右不应；太阴司天，则左不应。诸不应者，反其诊则见矣。此乃常度，合不应而反应，是为太过；应而不应，是谓不及。皆为外淫所因。所以欲知少阴应否者，以君火为万物资始，不可不知。此且一岁而论之，若细推寻，当以日论，精微之道，不可不知。若岁主脏害，自当揆度平治，不能反隅，则不复也。

五脏传变病脉

右手关前一分为气口者，以候脏气郁发，与胃气兼并，过与不及，乘克传

---

① 常度：规则、法度。

变也。以内气郁发，食气入胃，淫精于脉，自胃口出，故候于气口。以五脏皆禀气于胃，胃者，五脏之本，脏不能自致于手太阴，必因胃气而生。邪气胜，胃气衰，故病甚；胃气绝，真脏独见，则死。

假如春肝脉弦多胃少，曰肝病。但弦无胃气，曰死。若其乘克，春虽有胃脉，而有涩脉见，则秋必病；涩甚，则今病。夏心脉洪多胃少，曰心病。但洪无胃气，曰死。如乘克见微沉，则冬病；沉甚，则今病。秋肺脉涩多胃少，曰肺病。但涩无胃气，曰死。秋见洪脉，为夏病；洪甚，则今病。冬肾脉沉多胃少，曰肾病。但沉无胃气，曰死。冬见濡脉，为长夏病；濡甚，为今病。长夏脾脉濡多胃少，曰脾病。但濡无胃气，曰死。长夏见弦脉，为春病；弦甚，为今病。

又如春肝脉合弦细而长，太过则实强，令人善怒，忽忽眩冒癫疾。不及则微虚，令人胸痛引背，两胁胠满。夏心脉合洪而微实，太过则来去皆盛，令人身热肤痛为浸淫。不及则来不盛，去反盛，令人烦心，上咳唾，下气泄。秋肺脉合浮而短涩，太过则中坚傍虚，令人逆气背痛，愠愠[①]然。不及则毛而微，令人呼吸少气，上咯血，下喘声。冬肾脉合沉而紧实，太过则如弹石，令人解㑊[②]，脊痛，少气不欲言。不及则其去如数，令人心悬如饥，䏚中清，脊中痛，少腹满，小便变。长夏脾脉，当沉而濡长，太过则如水之流，令人四肢不举。不及则如鸟之喙，令人九窍不通，名曰重强[③]。太过不及，脉之大要，迫近而微，不可失机。

又人之五脏，配木火土金水，以养魂神意魄志，生怒喜忧思恐。故因怒则魂门弛张，木气奋激，肺金乘之，脉必弦涩；因喜则神廷融泄，火气赫羲[④]，肾水乘之，脉必沉散；因思则意舍不宁，土气凝结，肝木乘之，脉必弦弱；因忧则魄户不闭，金气涩聚，心火乘之，脉必洪短；因恐则志室不遂，水气旋却，脾土乘之，脉必沉缓。此盖五情动不以正，侮所不胜，既不慕德，反[⑤]能胜而乘之，侮反受邪，此之谓也。其病有五五二十五变，若其能胜，所传授胜克流变，又当详而论之。故经曰：五脏受气于其能生，传之于其所胜；气舍于其所生，死于其所不胜。如肝受气于心，传于脾，气舍于肾，至肺而死；心受气于肺，传于肺，气舍于肝，至肾而死；脾受气于肺，传于肾，气舍于心，至肝而死；

① 愠愠：心所蕴结也。
② 解㑊：语出《素问》，困倦无力、抑郁不欢之症状。
③ 重强：重，谓脏气重叠。强，谓气不和顺。
④ 赫羲：光明盛大貌。
⑤ 反：下原衍“谓”字，据四库本删。

肺受气于肾，传于肝，舍于脾，至心而死；肾受气于肝，传于心，舍于肺，至脾而死。则知肝死于肺，候于秋，庚笃辛死，余皆仿此。又如甲乙主[①]寅卯，丙丁主巳午，庚辛主申酉，壬癸主亥子，戊己主辰戌丑未。一日一夜五分，则可以占死时之早暮，此病之次也。然卒发者，不必治于传，或其传化不以次。不以次入者，忧恐怒喜思，今不得以其次，故令人有大病矣。此五脏传变之大要，学者宜留神焉。

六经中伤病脉

左手关前一分为人迎者，以候寒暑燥湿风热中伤于人，其邪咸自脉络而入，以迎纳之，故曰人迎。前哲方论谓太阳为诸阳主气，凡感外邪，例自太阳始，此考寻经意，似若不然。风喜伤肝，寒喜伤肾，暑喜伤心包，湿喜伤脾，热伤心，燥伤肺，以暑热一气，燥湿同源，故不别论。以类推之，风当自少阳入，湿当自阳明入，暑当自三焦入，寒却自太阳入。故经曰：阴为之主，阳与之正，别于阳者，知病从来，此之谓也。

足[②]太阳伤寒，主左手尺中，与人迎皆浮紧而盛。浮者，足太阳脉也；紧者，乃伤寒脉也。盛者，病进也。其证头项强，腰脊痛，无汗恶寒，不恶风。足阳明伤湿，右手关上与人迎皆涩细而长。涩者，足阳明脉也；细者，伤湿脉也；长者，病袭也。其证关节疼痛，重痹而弱，小便涩秘，大便飧泄。足少阳伤风，左手关上与人迎皆弦浮而散。弦者，足少阳脉也；浮者，伤风脉也；散者，病至也。其证身热恶风自汗，项强筋满。手少阳伤暑，右手尺中与人迎皆洪虚而数。洪者，手少阳脉也；虚者，伤暑脉也；数者，病增也。其证身热恶寒，头痛，状如伤寒，烦渴。足太阴伤湿，右手关上与人迎皆濡细而沉。濡者，足太阴脉也；细者，湿脉也；沉者，病着也。其证身重脚弱，关节疼烦，冷痹胀满。足少阴伤寒，左尺中与人迎皆沉紧而数。沉者，足少阴脉也；紧者，寒脉也；数者，病传也。其证口燥舌干而渴，背恶寒，反发热倦怠。足厥阴伤风，左关上与人迎皆弦弱而急。弦者，厥阴脉也；弱者，风脉也；急者，病变也。其证自汗恶风而倦，小腹急痛。手厥阴心包伤暑，在右尺中与人迎沉弱而缓。沉者，心包脉也；弱者，伤暑也；缓者，病倦也。其证往来寒热，状如痎疟，烦渴眩晕，背寒面垢。此乃分布六经，感伤外邪，除燥热外，叙此四气以

① 主：原作“至”，据文意改。

② 足：人卫本作“诸”。

为宗兆。若其传变，自当依六经别论所伤，随经说证，对证施治。或燥热伤心肺，亦当依经推明理例调治。如四气兼并，六经交错，亦当随其脉证，审处明白。或先或后，或合或并，在经在络，入表入里，四时之动脉与之应，气候以时，自与脉期。微妙在脉，不可不察；察之有纪，从阴阳始。始之有经，从阴阳生，此之谓也。

吴鞠堂曰：是篇所论脉证，简明切当，常法大概如此。

又曰：西医论脉，只切心脏。日本旧亦汉医法也，自革新后，举国竞趋西法，谓切脉仅有大小、软硬、数迟、疾徐之分。大脉主发热，心脏肥大，与大血管内半月瓣闭锁不全之疾患。其小者，主恶寒及心口狭窄。硬脉主心脏肥大、血管肥大、血管痉挛、慢性肾炎；其软者，惟衰弱人及心筋发炎，与心脏内二尖瓣狭小，暨肺炎、肋膜炎等症。数脉甚者，为重笃脑病、神经病、脚气、伤寒、鼓胀、急喉症、肺痨症。不甚者，为老衰、寒冷、心筋疾患、疝气痛、半月瓣狭窄。疾脉为发热血亏、半月瓣锁闭不全之疾患。其徐者，为大血管口狭窄、二尖瓣狭窄、鼓胀及脑症。是说也，确指其受病之处，为东医言脉最切实者，可为切脉经常之法。究之，真能切脉者，以神不以迹，善诊家所以谓脉贵有神也。以上三篇，平脉病脉，苦心分明，能就此察其神机，更佐以新学发明之切实诊法。脉法精微，一经览细察，自能得心应手，左右通原[①]矣。

五用乖违病脉

察脉必以人迎、气口分内外所因者，乃学诊之要道也。所以《脉赞》云：关前一分，人命之主。然既有三因，固不可尽详，而考之于理自备。且如疲极筋力，尽神度量，饮食饥饱，叫呼走气，房室劳逸，及金疮踒折，虎狼毒虫，鬼疰客忤，畏压溺等，外非六淫，内非七情，内外不收，必属不内不外。虽汉论曰：人迎紧盛伤于寒，气口紧盛伤于食，殊不知饮食入胃，能助发宿蕴，其所以应于气口者，正由七情郁发，因食助见，本非宿食能应气口。且如宿食，脉有浮大而微涩者，有数而滑实者，在阴则涩，在阳则滑。宿食不化，脉则沉紧；宿食成瘕，脉则沉重。此等名证，皆曰伤胃，曾何关于气口耶？其如疲极筋力，其脉弦数而实，筋痛则动，皆伤肝也；凝思则滑，神耗则散，皆伤心也。弦诵[②]耗气，脉濡而弱；叫呼走气，脉散而急。皆伤肺也。房劳失精，两尺浮

---

① 原：后作“源”。

② 弦诵：弦歌和诵读，泛指授业诵读之事。

散，男子遗精，女人半产，弦大而革，皆伤肾也。上件明文，气口何与？况脏寒蛔厥，脉自微浮，反为紧滑。胃虚不食，其脉必缓，亦有微濡；五饮停伏，浮细而滑；久蓄沉积，沉细而软。形虚自汗，脉皆微濡；挥霍变乱，脉自沉伏；跌仆堕下，脉则细滑。踒折伤损，瘀血在内，疝瘕症癖，五内作痛，脉皆弦紧。中寒症结，脉则迟涩。五积六聚，食饮痰气，伏留不散，隧道节滞，脉皆促结；三消热中，尺中洪大，癫狂神乱，关上洪疾，气实脉沉，血实脉滑，气血相搏，脉亦沉实。妇人妊娠，脉则和滑；遁尸[①]尸疰，脉沉而上不至寸，或三部紧急。鬼祟附着，脉则两手乍大乍小，乍长乍短。阳邪来见，脉则浮洪；阴邪来见，脉则沉紧。鬼疰客忤，三部皆滑，洪大袅袅[②]，沉沉泽泽，但与证不相附者，皆五尸鬼邪遁疰之所为也。如诊得此等脉证，虽与人迎、气口相应，亦当分数推寻。三因交结，四句料简，所谓单内单外，不内不外，亦内亦外，亦不内外。脉理微妙，艺能难精，学然后知不足，教然后知困，此之谓也。然形与脉兆，随于数义，未有不学而能者，亦未有学而不成者，学者宜留心焉。又如忽见异像，惊惑眩乱，脉多失序；急虚卒中，五脏闭绝，脉不往来。譬如堕溺，脉不可察，与夫金疮踒折[③]，顿失血气，脉亦无准。学者当看外症，不必拘脉。

吴黼堂曰：切脉有时与病甚对，亦有时与病不符。故古人有舍脉从症之法，亦即有舍症从脉之法，活泼泼地，惟深于临症、学识兼到者，自能通其奥妙。此篇于切脉常变之理，凿凿言之。学者须知诊病，有望、闻、问及打诊、听诊、腹诊、试尿诸精妙各大法，不可徒恃切脉一端以审察病情，或至张冠李戴也。

脉偶名状

浮者，按之不足，举之有余，与人迎相应，则风寒在经；与气口相应，则荣血虚损。

沉者，举之不足，按之有余，与人迎相应，则寒伏阴经；与气口相应，则血凝腹脏。

迟者，应动极缓，按之尽牢，与人迎相应，则湿寒凝滞；与气口相应，则虚

---

① 遁尸：古病名，《太平圣惠方》卷五十六："遁尸者，言其停遁在人肌肉血脉之间。若卒有犯触即发动，令心腹胀满刺痛，喘息急，偏攻两胁，上冲心胸，其候停遁不消者是也。"

② 袅袅：长弱貌。

③ 踒折：犹骨折。

冷沉积。

数者，去来促急，一息六至，与人迎相应，则风燥热烦；与气口相应，则阴虚阳盛。

虚者，迟大而软，按之豁然，与人迎相应，则经络伤暑；与气口相应，则荣卫走泄。

实者，按举有力，不疾不迟，与人迎相应，则风寒贯经；与气口相应，则血壅气窒。

缓者，盖浮大而软，去来微迟，与人迎相应，则风热入脏；与气口相应，则怒极伤筋。

紧者，动转无常，如纫单线，与人迎相应，则经络伤寒；与气口相应，则脏腑作痛。

洪者，来之至大，去之且长，与人迎相应，则寒壅诸阳；与气口相应，则气攻百脉。

细者，指下寻之，来往如线，与人迎相应，则诸经中湿；与气口相应，则五脏凝涎。

滑者，往来流利，有如贯珠，与人迎相应，则风痰潮溢；与气口相应，则涎饮凝滞。

涩者，三五不调，如雨沾沙，与人迎相应，则风湿寒痹；与气口相应，则浑汗血枯。

弦者，喘紧劲急，如张弓弦，与人迎相应，则风走注痛；与气口相应，则积饮溢疼。

弱者，按之欲绝，轻软无力，与人迎相应，则风湿缓纵；与气口相应，则筋绝痿弛。

结者，往来迟缓，时止时来，与人迎相应，则阴散阳生；与气口相应，则精阻百节。

促者，往来急数，时止复来，与人迎相应，则痰壅阳经；与气口相应，则精留胃腑。

芤者，中空傍实，如按慈葱，与人迎相应，则邪壅吐衄；与气口相应，则荣虚妄行。

微者，极细而软，似有若无，与人迎相应，则风暑自汗；与气口相应，则微阳脱泄。

动者，在关如豆，厥厥不停，与人迎相应，则寒疼冷痛；与气口相应，则心惊胆寒。

伏者，沉隐不出，着骨乃得，与人迎相应，则寒湿痼闭；与气口相应，则凝思滞神。

长者，往来流利，出入三关，与人迎相应，则微邪自愈；与气口相应，则脏气平治。

短者，按举如数，不及本位，与人迎相应，则邪闭脉经；与气口相应，则积遏脏气。

濡者，按之不见，轻手乃得，与人迎相应，则寒热散漫；与气口相应，则飧泄缓弱。

革者，沉伏实大，如按鼓皮，与人迎相应，则中风着湿；与气口相应，则半产脱精。

散者，有阳无阴，按之满指，与人迎相应，则淫邪脱泄；与气口相应，则精血败耗。

代者，脏绝中止，余脏代动。无问内外，所因得此，必死。

吴黼堂曰：察脉，以神不以迹。人迎气口，常法如是，各脉象亦言之简括。然变通尽神，又不止此。张石顽之《三昧》[①]、郭元峰之《脉如》[②]，皆登峰造极之作，较之李濒湖，尤为妙义环生也。

七表病脉

浮为表，为风，应人迎；为气，应气口。为热，为痛，为呕，为胀，为痞，为喘，为厥，为内结，为满不食。浮大为鼻塞，浮缓为不仁。浮大而长，为风眩癫疾。浮滑而疾，为宿食。浮大而涩，为宿食滞气。浮短，为肺伤诸气。浮滑为饮，为走刺。浮细而滑，为伤饮。浮滑疾紧，为百合病。浮数，为大便坚、小便数。浮紧，为淋、为癃闭。

芤为脱血，寸芤为吐血，微芤为衄血，关芤为大便出血，尺芤为下焦虚、小便出血。

滑为吐，为满，为咳，为热，为伏痰，为宿食，为蓄血，为经闭，为鬼疰，为血气俱实。滑散为瘫痪，滑数为结热，滑实为胃热，和滑为妊娠。滑而大小

① 《三昧》：脉学著作，成书于1689年，清代医家张璐（字路玉，晚号石顽老人）撰著，全称《石顽老人诊宗三昧》。

② 《脉如》：清代郭治（字元峰）撰于清乾隆十八年（1753年）。该书以《内经》《难经》《脉经》等著作为基础，结合个人临证心得体会，论述脉理及诊脉方法。

不匀,必吐,为病进,为泄利。滑而浮,为大小腹痛。弱则阴中痛,大便亦然。

实为热,为呕,为痛,为气塞,为喘咳,为大便不通。实紧为阴不胜阳,为寒胃,为腰痛。

弦为寒,为痛,为疟,为饮,为瘽,为水气,为中虚,为厥逆,为拘急,为寒癖。弦紧为恶寒,为疝瘕,为癖,为瘀血;双弦为胁急痛;弦而钩,为胁下刺痛;弦长为积,随左右上下。

紧为寒,为痛(头骨肉等),为咳,为喘,为满。浮紧为肺有水气,紧急为遁尸,紧数为寒热。紧滑为蛔动,为宿食,为吐逆。

洪为胀,为满,为痛,为热,为内烦。洪实为癫,洪大为祟。洪紧为痈疽,为喘急,亦为胀。洪浮为阳邪来见。

吴鞠堂曰:七表八里九道,皆诸病主脉之大法。我国医诀,宗法相传,大端[①]毕具。医籍不经秦火[②],故各医家得以寻流溯源,为国粹最完全之学。陈无择脉书,根据古意,不涉模糊影响,详明简要,条理井然。世谓李濒湖脉法颇佳。噫!脉法颇佳者,独李濒湖也欤哉?

八里病脉

微为虚,为弱,为衄,为呕,为泄,为亡汗,为拘急。微弱为少气,为中寒。

沉为在里,为实,为水,为寒,为喘,为症瘕。沉弱为寒热,沉细为少气,臂不能举。沉紧为悬饮。沉滑为风水、为下重,沉紧为上热下寒。沉重而直前者,为瘀血。沉重而中散,为寒食成瘕。沉重而不至寸,徘徊欲绝者,为遁尸。沉重为伤寒发热,沉迟为痼冷。

缓为在下,为风,为寒,为弱,为痹,为疼,为不仁,为气不足,为眩晕。缓而滑为热中,缓而迟为虚寒相搏,食冷则咽痛。

涩则少血,为亡汗,为气不足,为逆冷,为下痢,为心痛。涩而紧,为痹,为寒湿。

迟为寒,为痛。迟而涩,为症瘕咽酸。

伏为霍乱,为疝瘕,为水气,为溏泄,为停痰,为宿食,为诸气上冲,为恶脓贯肌。

濡为虚,为痹,为自汗,为气弱,为下重。濡而弱,为内热外冷自汗,为小

---

① 大端:主要的部分。

② 秦火:秦始皇焚书事。

便难。

弱而虚，为风热，为自汗。

九道病源

细为气血俱虚，为病在内，为积，为伤湿，为寒，为后泄，为神痨，为忧伤过度，为腹满。细而滑，为僵仆，为发热，为呕吐。细而紧，为症瘕积聚，为刺痛。

数为热，为虚，为吐，为痛，为烦渴，为烦满。

动为痛，为惊，为挛，为泄，为恐。

虚为寒，为虚，为脚弱（一作气），为食不消化，为伤暑。

促（经文缺）

释曰：其促有五，一曰气，二曰血，三曰饮，四曰食，五曰痰。但脏热则脉数，以气血痰饮留滞不行则止促，止促非恶脉也。

结为痰，为饮，为血，为积，为气。

释曰：气寒脉缓则为结，数则为促，虽缓数不同，结亦当如促脉分别可也。

散（经文缺）

释曰：六腑气绝于外者，则手足寒而上气；五脏气绝于内者，则利下不禁。甚者不仁，其脉皆散，散则不聚，病亦危矣。

革为满，为急，为虚寒相搏，妇人半产漏下。

释曰：革者，革也。固结不移之状，三部应之，皆危脉也。

吴黼堂曰：革脉，由失精亡血者为多。

代者，一脏绝，他脏代至。

释曰：代真死脉，不分三部，随应皆是。

如前所例，皆本圣经，学者当熟读，令心开眼明，识取体状，然后交络互识。所谓六经流注，五脏相传，各以部位推寻，使了然不昧。其如随病分门，诸脉证状，尤当参对审详之。如是精诚，方可为医。万一不尔，则倚傍[①]圣教，欺罔贤良，为含灵[②]之巨贼，幸宜勉之。

吴黼堂曰：代脉，为心房变坏、气血大虚者恒见之。古人定为死症，愚每以补心、补血大剂起之。

---

① 倚傍：依傍。

② 含灵：指具有灵性的人类。

卷　二

太医习业

国家以文、武、医入官者，盖为养民设，未有不自学古而得之者。学古之道虽别，而同为儒，必读五经、廿一史、诸子百家，方称学者。医者之经，《素问》《灵枢》是也；史书，即诸家本草是也；诸子，《难经》《甲乙》《太素》《中藏》是也；百家，《鬼道》《龙树》《金镞刺要》《铜人》《明堂》《幼幼新书》《产科保庆》等是也。儒者不读五经，何以明道德性命、仁义礼乐；医不读《灵》《素》，何以知阴阳运变、德化政令。儒不读诸史，何以知人才贤否、得失兴亡；医不读《本草》，何以知名物性味、养生延年。儒不读诸子，何以知崇正卫教、学识醇疵[①]；医不读《难》《素》，何以知神圣工巧、妙理奥义。儒不读百家，何以知律历制度休咎[②]吉凶；医不读杂科，何以知脉穴骨空、奇病异症。然虽如是，犹未为博，况经史之外，又有文海[③]类集，如汉之班、马，唐之韩、柳，及今宋朝文物最盛，难以枚举。医在汉时，则有张仲景、华佗，唐有孙思邈、王冰等，动辄百千卷。其如本朝《太平圣惠》《乘闲集效》《神功万全》《备见崇文》《名医别录》，岂特汗牛充栋[④]而已哉？学者一览无遗，博则博矣，倘未能反约[⑤]，何以适从？予之所述，乃收拾诸经筋髓，其亦反约之道也。读医方者，当推前贤上圣养民设教之意，庶不负先觉[⑥]也。

五科凡例

凡学医，必先识五科七事。五科者，脉病证治，及其所因；七事者，所因复分为三。故因脉以识病，因病以辨症，随证以施治，则能事毕矣。故经曰：

---

① 醇疵：精纯与毛病，谓正确与错误。

② 休咎：吉凶、福祸。

③ 文海：犹言文章总汇。

④ 汗牛充栋：形容书籍极多。

⑤ 反约：反回来归纳要点。

⑥ 先觉：较常人先觉悟之人。

有是脉而无是症者，非也。究明三因，内外不滥，参同脉症，尽善尽美。

凡学诊，必先识七表八里九道，名体证状，了然分别，然后以关前一分，应动相类，分别内、外及不内外。又须知二十四脉，以四脉为宗，所谓浮沉迟数，分风寒暑湿，虚实冷热，交结诸脉，随部说症，不亦约乎。

凡审病，须先识名，所谓中伤寒、暑、风、湿、瘟疫、时气，皆外所因；脏腑虚实，五劳六极，皆内所因；外如金疮踒折，虎狼毒虫，皆不内外。更有三因备具，各有其名，所谓名不正则言不顺，言不顺则事不成，学者不可不备。

凡学审症，须知外病自经络入，随六经所出，井营输源经，各有穴道，起没流传，不可不别。内病自五脏郁发，证候各有部分，溢出诸脉，各有去处。所谓上竟上者，头项胸喉中事也；下竟下者，腹肚腰足中事也。

凡用药，须先熟读本草，广看方书，雷公炮炙，随方过制。汗下补吐，轻重涩滑燥润等性，量病浅深，饮服多寡，五德五味，七情八反，升合[①]分两，朝代不同，一一备学，将欲对治，须识前后。故经曰：先去新病，病当在后。

凡治病，须识因，不知其因，病源无目。其因有三：曰内、曰外、曰不内外。内则七情，外则六淫，不内不外，乃背经常。《金匮》之言，实为要道，《巢氏病源》[②]具列一千八百余件，示病名也。今以此三因，病源都尽，不亦反约乎？

凡学医，既明五科，每科须识其要。脉有浮沉迟数，病有风痨气冷，症有虚实寒热，治有汗下补吐。若于三因推明，外曰寒热风湿，内曰喜怒忧思，不内外曰劳逸强作。各有症候，详而推之，若网在纲，有条不紊。

凡看古方类例，最是朝代沿革。升合分两差殊，若数味皆用分两，不足较也。第中间有用升合枚数[③]，大段不同。升斗秤尺，本自积黍，黍自不可见，度量权衡，卒亦难明。今以《钱谱》推测，粗知梗概。

凡度者，分寸尺丈引。本以一黍之广为分，十分为寸，十寸为尺，十尺为丈，十丈为引。观今之尺，数等不同，如周尺长八寸，京尺长一尺六寸，淮尺长一尺二寸，乐尺长一尺二寸五分，并以小尺为率。小尺既自三微起，却自可准。唐武德年，铸开元钱，八分，当十二钱半得一尺。排钱比之，十一个已及一尺，又不知唐用何尺。顾汉唐龠量，并用尺寸分布。尺寸如是不齐，将何凭据，博古君子，必有说矣。

---

① 升合：古代量粮食的度量单位。

② 《巢氏病源》：即隋代医家巢元方撰著的《诸病源候论》，五十卷。

③ 枚数：指数量。

凡量者，龠合升斗斛，本以黄钟龠容十二铢，合龠为合，重二十四铢。今以钱准，则六铢钱四个，比开元钱三个重，升斗斛皆垒而成数。汉唐同用，至宋绍兴，升容千二百铢，则古文六铢钱二百个，开元二百二十个，以绍兴一升得汉五升。其余私用，不足计也。

凡衡者，铢两斤钧石，亦以黄钟龠所容重十二铢，两之为两，二十四铢为两，十六两为斤，三十斤为钧，四钧为石。每两则古文六两，铢钱四个，开元钱三个。至宋广秤，以开元钱十个为两，今之三两，得汉唐十两，明矣。《千金》《本草》皆以古三两为今一两，以古三升为今一升，诸药类例，尤为难辨。且如半夏一升准五两，不知用何升何两。此修合[①]制度之要务，不可不知。汉铜钱质如周钱，文曰半两，重如其文。孝文五年，钱益多而轻，乃更铸四铢。其文为半两，杂以铅铁锡，非淆杂为巧，则不得赢，而奸或盗，磨钱质取镕。有司言钱轻重，请郡国铸五铢钱，周郭有质，令不得磨取镕。则知汉以二半两钱为两，重十铢，明矣。汉唐例以二十四铢为一两，抑未知修史人改作唐例，亦不可知。观《钱谱》，汉无六铢钱，至唐方有。今以五铢钱十六个，正得开元钱十个重。又以六铢钱十二个，正得开元钱九个重，则知开元钱每个重八铢。唐武德四年，铸开元通宝，径八分，重二铢四累，积十钱为两。似难考据，明食货者，必有说焉。

按药书汉方汤液，大剂三十余两，小剂十有余两，用水六升或七升，多煎取二升三升，并分三服。若以古龠量水七升，煎今之三十两，未淹得过。况散末药，只服方寸刀圭匕，圆子如梧桐子大，极至三十粒，汤液岂得如此悬绝？又如风引汤，一剂计五十五两，每两只用三指撮，水三升，煮三沸，去渣温服一升。观其煮制，每只三指末撮，应料剂如此之多，此又可疑也。今以臆说，汉方当用半两钱二枚为一两，且以术附汤方较，若用汉两，计一两百八十铢，开元钱二十二个半重，若分三服，已是今之七钱半重一服。若以唐方准计，三百三十六铢，得开元钱四十二个重，每服计今之十四钱重，大略可知。若以开元钱准，得一百单五个重，分三服，每服计三十五钱重。此犹是小剂，况有大剂名件，两数之多者，未易概举，留心此道者，幸少详察焉。

凡古书所诠，不出脉、病、症、治四科，而撰述家有不知此，多致显晦，文义复重。要当以四字类明之，四字者，即名、体、性、用也。如脉浮则为名，举有余、按不足为体，为风为虚曰性，可补可汗曰用。如病太阳伤风为名，感已啬，啬为体，恶风自汗为性，传变经络为用。如证太阳风症为名，头项痛、腰

---

① 修合：指中药的采集、加工、配制过程。

脚疼为体，不与诸经滥为性，候其进退为用。如治药桂芎为名，出处形色为体，德味备缺为性，汗下补吐为用。以此推之，读《脉经》，看《病源》，推方证，节本草，皆用此法，无余蕴矣。

纪用备论

夫阴阳五气，运行乎天地之间，则神明为之纪，故有德化政令变眚之义。物类禀五行，孕于八方之内，则生灵赖其资，故有功能气味性用之殊。苟气运失常，非药石则不疗，所谓功夺造化、恩被财成者，无逾于药石也。故敷和、彰显、溽蒸、清洁、凄凉者，五运之德也；安魂、育神、益气、定魄、守志者，百药之功也；生荣、蕃茂、丰备、紧敛、清谧者，五气之化也；通润、悦怿、轻身、润泽者，百药之能也；舒启、明曜、安静、劲功、凝肃者，五气之政也；开明、利脉、滑肤、坚肌、强骨者，百药之气也；风热湿燥寒者，五气之令也；酸苦甘辛咸者，百药之味也。顾兹气运，与万物虽种种不齐，其如成象效法，无相夺伦[①]，一一主对，若合符契。至于胜复[②]盛衰，不能相多，往来升降，不能相无，故各从其动而兴灾变，亦不相加也。于是有振发、销铄、骤注、肃杀、凛洌者，五气之变也。在药则有收敛、干焦、甜缓、敛涩、滋滑者，百药之性也；散落、燔焫、霜溃、苍陨、冰雪者，五气之眚[③]也。在药则有皲皵、溢汗、呕吐、涎涌、泄利者，百药之用也。德化者，气之祥也；功能者，药之良也；政令者，气之章；气味者，药之芳。古之治法，遇岁主脏害，虽有平治之不同，必以所胜而命之。故经曰：上淫于下，所胜平之，平天气也；下淫于内，所胜治之，治地气也。故司天之气，风淫所胜，平以辛凉。诸气在泉，风淫于内，治以辛凉，此之谓也。至于折柳主客，郁发胜复，亦莫越于功能气味，盖从其德化政令之所为也。今则不然，惟取其性用之所利，而治其灾变之所伤。寒者热之，热者寒之，温者清之，清者温之，散者收之，收者散之，滑者涩之，涩者滑之，燥者润之，急者缓之，坚者软之，脆者柔之，衰者补之，强者泻之。故略去功能气味，随其性用，以备治法之总目，合和修治之大纲，备御灾变之要略尔。卫生明哲之士，当不拘于此也。夫五味各随其所喜，酸先入肝，苦先入心，甘先入脾，辛先入肺，咸先入肾。久而增气，则脏气偏胜而有偏害，偏害则致偏

---

① 夺伦：失其伦次。

② 胜复：指五运六气在一年之中的相胜相制、先胜后复的相互关系。

③ 眚：灾难。

绝，夭之由也。是以政理观化，药集商量。《服饵》云：药不具五味五气而久服之，虽有获胜，久必暴夭。此之谓也。近世庸俗为治，使人单服附子，为害滋多，可不谨乎？

脏腑配天地论

韩子曰：形而上者谓之天，形而下者谓之地，介于其两间者谓之人。人受天地之中以生，莫不禀二气以成形。是以六气纬空，五行丽地，人则默而象之。故足厥阴肝居于巳，手厥阴右臂居于亥。巳亥为天地之门户，故风木化焉。足少阴肾居于子，手少阴心居于午，子午得天地之正中，故君火位焉；足太阴脾居于未，手太阴肺居于丑，丑未得为归脏之标本，故湿土守焉；足少阳胆居于寅，手少阳三焦居于申，寅申握生化之始终，故相火丽焉；足阳明胃居于酉，手阳明大肠居于卯，卯酉为日月之道路，故燥金行焉；足太阳膀胱居于辰，手太阳小肠居于戌，辰戌为七政之魁罡，故寒水注焉。此三才应奉，二气相须，不刊之说，如指诸掌。至于五行六气，递相[1]资生[2]，亦莫不有自然之序。如厥阴风木生少阴君火，君火生太阴湿土，湿土生少阳相火，相火生阳明燥金，燥金生太阳寒水，顺天道而右旋，所谓运行也。或问君火生土，土复能生相火，火复生金，其义何在？曰此生成之道也。相火既已发焰，晕晕灰灭，非土不成。木见空虚，能取火，金在矿，非火不能煅出。所以《河图》火居第七，居西室，金九居南室，盖互显其生成之能也。若以一性而推之，无所不备。故木焚则为火，绞则为水；石击则为火，镕则为水。洲澶之内江河，竞注大海之中，火光常起，此皆性之本有也，又何疑土中火，火中金？夫木火土金水，此乃常度，人皆知之。至于风暑燥湿寒，谓之揆度，鲜有能明其状者。故以木比风，以火比暑，以土比湿，以金比燥，以水比寒，仍以上下二气而配手足三阴三阳，则谓之奇度。又况五行各各不同，有正气，有太过，有不及。天地气化既然，人之脏腑亦然，感而为病，或外邪，或本气，或禀赋，必当推类，随三度而调之。非究心明道之士，孰能与此。

---

① 递相：犹互相。

② 资生：赖以生长。

三因论

夫人禀天地阴阳而生者，盖天有六气，人以三阴三阳而上奉之；地有五行，人以五脏五腑而下应之。于是资生皮肉筋骨、精髓血脉、四肢九窍、毛发齿牙唇舌，总而成体。外则气血循环，流注经络，喜伤六淫；内则精神魂魄，志意忧思，喜伤七情。六淫者，寒、暑、燥、湿、风、热是也；七情者，喜、怒、忧、思、悲、恐、惊是也。若将护[①]得宜，怡然安泰，役冒非理，百病生焉。病症既成，须寻所自，故前哲示教，谓之病源。经不云乎，治之极于一者，因得之。闭户塞牖，系之病者，数问其经，以从其意，是欲知致病之本也。然六淫，天之常气，冒之则先自经络流入，内合于脏腑，为外所因；七情，人之常性，动之则先自脏腑郁发，外形于肢体，为内所因。其如饮食饥饱，叫呼伤气，尽神度量，疲极筋力，阴阳违逆，乃至虎狼毒虫、金疮踒折、疰忤附着、畏压溺等，有背常理，为不内外因。《金匮》有言：千般疢难，不越三条，以此详之，病源都尽。如欲救疗，就中寻其类例，别其三因，或内外兼并，淫情交错。推其浅深，断以所因为病源，然后配合诸症，随因施治，药石针灸，无施不可。

外因论

夫六淫者，寒、暑、燥、湿、风、热是也。以暑热一气，燥湿同源，故《上经》收而为四，即冬伤寒，春温病；春伤风，夏飧泄；夏伤暑，秋痎疟；秋伤湿，冬咳嗽。此乃因四时而序者。若其触冒，则四气皆能交结以病人。冬时温病，增寒发热，不得拘伤寒也，冒风暑湿，皆有是症。但风散气，故有汗；暑伤气，故倦怠；湿溢血，故重着。虽折伤诸症不同，经络传变咸尔，不可不知。飧泄亦然。经曰：寒甚为肠澼。又热湿久客肠胃，滑而下利，亦不止伤风；痎疟诸证，亦以寒暑风湿互络而为病因，初不偏胜于暑也。咳论以微寒为咳，热在上焦。咳为肺痿，厉风所吹，声嘶发咳，岂独拘于湿也。以是观之，则知四气本乎六化，六化本乎一气，以运变而分阴阳，反则为六淫。故经曰：阴为之主，阳为之正。逆之则为病，乃乱生化之常矣。乱常则天地四塞矣，治之必求其本，当随交络互识而推之。所谓风寒、风湿、风温、寒湿、湿温，五者为并；风湿寒，风湿温，二者为合。乘前四气，共十一变，倘有所伤，当如是而推

---

① 将护：养护调息。

之。又兼三阳经络亦有并合，能所简辨，甄别脉证，毫厘不滥，乃可论治。非通明淫化之精微，其孰能与于此？

叙中风论[①]

夫风为天地浩荡之气，正顺则能生长万物，偏邪则伤害品类[②]。人或中邪风，鲜有不致毙者，故入脏则难愈。如其经络空虚而中伤者，为半身不遂，手脚瘫痪，涎潮昏塞，口眼㖞斜，肌肤不仁，痹瘁挛僻。随其脏气，所为不同，或左或右，邪气反缓，正气反急，正气引邪，㖞僻不遂。盖风性急暴，善行数变，其中人也卒，其眩人也晕，激人涎浮，昏人神乱，故推为百病长。圣人先以此示教，太医编集所以首论中风也。故四气皆能中人，在证亦有纵缓、挛急、搐搦、痹瘁、奄忽不知人者，不可不以脉别。故论曰：寒热诸痹所有症候，皆如风状，须得脉别可也。要知脉浮则为风，紧则为寒，细则为湿，数则为热，外证走注自汗则为风，疼痛无汗则为寒，缓弱热顽则为暑，停着肿满则为湿。随其并合，尤宜历[③]辨。唯详其所因，合以脉症，在络在经，入腑入脏，依而调之，乃可为治。

五脏中风证[④]

肝中风者，人迎并左关上脉浮而弦，在天为风，在地为木，在人脏为肝。肝虚喜中风，为类相从，故脉应在左关。肝风之状，多汗恶风，色微苍，头目瞤，左胁偏痛，嗜甘如阻妇状，筋急挛痹不伸。诊在目，其色青。

心中风者，人迎与左寸口脉洪而浮。在天为热，在地为火，在人脏为心。心虚因中邪风，乃子母相因，故脉应在左寸口。心风之状，多汗恶风。色微赤，翕翕发热，喑不能言。欲饮食，食则呕。诊在舌，其色焦赤。

脾中风者，人迎与右关上脉浮而微迟。在天为湿，在地为土，在人脏为脾。脾虚因中风邪，为胜克，故脉应在右关上。脾风之状，多汗恶风，薄黄，四肢怠惰，皮肉瞤动，发热短气，不欲饮食，嗜卧如醉人。诊在唇，其色黄。

---

① 吴瑞甫旁注：偏枯症，脉多弦劲，浮紧者绝少。盖由血热而脉道鸱张耳。

② 品类：万物种类。

③ 历：完全。

④ 吴瑞甫旁注：中风，脑病也。以近世剖割学证之，但脑筋出血，故手足为之不用耳。从脏腑琐分名目，附会支离，与病无涉。

肺中风者，人迎与右寸口，脉浮涩而短。在天为燥，在地为金，在人脏为肺。肺虚因中风邪，为乘克，故脉应在右手寸口。肺风之状，多汗恶风，色浩然而白，口燥而喘，逆气肩息，身重背痛，面胀肿，昼差暮甚。诊在鼻，其色白。

肾中风者，人迎与左尺，脉浮而滑。在天为寒，在地为水，在人脏为肾。肾虚因中邪风，为母子相感，故脉应在左尺。中肾风之状，多汗恶风，色如炲[①]，面庞然浮肿，腰脊痛引，小腹隐曲[②]不利，昏寝汗愈多，志意惶惑。诊在耳，其色黑。

胃中风者，人迎与两关上，脉并浮而大。六腑无中风证，惟有胃者，以胃为五脏海，纳五味以滋养五脏，虚而中邪风。故其状，额多汗，饮食不下，隔塞不通，腹善满。失衣则瞋胀，张口肩息，心下淡淡，食寒则泄。

中风治法

生姜生附汤[③]

治卒中风，涎潮昏塞，不知人，并主瘀冷癖气，胸满呕沫，头痛，饮食不消。

大附子一枚，生，去皮脐，切作八片。

上以水二碗，生姜一两，同煎至一大盏，去滓温冷服。一法：加辰砂末少许。凡中风无问冷热虚实，皆可服。盖此药能正气消痰，散风神效。一法，加沉香一钱。

白散子[④]

治肝肾虚，为风所袭，卒中涎潮，昏塞不语，呕吐痰沫，头目眩晕，上实下虚，真阳耗竭。兼治阴症伤寒，六脉沉伏，昏不知人。又治霍乱吐泻，饮食不进，小便淋沥不通，眼赤口疮，咽喉冷痛。

---

① 炲：同“炱”，烟气凝积而成的黑灰。

② 隐曲：阴部。

③ 吴瑞甫旁注：此方以治脾胃湿寒、涎沫逆涌者甚合，不可以治中风症。方下注云：无论冷热虚实皆可服，则信口乱道矣。

④ 吴瑞甫旁注：亦治肝肾虚寒，痰沫上逆之方。观阴症伤寒，六脉沉伏，皆不知人，三语便可明了。以治中风，真张冠李戴矣。

大附子生，去皮脐　滑石各半两　半夏汤洗二十一次，三钱

上为末，每服二钱，水二盏，姜七片，蜜半匙，煎七分，空腹冷服。霍乱，加藿香；小便不利，加木通、灯芯、茅根。此药就有差误，亦无所苦。

红龙散

治中风，开关窍。

朱砂别研　五灵脂各五钱　茯神去木　萆薢各一两　全蝎半两　脑麝各一钱，别研

上为末，每服二钱，酒调先服。下次服神异温风丹。

神异温风丹[1]

治中风一切诸疾。

麻黄五两，不去节，生用　人参　白术　干姜各二两，炮　茯神　附子炮，去皮脐　白胶香别研　炙草各一两，五钱　乳香别研　全蝎炒，各一两

上将麻黄细剉，用水五升，熬去半，入蜜六两。又熬成膏，入前药末，和丸如弹子大。每服一丸，温酒下，日三服。

排风汤[2]

治风虚湿冷，邪气入脏，狂言妄语，精神错乱。肝风发则面青心闷，吐逆呕沫，胁满头眩，不闻人声，偏枯筋急，曲蜷而卧；心风发则面赤，翕然而热，悲伤瞋怒，目张呼唤；脾风发则面黄，身体不仁，不能行步。饮食失味，梦寐颠倒，与亡人相随。肺风发则面白，咳逆吐浓血，上气奄然而极；肾风发则面黑，手足不随，腰痛难以俯仰，冷痹骨疼。诸有此症，令人心惊，志意不定，恍惚多忘。服此汤，安心定志，聪耳明目，通脏腑，诸风疾悉主之。

白藓皮　白术　芍药　桂心　川芎　当归　杏仁去皮尖

防风　炙草各二两　独活　麻黄去节，汤煮　茯苓各三两

上剉散，每服四钱，水盏半，姜七片，枣二枚，煎七分，去滓服。

---

① 吴瑞甫旁注：中风初起，痰气升逆，危在顷刻。惟猴枣降痰最速，不可不知。

② 吴瑞甫旁注：此方以治冷痹骨痛，必能开风湿出路，亦非治中风方。

小续命汤[1]

治中风欲死，身体缓急不能语，舌强，口目不正，奄奄忽忽，神情闷死。诸风服之皆验，不令人虚。

麻黄去节，汤煮　防己《崔氏》《外台》不用

人参　黄芩　桂心　炙草　白芍　川芎各一两

杏仁一两，去皮，炒　附子一枚，炮，去皮脐　防风一两五钱

上㕮散，每服四大钱，水一盏半，姜七片，枣二枚，煎七分，去渣，不拘时服，取汗，随人虚实与所中轻重。有人脚弱，服此六七剂得差。有风疹家，天阴节变，辄合服之，可以防喑。一云：恍惚加茯神、远志；骨节疼，有热，去附子、芍药。《古今录验》有白术，无杏仁；《救急》无川芎、杏仁，此止十味；《延年》无防风。一云：遗失便利，产后失血，并老人小儿，用麻黄、桂心、甘草，各二两。一法：治或歌哭，或笑语，无所不及，用麻黄三两，人参、桂枝、白术各二两，无防风、附子、生姜，有当归，一两。

独活丹

治风懿[2]不能言，四肢不收，手足亸曳。

白术　瓜蒌根　独活　桂心各二两　炙草三两

上为㕮散，每服四钱，姜五片，水二盏，煎六分，去滓。入生葛汁一合，和匀服。

三黄汤

治中风，手足拘挛，百节疼痛，烦热心乱，恶寒不饮食，兼治贼风、偏风、猥退风[3]，半身不遂，失喑不言。

麻黄去节，汤煮　独活各一两　黄芪五钱　黄芩三分

上为㕮散，每服四钱，水盏半，煎七分，去滓。不拘时服，取汗为效。心

---

① 吴瑞甫旁注：自汉唐以来，皆以小续命汤为治中风主方，明如徐灵胎、陈修园皆极力表彰之。余二十年前遵用之，病人每加身热脉促，方悟被前人锢蔽耳目也。医者习用而不知，可怪也夫。

② 风懿：当为风癔，中风症候之一，指风中脏腑，奄忽不知人，昏迷欲死而气不绝之谓也。

③ 猥退风：一作腲腿风，古病名，见《备急千金要方》卷八。本病以半身不遂、失音不语为主症，属于中风之类的疾患。

热，加大黄五钱；胀满，加枳实一分；气逆，加人参三分；心悸，加牡蛎三分；消渴，加天花粉；寒，加附子一枚，炮熟。

小竹沥汤

治中风涎潮、谵语、昏寒，四肢缓纵不收。

防风去剉　秦艽去苗，土剉

附子炮，去皮脐　独活剉，各一分

上水四盏，煎二盏，入生地汁、竹沥各半盏，煎三五沸，去滓。分四服，不拘时热服，去病以他药扶持，未知，再作。

烧竹沥法

新竹截尺许长，用两砖对立，相去八寸，置竹在上，每截破竹二片，仰安砖上，急着火。砖外两头，各置碗以盛沥。沥尽，以绢滤清，夏秋须沉冷水中，防沥酸。大热有风人，亦可单服，冷热随人，勿过度。荆沥同。

独活散

治男子女子气虚感风，或惊恐相乘。肝胆受邪，使上气不守正位，致头招摇，手足颤掉，渐成目昏。

独活　骨皮　细辛　川芎　菊花　防风　炙草

上等分为末，每服三钱，水盏半，煎一盏，去滓。取六分清汁，入竹沥少许，再煎，食后温服，日二。又法：不用独活，有旋覆花。

雄朱丸

治中风涎潮、咽膈作声，目瞑不开，口眼喎斜，手足不随。但一切风疾，并宜服之。

乌蛇酒浸，炙，去皮骨　僵蚕生，去丝嘴　南星生用

白附生，各五钱　雄黄别研　龙骨煅　辰砂　麝香各另研，各一钱

上为末，蜜丸桐子大，如中风涎潮，牙关不开，先用大蒜一瓣捣烂，涂在两牙关外腮上，用豆淋酒化一丸，揩牙龈上，即开。续用薄荷酒化一丸，如丈夫风气目眩，暗风眼黑欲倒者，急嚼一二丸，薄荷汤下。

仁寿丸[1]

治肝肾气虚，风冷所中，筋脉瞤动，口眼歪斜。常服补肝元，行荣卫，养气血。

附子炮，去脐，一两　桂心　茯苓　五味子　枸杞

杜仲姜汁炒　续断　山萸肉　熟地　巴戟去心

菟丝子酒浸，捣　防风各一半　牛膝二两，酒浸

上为末，蜜丸桐子大。食前，温酒、盐汤任下三五十丸。

铁弹丸

治男子女人一切风疾，无问远近，瘫痪中风，口眼㖞斜，语言謇涩，手足亸曳，难以称举，或发搐搦，或如虫行，或失音不语，牙关紧急，脚不能行，身体顽麻，百节疼痛，精神不爽，头虚烦闷，夜卧不安，多涎，胸膈不利，口干眼涩，多困少力，如破伤风，身如角弓，口噤不开，汗出如油，及洗头风，脑重，肩梁骨痛，卒口不语，迷闷，兼白癜风，遍身瘾疹，鼻多清涕，耳内蝉鸣。小儿惊风，天吊[2]搐搦，女人血风，手足烦热，夜多虚汗，头旋倒地，并皆治之。

白附子　乌头炮，去皮尖　没药　虎胫骨酒浸一宿，炙干

全蝎　辰砂别研　自然铜醋浸，煅，存性　麻黄连节，以上各一两

白花蛇酒浸，五钱　乳香　柳木搥研　灵脂各一分

木鳖子二十个，去皮别研，不入罗　脑麝一分，别研

上为末，蜜丸弹子大，用无灰酒一升，浸一丸，分廿服；伤风鼻塞，分三十服。空心临卧各一服，大风五丸可安。

活络通经丸

治半身不遂，口眼歪斜，瘫痪诸风。通活经络，宣导凝滞。常服壮筋骨，助血脉，起偏废之疾，其效如神。

川乌头二两，以一两生用，不去皮尖；一两炮，去皮尖　草乌制如上法

白花蛇酒煮，去皮骨焙　白胶香别研　乌蛇酒浸，去皮骨焙　以上各别研。

京墨煅，存性，各二两　当归一两五钱　木鳖子三两三钱

---

① 吴瑞甫旁注：服此等方，偏枯永无愈期矣。

② 天吊：小儿蕴热，痰塞经络，头目仰视，名为天吊。

五灵脂三两二钱　斑猫一百个，去头足翅，醋炙香熟，焙

上为末，将木鳖子末醋研为膏，和黑豆末一斤，好醋拌一两作丸，以墨为衣，空心食前，温酒、盐汤嚼下一丸。

乌药顺气散[①]

治风气不顺，手脚偏枯，流注经络，并湿毒进袭，腿膝挛痹，筋骨疼痛。

乌药　黄麻　橘皮各二两　炙草　川芎

枳壳　桔梗　僵蚕炒，去丝　白芷各一两　炮姜五钱

上为末，每服二钱匕，水一盏，姜三片，薄荷七叶，煎七分，空心服。治气，去薄荷，用枣子二枚，同煎。

舒筋保安散[②]

治左瘫右痪，节脉拘挛，身体不遂，脚腿少力，干湿脚气，及湿滞经络，久不能去，宜导诸气。

木瓜五两　萆薢　五灵脂　牛膝酒浸　续断

僵蚕炒，去丝　松节　白芍　乌药去木　天麻

黄芪　威灵仙　当归　防风去叉　虎骨各一两

上用无灰酒一斗，浸上件药二、七日，紧封扎，日数足，取药焙捣为细末。每服二钱，用浸药酒半盏调下，酒完，用米汤调下。又方：添金毛狗脊一两，却将乳香、白胶香各一两，同研入干药末内。

松节散

治风寒冷湿，搏于筋骨，使筋挛掣痛，步行艰难，但是诸筋挛缩疼痛，悉主之。

茯苓心中木一两，剉如米　乳香一钱，研

入银石器内炒，存性，为末，木瓜酒下二钱。

芎桂散

治中风，四肢疼痛，及两足俱软，行步不便。

川乌头二两，切作片，水浸一宿，再切算子条，更以米泔浸一宿。不洗，日

① 吴瑞甫旁注：方下所列，皆顽固之症，而用药功力甚轻，不足取效。

② 吴瑞甫旁注：配合工整，治风湿拘挛之良方。

干，面炒微赤为度，乃秤

川芎一两五钱　桂心一两　炙草　炮姜各一分

上为末，每服二钱，温盐酒调下，日三服。

趁痛膏

治中风，手足偏废不举。

川山甲左瘫用左足，右瘫用右足　红海蛤如棋子者

川乌头大者，生用，各二两

上为末，每用半两，捣烈葱白汁，和成厚饼，约径一寸半，帖[1]在所患一边脚足心，用旧帛裹紧缚定，于椅子坐无风密室中。椅前用汤一盆，将贴药脚于汤内浸，仍用人扶病人，恐汗出不能支持。候汗出，即急去药，汗欲出，身麻木，得汗周遍为妙。切宜避风，自然手足可举。如病未尽除，候半月二十日后，再照前用一次，自除病根。仍服治风补理药，忌口，远欲以自养。

附子酒

治中风，冷痰癖胀满诸痹。

大附子一枚，去皮脐，切作四片

用醇酒一升，春浸五日，夏三日，秋冬七日。每服一合，日二三服，以痹住为效。未知，再作。

小黄芪酒

治大风虚痰癖，四肢偏枯，两脚弱，手不能上，头或小腹缩痛，胁下挛急，心中有伏水，胁下有积饮，夜梦悲愁不乐，恍惚善忘，由风虚五脏受邪所致。或久坐腰痛，耳聋，卒起眼眩头重。或举体流肿疼痛，饮食恶冷，啬啬恶寒，胸中痰满，心下寒疝，及妇人产后余病，风虚积冷不除。

黄芪　附子去皮，脐　防风　乌头《集验方》用山药

川椒去目并合口者　桂心　秦艽　牛膝

白术　川芎　独活　细辛去苗　甘草各三两

大黄　葛根　山萸　干姜各二两　当归二两半

上为剉散，少壮人无熬炼，虚老人微熬之。以绢袋盛之，用清酒二斗渍之，春夏五日，秋冬七日。可先服一合，不知，至四十合，日三服。此药攻痹

---

① 帖：同“贴”。

尤佳，亦不令人吐闷。小热，宜冷饮；大虚，加肉苁蓉二两；下利，加瓜蒌三两；多忘，加石斛、菖蒲、紫石英各二两；心下多水，加人参、茯苓各二两，山药三两。酒尽，可更以酒二斗，重渍滓服之。不尔，可晒滓捣，下筛，酒服方寸匕；不知，稍增之。服一剂，得力，令人耐寒冷。补虚，治诸风冷，神效。

仙酒方窦朝议经进

治大风及偏风一切风疾，延年益寿。

牛蒡根　牛膝各一斤　秦艽　鼠粘子各二两　枸杞子炒，一斗

苍术蒸烂，二斤　防风　蚕沙各二两

巨胜子炒研去壳，一斤，又名大麻子　桔梗　羌活各二两

上药为㕮散，以无灰酒二斗，净瓮器内浸，密封七日开，开时不得对瓶口。日进三服，每服一大盏，温服，常令面有酒色，甚者不过一斗。忌面食并鱼肉动风物。

吴鞠堂曰：中风，脑筋出血之病也，由血热上冲于脑而发者甚多。叶天士每用清润熄风之品，识解殊超。仍当清理大便，以减血中热气，方能渐愈。其有四肢不仁者，须用蒸法、熨法、针法及电气震荡法，徒用汤药，不足取效。所列各方，有验有不验，究竟见到处殊少，鞠堂不阿好[①]也。

又曰：此症重者，一点多钟则死，中西均无治法。

料简类例

夫人之冒风也，轻则为伤，重则为中。盖风散气动于阳，腠理开，故自汗而恶风。其色诊，皆随脏气而言，六腑无论，惟胃有中者，盖饮食所致。故孙真人曰：新食竟，取风，为胃风。疟论亦然。然六腑经络，邪既能中，岂不能中诸腑也？虽曰转输，在大小肠则有詘胀，在胞则有慑戾，在胆则有摄缩，但文缺不论。或谓竟中诸脏，故不论诸腑，此亦一说，故两存之。诸方论中，所谓左瘫右痪者，盖邪气中人，邪气反缓，正气即急，正气引邪，㖞僻不随。为风懿者，以心肺间闭不能言，但噫噫作声，盖肺气入心则不能言，邪中心肺，涎潮逼塞，故使然也。四肢缓纵为风痱者，以风散涎，注于关节，气不能行，故使四肢不遂也；舌强不能言者，以风入心脾经，心之别脉，系于舌本，脾之脉络胃，挟咽，连舌本，散舌下，风涎入其经络，故舌不转，而不能言也。四肢

① 阿好：投其所好。

拘挛者，以中风冷，邪气入于肝脏，使诸筋挛急，屈而不伸也；风喑者，以风热入于肝脏，使诸筋弛张，缓而不收也。故经云：寒则挛急，热则弛张。风颤者，以风入于肝脏经络，上气不守正位，故使头招摇而手足颤掉也；风瘖者，以风冷之气客于中，滞而不能发，故使口噤不能言也。与前所谓涎塞心肺同候，此以口噤为差耳。猥退风者，半身不遂，失音不语，临事不前，亦偏中于心肺经所致也。诸经类例，可推而治之。

不内外因中风凡例

凡因不内不外而致风中者，亦各从其类也。如新沐中风，名曰首风；饮酒中风，名曰漏风，又曰酒风；入房中风，名曰内风，又曰劳风。治之各有方。

附子摩头散

治因沐头中风。多汗恶风，当先一日而病甚头痛，不可以出，至风日则少愈，名曰首风。

大附子一枚，炮，去皮脐　盐等分

二味为散。沐了，以方寸匕摩疢上，令药力行。

麋衔汤

治因醉中风。恶风多汗，少气；口干善渴，近衣则身热如火，临食则汗流如沐，骨节懈怠，不欲自劳，名曰漏风。

麋衔半两　白术　泽泻各一两

上为末，每服二钱，酒饮任调下，食前服。

附子汤

治房室竟中风。恶风多汗，汗出沾衣，口干上渎，不能劳事，身体尽疼，名曰内风。

附子生，去皮脐　人参各五钱　茴香炒

茯苓　山药各一分　炙甘草　炮姜各一分

上剉散，每服四钱，水二盏，姜三片，盐少许，煎七分，去滓，空心服。

叙中寒论

夫寒者，乃天地杀厉之气，在天为寒，在地为水，在人脏为肾，故寒喜中肾。肾中于寒，多挛急疼痛，昏不知人，挟风则眩晕，兼湿则肿疼。治之惟宜温剂，不可吐逆也。然寒性虽喜归肾，五脏皆能中之，若中于经络之表则易散，入里则不消，与伤寒脉证无异，但轻重不同。其有本脏即中寒者，经论既载，不可不辨明也。（辨论在伤寒门）

五脏中寒证

肝中寒者，人迎与左关上脉紧而弦。肝虚中寒，乃母子相因，弦多则吉。但紧不弦，舌卷囊缩，为不利，故使本部脉，紧如切绳。肝中寒之状，其人洒洒恶寒，翕翕发热，薰然面赤，漐漐[①]如有汗，胸中烦热，胁下挛急，足不得伸。

心中寒者，人迎与左寸口脉紧而洪。心虚中寒，贼邪相克，脉应本部，洪滑则吉。但紧，舌干焦，为不利。心中寒之状，其人如啖蒜齑状，剧则心痛掣背，背痛掣心，犹如蛊注。恶寒，四肢厥，自吐，少间，顷时复发，休足不已，昏塞不知人。

脾中寒者，人迎与右关上脉紧而沉细。脾虚中寒，寒邪乘克，脉应本部，长则吉；沉紧，唇揭，为不利。脾中寒之状，心腹瞋胀，四肢挛急，嗳噫不通，脏气不传，或秘或泄。

肺中寒者，人迎与右寸口脉紧而涩。肺虚中寒，母子相感，脉息本部，浮者为吉。但紧而涩，鼻干燥，为不利。肺中寒之状，喜吐浊涎，气短不能报息，洒洒[②]而咳，吸吸[③]而咳。

肾中寒者，人迎与左尺中脉沉紧而滑。肾虚中寒，寒喜中肾，以类相从，脉应本部，沉滑者，吉；紧涩，耳轮黑，目睛昳[④]，为不利。肾中寒之状，色黑气弱，吸吸少气，耳聋腰痛，膝下拘挛而疼，昏不知人。（余例见伤寒门）

---

① 漐漐：汗浸出不住貌。

② 洒洒：连绵不绝。

③ 吸吸：呼吸急促貌。

④ 昳：目不正。

中寒治法

附子理中汤

治五脏中寒，口噤，四肢强直，失音不语。昔有武士守边，大雪出帐外观瞻，忽然晕倒。时林继作随行医官，灌以此药二剂，遂醒。

大附子炮，去皮脐　人参　炮姜　白术　炙草各等分

上剉散，每服四钱，水一盏半，煎七分，去滓，不以时服。口噤，则抉齿灌之。

干姜附子汤

治中寒，卒然晕倒，或吐逆涎沫，状如暗风，手脚挛搐，口噤，四肢厥冷，或反燥热。

炮姜　附子照前制

上剉散，每服四钱，水盏半，煎七分，去滓，食前服。入肝，加木瓜；入肺，加桑白皮；入脾，加术；入心，加茯苓。随证加之。

中暑论

中暑，其脉阳弱而阴虚，微迟似芤。夫暑，在天为热，在地为火，在人脏为心，故暑喜归心。中之，使人噎闷，昏不知人；入肝，则眩晕顽痹；入脾，则昏睡不觉；入肺，则喘满痿躄[①]；入肾，则消渴，小便利。凡中暍死，治之，切不得用冷，惟宜温养，得冷则死。道途无汤，即以热土熨脐中，仍使人更溺，概可见矣。若发其汗，则恶寒甚，加温针则发热甚，下之则淋甚，治之不可不谨也。然伤暑中暍，其实一病，但轻重不同。新校正《要略》者乃云伤寒家别有暍病，非也。详论治法，见伤暑门。

---

① 痿躄：古病名，指四肢痿弱，足不能行。《素问》："五脏因肺热叶焦，发为痿躄。"《顾氏医镜》："言五脏之痿，皆因于肺气之热，致五脏之阴俱不足而为痿躄。五痿虽异，总曰痿躄。"

中暑治法

大黄龙丸

治中暑眩晕，昏不知人，或身热恶寒而头痛，状如伤寒。或往来寒热，烦躁渴甚，呕吐泄泻。如常服，去暑毒，分利阴阳。

硫黄　滑石各一两　雄黄通明者　白矾各半两　寒食面四两

上为末，滴水为丸，如桐子大。每服五丸至七丸，渐加至二十丸，新汲水下。昏塞不知人，则以水化开灌之。中暑忌得冷，此药却以冷水下之，乃热因寒用也，无疑。

中暑凡例

中暑闷倒，急扶在阴凉处，切不可与冷，当以布巾、衣物等蘸热汤，熨脐中及气海，续以汤淋布上，令彻脐腹，暖即渐醒。如仓卒无汤，掬道上热土于脐，以多为佳，冷即易。古法：道途无汤，即掬热土于脐上，仍拨开作窝子，令人更溺于其中以代汤，续与解暑毒药，如白虎竹叶石膏汤①。凡觉中暑，急嚼生姜一大块，冷水送下。如已迷乱闷，嚼大蒜一大瓣，冷水送下。如不能嚼，即用水研灌之，立醒。路中仓卒无水，渴甚，急嚼生葱二寸许，同津咽，可抵饮水二升。

中湿论

中湿者，脉沉而细微缓，以湿溢人肌，肌浮，脉则沉细。夫湿者，在天为雨，在地为土，在人脏为脾，故湿喜归脾。脾虚喜中湿，故曰湿流关节。中之，多使人䐜胀，四肢关节，疼痛而烦，久则浮肿喘满，昏不知人。挟风，则眩晕呕哕；兼寒，则挛拳掣痛。治之不得猛发汗及灼艾，泄泻惟利小便为佳。故论云：治湿不利小便，非其治也。大汗大下皆死。详论治法，见伤暑门。

---

① 吴瑞甫旁注：此中暑闷倒急救良法，屡试屡效。

中湿治法

白术酒

治中湿，口噤，不知人。

白术半两

上酒三盏，煎一盏，顿服。不能饮酒，以水代之，日三夜一。煎膏代之。

四气兼中证论

风寒暑湿，本乎一气，性中相同，用中相背，风寒既能中五脏，暑湿其可不论。方论有肝着，其人常欲蹈其胸上，先未苦时，但欲饮热；脾着，四肢浮肿，身重如石，不能自主；肾着，身重，腰中冷，如坐水中，形如水状，不渴，小便自利，饮食如故。心肺不见明文，恐文简脱，难以臆补。或云：湿惟中足三阴，故不及心肺。然五脏有本病等，乘克胜克、相感相因而得之。假如风中肝为本病，中脾为胜克，中肺为乘克，中心为相因，中肾为相感，则无所不通。谓湿不及心肺，未为确论，故缺以俟明哲。暑病亦然。况六淫均备，四气皆能中人。中风则有汗，脉必浮弦，恶风走注；中寒则无汗，脉必紧数，恶寒疼痛；中暑则昏愦面垢，脉必虚缓，倦怠；中湿则重着，脉必软缓，四肢历节疼痛，皆能交络互织，所谓风寒、风湿、风温、寒湿、湿温等，当以人迎脉证别之，令无差误。更有七情内忤，亦能涎潮昏塞，手足亸曳，一如中风，不可例作六淫气治，其至夭枉。乃素蓄痰涎，随气上厥，使人眩晕，昏不知人，半身不遂，口眼歪斜，手足曳亸者。故有中气中痰之别，尤当详辨，毋使混滥。除外所因方见于此后，内所因各见本门。

四气兼中治法

附子汤

治五脏中风寒，手足不仁，口面歪斜，昏晕失音，眼目瞤动，牙车紧急，不得转动。

附子炮，去皮脐　桂心各半两　细辛去苗

防风去叉　人参　炮姜各六钱

上剉散，每服四钱，水盏半，姜五片，枣一枚，煎七分，去滓，空心服。或为末，酒调下二钱。

防风汤

治中风挟暑，卒然晕倒，面青黑，四肢缓弱，喜伸欠，口眼歪斜，四肢不仁，好笑。

防风　泽泻　桂心　杏仁面炒　干姜炮　炙草等分

上剉散，每服四钱，水一盏半，煎七分，去滓，空心服。

生附白术汤

治中风湿，昏闷恍惚，胀满、身重，手足缓纵，漐漐自汗，失音不语，便利不禁。

附子生，去皮脐　干姜各五钱　白术一两　炙草一分

每服四钱，水盏半，煎七分，去滓，空心服。

附子麻黄汤

治寒湿所中，昏晕缓弱。或腰背强急，口㖞，语声混浊，心腹䐜胀，气上作喘，不能转动。

附子炮，去皮脐　麻黄去节，煮汤　白术　干姜　人参　炙草等分

上剉散，每服四钱，水盏半，煎七分，去滓，空心服。

苓术汤

治冒暑遭雨，暑湿郁发，四肢不仁，半身不遂，骨节离解，缓弱不收。或入浴晕倒，口眼歪斜，手足亸曳，皆湿温类也。

附子一方是防风　茯苓　白术　炮姜　泽泻　桂心等分

上剉散，每服四钱，煎七分，去滓，空心服。

吴鞠堂曰：风、寒、暑、湿、燥、火，天之气，在人身脏腑亦秉天气此气而生，故运气有司天在泉之说。而人身应之，脏腑偏于何气，则感此气而为病，名曰客气。此岐黄仲景千古不易之心法也。近代习西洋医者，乃谓此种学说模糊影响、穿凿附会，曷不思我国应时而作之病，居其泰半。审其所患，何气为病，方多切中，故能起社会之信用。六淫皆能化热，必察其原因，方施治疗，必非取几种退热药，用几种轻泄剂，见病治病之学，所得而信口雌黄也。

陈无择于风、寒、暑、湿分门辨治，又取寒、暑、湿卒中各重病，与中风类似者，觇列于前，大端毕具。此各项卒中，每多昏不知人，设西医遇此，必与中风之脑出血混视。不则，便谓毒热伤脑矣。呜呼！余欲无言。

卷　三

叙痹论[①]

夫风、湿、寒三气襍[②]至，合而为痹。虽曰合痹，其用自殊，风胜则为行痹，寒胜则为痛痹，湿胜则为着痹。三气袭人经络，入于筋脉、皮肉、肌骨，久而不已，必入五脏。凡使人烦满，喘而吐者，是痹客于肺；烦心上气，嗌干恐噫，厥胀满者，是痹客于心；多饮，数小便，小腹痛如怀孕，夜卧则惊者，是痹客于肝；善胀，尻以代踵，脊以代头者，是痹客于肾；四肢懈怠，发咳呕沫，上为大塞者，是痹客于脾。又有肠痹者，数饮而小便不利，中气喘急，时发飧泄。又胞痹者，小腹按之内痛，若沃以汤，涩于小便，上为清涕。又六腑各有俞，风寒湿中其俞，而饮食应之，故循俞而入，各舍其府。治之随其府俞，以施针灸之法，仍服逐风湿寒发散等药，则病自愈。大抵痹之为病，寒多则痛，风多则行，湿多则着。在骨则重而不举，在脉则血凝不流，在筋则屈而不伸，在肉则不仁，在皮则寒，逢寒则急，逢热则纵。又有血痹，以类相从，附于此门。外有支饮作痹，见痰饮门。

合痹治法[③]

附子汤

治风湿寒痹，骨节疼痛，皮肤不仁，肌肉重者，四肢缓纵。

附子生，去皮脐　白芍　桂心　人参　茯苓各三分

白术一两　甘草

上剉散，每服四钱，水三盏，煎七分，去滓，食前服。

---

① 吴瑞甫旁注：风寒湿合而成痹，此言其常也。而热湿亦能致痹，阴今偏亏，古绛而多裂纹，为风寒所客，亦成痹症。此书独不言及，足见当时乃读书多而临症少耳。

② 襍：同“杂”。

③ 吴瑞甫旁注：痹症由于湿热者，得温补则病加重，仅恃此三方治痹，不足应变也。参观《温病条辨》痹症，可知大概也。

黄芪五物汤

治尊荣人骨弱，肌肤盛，重困疲劳，汗出，卧不时动摇，加以微风，遂作血痹。脉当阴阳俱微，尺中小紧，身体如风痹状。

黄芪　白芍　桂心各等分　生姜五片　大枣三枚

食前服。

黄芪酒

治风寒湿痹，举体肿满，疼痛不仁，饮食恶冷，啬啬[①]恶寒，胸中痰满，心下塞。（方见中风门）

历节论

夫历节证[②]，疼痛不可屈伸，身体尪羸[③]，脚肿如脱。其痛如掣，流注骨节，短气自汗，头眩，嗢嗢欲吐者，皆以风湿寒相搏而成。其痛如掣者，为寒多；肿满如脱者，为湿多；历节黄汗出者，为风多。顾《病源》所载，饮酒当风，汗出入水，遂成斯疾。原其所因，虽涉风湿寒，又有饮酒之说，似属不内外因，亦有不能饮酒而患此者，要当推求所因，分其先后轻重为治。久而不治，令人骨节蹉跌[④]，变为癫病，不可不知。

历节治法

芍药知母汤

治诸肢节痛，身体尪羸，脚肿如脱，头眩短气，嗢嗢[⑤]欲吐。

桂心　知母　防风各四两

白芍　炙草　麻黄　附子炮，去皮脐，各三两

每服四钱，加生姜五片，空心服。一法，加白术、川芎、杏仁、半夏。

---

① 啬啬：肌体畏寒收缩貌。

② 吴瑞甫旁注：此症俗名痛风，外治如拨痹膏及蚕沙熨法皆有效。

③ 尪羸：瘦弱貌。

④ 蹉跌：失足跌倒。

⑤ 嗢嗢：反胃欲呕的声音。

乌头汤

治病历节，不可屈伸。

乌头五枚，㕮，以蜜二升，煎取一升，去乌头　麻黄去节

炙草　芍药　黄芪

上㕮散，每服四钱，水二盏，煎七分，去滓，投前蜜，煎一升，空心温服。《千金方》有干姜、桂心、大枣，无黄芪、麻黄。治寒散腹中绞痛，贼风入腹攻五脏，拘急不能得转侧，叫呼发作有时，使人手足厥逆。

附子八物汤

治历节风，四肢疼痛，如槌锻不可忍。

附子　桂心　炮姜　白芍

茯苓　炙草各三两　人参一两　白术四两

每服四钱，煎，去滓，食前服。一方，去桂，用地黄二两。

独活寄生汤

治历节风，近人用之甚效，亦治腰背痛及脚气流注。

独活三两　桑寄生　杜仲姜制　细辛　牛膝　秦艽　人参　茯苓

炙草　白芍　川芎　当归　熟地　防风　桂心各二两

每服四钱，空心服。

吴鞠堂曰：此两症之漫[①]性者，考中西医，俱无速愈之方。西医每注射皮下，轻减其痛。中医必须通络透湿，及外治、蒸熨、抽拔之法，然往往以针法取效最捷。此乃躯壳之症，徒恃药剂，不足以愈病也。

叙脚气论

夫中风寒暑湿与脚气，皆有渐顿浅深之不同。中风寒暑湿，得之顿而浅，脚气得之渐而深，以其随脏气虚实寒热发动，故得气名。其如循经络，入腑脏，证候虽不一，然三阳多热躁，三阴多热烦，亦可推求。但脚气不专主一气，亦不专在一经，故与中风寒暑湿为异耳。兼有续生诸病，混杂多端，未易分别。治之，须寻其经络病症所在去处，然后以脉察其虚实浅深为治。假如

① 漫：通“慢”。

三阳经络，其诊多在足外踝及手背；三阴经络，其诊多在足内踝及臂内。以此粗分阴阳，可知大概矣。其如风寒暑湿，性用各各不同，所谓风为行，寒为痛，暑为顽，湿为着，乃不刊之论。《千金》方论与董氏专门，类皆蹈袭旧说，似难凭据，惟留心斯道者，必有至当之论焉。

叙《千金》论

《千金》论，脚气皆由感风毒所致，多不令人便觉，或因他病，乃始发动。或奄然大闷，经三两日方始觉之。庸医不识慢，或作余疾治之，莫不尽毙。缘始觉甚微，食饮嬉戏，气力如故，惟卒起脚屈弱为异耳。乃论风毒相冒云，夫有脚未觉异，而头项臂膊，已有所苦。诸处皆悉未知，而心腹五内，已有所困，或见食呕吐，憎闻食臭；或腹痛下利；或大小便秘涩；或胸中冲悸，不欲见光明；或精神昏愦，语言错乱；或壮热头痛；或身体酷冷疼烦；或觉转筋；或肿；或胜腿顽痹；或时缓纵不随；或复百节挛急；或小腹不仁。皆谓脚气状貌也。至于妇人产后取凉，多中此毒，其热闷掣纵，惊悸心烦，呕吐气上，脐下冷痞，幅幅然不快，兼小便淋漓，不同生平，皆系脚气之候。顽弱为缓风，疼痛为湿痹。上件《千金》节文，备叙诸症，不说阴阳经络所受去处，亦不分风湿寒热四气及内脏虚实所因，后学从何为治？若一一信书，不若无书为愈，此之谓也。

脚气脉证

脚气证状固多，但当以脉证分其阴阳，使无差误。所谓脉浮为风，紧为寒，缓细为湿，洪数为热，见于诸阳病在外，宜发散之则愈。沉而弦者亦为风，沉而紧者亦为寒，沉细为湿，沉数为热，见诸阴病为里，宜温利之则愈。外证自汗走疰，为风胜；无汗疼痛挛急，为寒胜。肿满重着为湿胜，烦渴热烦为暑胜。四气兼有，但推其多者为胜。治之，当以诸证互辨而分表里，寒则温之，热则寒之，在表则散，在里则下。若大虚气乏，间作补汤，随病冷热而用之，不可拘不可服补药。

叙太阳经脚气证

病者头痛、目脱、项强，腰脊连体枢，循臂外、出外踝之后，循京骨至小指外侧皆痛者，乃足太阳膀胱经为风寒暑湿流注。自汗者为风胜，无汗疼痛为寒胜，热顽为暑胜，重着肿满为湿胜。诸经皆当如此推。凡太阳经，宜随四气发散而愈。

太阳经脚气治法

麻黄佐经汤

治风寒暑湿流注足太阳经，手足挛痹，行步艰难，增[①]寒发热，无汗恶寒，或自汗恶风，头痛眩晕，腰重，关节疼痛。

麻黄去节　干葛　细辛　白术　茯苓　防己　桂心　羌活　防风　炙草等分

上为粗末。每服四钱，水二盏，姜三片，枣一枚，煎七分，去滓，空心服。自汗，去麻黄，加桂枝、白芍。重着，加白术、橘皮。无汗，减桂，加杏仁、泽泻。所加并等分。

阳明经脚气证

病者凄凄[②]寒热，呻欠，口鼻干，腹胀，髀膝膑中循胻外廉，下足跗，入中指内间皆痛者，乃足阳明胃经为风寒暑湿流注之所为。四气偏胜，并如上说。治之，宜随四气微利之。

阳明经脚气治法

大黄佐经汤

治风寒暑湿，流注足阳明经，使腰脚痹痛，行走艰难，涎潮昏塞，大小便秘涩，腹痛呕吐，或复下利。恶闻食气，喘满肩息，或自汗谵语。

大黄　细辛　茯苓　防己　羌活　黄芩　前胡　枳壳　厚朴姜制　炙草　杏仁面炒，去皮尖，别研

① 增："憎"之讹字。
② 凄凄：寒凉貌。

上剉散，每服四钱，姜三片，枣一枚，煎七分，去滓，空心热服。腹痛，加白芍；秘结，更加阿胶；喘，加桑皮、紫苏；小便秘，加泽泻；四肢疮痒浸淫，加升麻。所加并等分。

荷叶藁本汤

治脚胫生疮，浸淫腿膝，脓汁淋漓，热痹痛痒。

干荷叶四张　藁本等分

上以水二斗，煎减五升，去滓，温暖得所。淋渫，仍服大黄佐经汤，佳。

少阳经脚气证

病者口苦，善太息，胁痛面垢，体无膏泽。头额目锐眥痛，缺盆并腋下马刀肿，自汗，振寒发热，胸中胁肋髀膝，外至胻绝骨外踝，及诸节指皆痛者，乃足少阳胆经为风寒暑湿流注之所为。四气偏胜，例如前说。治之，宜随四气和解。

少阳经脚气治法

半夏佐经汤

治足少阳经为风寒暑湿流注，发热，腰胁痛，头疼眩晕，呕吐宿汁，耳聋惊悸，热闷心烦，上气喘满，肩息腿痹，缓纵不随。

半夏　干葛　细辛　白术　茯苓　桂心　防风　炮姜　黄芩　远志　炙草　柴胡　麦冬各三分

每服四钱，姜三片，枣一枚，煎七分，空心服。如热闷，加竹沥，半合；喘满，加桑皮、杏仁。

料简三阳并合脚气

三阳经有并有合，如太阳并少阳，少阳并阳明，阳明并太阳。三阳合病，皆于经络中推考其诊，随证治之。所谓并者，二经相并；合者，三经会合。以此强分，使名义易晓，不必论其一二也。

三阳并合脚气证治

病者憎寒壮热，自汗恶风，或无汗恶寒，晕眩重着，关节掣痛，手足拘挛，疼痛冷痹，缓纵不随，心躁气上，呕吐下利。此皆三阳经中风寒暑湿，其脉必浮弦紧数。

大料神秘左经汤

治风寒暑湿流注足三阳经，手足拘挛疼痛，行步艰难，憎寒发热，自汗恶风，头眩腰重，关节掣痛。或卒中昏塞，大小便闭涩。或腹痛，呕吐下利，恶闻食气，髀腿顽痹，缓纵不随，热闷惊悸，心烦气上，脐下冷痹，喘满肩息。

麻黄　干葛　细辛　厚朴　茯苓　防己　枳壳　桂心　羌活

防风　柴胡　黄芩　远志　炮姜　半夏　麦冬　甘草等分

上剉散，每服四钱，加生姜三片，枣一枚，空心服。自汗，加牡蛎、白术，去麻黄；肿满，加泽泻、木通。热甚无汗，去桂，加陈皮、前胡、升麻；腹痛吐利，去黄芩，加芍药、附子；大便秘，加大黄、竹沥；喘满，加杏仁、桑皮、紫苏。所加并等分。凡有此病，详认证状，逐一加减，无不愈者。常服，下气消痰，散风湿，退肿，进食饮，令人不虚。江南诸师，固秘此方，虽父子兄弟不传，学者当敬用之。

加味败毒散

治三阳经脚气流注，脚踝上焮热赤肿，寒热如疟，自汗恶风，或无汗恶寒。

羌活　独活　前胡　柴胡　枳壳　桔梗　人参　茯苓　甘草　川芎　大黄　苍术

上剉散，每服四钱，姜三片，薄荷一头，煎七分，热服。不过二服，愈。皮肤瘙痒如赤疹，加蝉蜕。

太阴经脚气证治

病者腹满，挟咽连舌系急，胸膈痞满，循行骨，下股膝内前廉内踝，过核骨后，连足大指之端内侧皆痛者，乃足太阴脾经为四气流注之所为也。四气偏胜，并如前说。治之，各随其气所中轻重，温散之。

六物附子汤

治四气流注足太阴经，骨节烦疼，四肢拘急，自汗短气，小便不利，恶风怯寒，头面手足，时时浮肿。

附子　桂心各四两　白术　茯苓各三两　防己四两　甘草二两

每服四钱，姜七片，煎服。

少阴经脚气证治

病者腰脊痛，小指之下连足心，循内踝，入跟中，上臑内，入腘中内廉，股内皆痛。上冲胸咽，饥不能食，面黑，小便淋闭，咳唾不已。善怒，心惕惕若人将捕之状。小腹不仁者，难治。足阴肾经，为四气流注之所为也。四气偏胜，并如前说。治之，各随其气所中轻重，而温补之。

八味丸

治少阴肾经，脚气入腹。小腹不仁，上气喘急，呕吐自汗。此证最忌，以肾乘心，水[①]克火，死不旋踵。

熟地八两　牡丹皮　茯苓　泽泻各三两

山萸肉　山药各四两　附子　肉桂各一两

上为末，蜜丸桐子大，酒服五十丸。温酒、米汤、食前服。

厥阴经脚气证治

病者腰胁偏疼，从足大指，连足趺上廉，上腘，至内廉，循股内阴器，抵小腹夹脐，诸处胀痛，两脚挛急，咽干呕逆，洞泄者，足厥阴肝经为四气流注之所为也。四气偏胜，并如前说。治之，各随其气所中轻重，而调治之。

神应养真丹

治厥阴肝经，为四气进袭肝脏，左瘫右痪，涎潮昏塞，半身不遂，手足顽麻，语言蹇涩，头旋目眩，牙关紧急，气喘自汗，心神恍惚，肢体缓弱，上攻头目，下注脚膝，荣气凝滞，遍身疼痛。兼治产后中风，角弓反张，堕车落马，打

① 水：原文缺，据文意补。

扑损伤，瘀血在内。

川芎　当归酒浸　白芍　熟地　羌活　天麻

上等分。一法：无羌活，加木瓜，炒乌膏为末，蜜丸如鸡子黄大，每服一丸，木瓜、菟丝子浸酒下。脚痹，米仁浸酒下。中风，温酒、米汤下。

料简三阴并合脚气

伤寒，三阳有并合，三阴无并合。脚气则不然，以久滞脏气，随其虚实寒热而流注。故病多并合，不可不知。

三阴并合脚气治法

病者腹满胸痞，骨节烦痛，四肢浮肿，上气喘急，小腹不仁，腰节、足心、腨腘皆痛，胁腰偏疼，阴气抵小腹夹腰，诸处胀痛。此皆三阴经中风寒暑湿，其脉必沉细迟涩。

抱龙丸

治肝肾脏虚，风湿进袭，流注腿膝，行步艰难，渐成风湿脚气。足心如火，上气喘急，小腹不仁，全不进食。

赤小豆四两，炒　五灵脂　白胶香　破故纸　狗脊火去毛　木鳖子

海桐皮　威灵仙　地龙　草乌米泔浸三日，净洗，去皮毛，各一两

上为末，酒糊丸桐子大，朱砂为衣，盐酒下五十丸。

川膝煎

治肝肾虚，为风寒湿毒所中，流注腿膝。历节疼痛，如锥刀锻刺，不可名状。

大乌头十个端正者，槌破，以纸袋盛，或黑豆一升榇。覆蒸一日，取出去豆不用，去皮尖，晒干　川牛膝二两，晒干

以上二味，并不得见铜铁器及火与日，以木臼细捣碎牛膝，同入石磨中，磨为末，酒糊丸如桐子大。每服四十丸，用好酒一瓶，将中样木瓜一个，切作片子，入瓶中，浸木瓜烂为度。此酒不以时下。

十全丹

治脚气上攻，心肾相系，足心隐痛，小腹不仁，烦渴，小便或秘或利，关节挛痹疼痛，神效不可具述。

苁蓉酒浸　石斛酒浸　狗脊火去毛　萆薢　茯苓　牛膝酒浸
地仙子　远志去心，炒，各一两　熟地　杜仲各三两，去皮
上为末，蜜丸桐子大，每服五十丸，温酒、盐汤下。

乳香宣经丸

治体虚，为风湿寒暑所袭，四气相搏，半身不遂，手足顽麻，骨节烦疼，足胫浮肿，恶寒发热，渐成脚气。肝肾不足，四肢挛急，遍身攻注，或闪朒打扑，内伤筋骨及风邪内搏；男子疝气，妇人经水不调。常服，活血止痛，补虚壮筋骨。

威灵仙去芦，洗　乌药　茴香炒　川楝子剉炒　牵牛子炒
橘皮去白　萆薢　防风各二两　五灵脂　乳香各半两
草乌黑豆一合同煮，竹刀切看，透黑为度。去皮尖焙，各五钱
上为末，酒糊丸桐子大，盐酒下五十丸。妇人食前醋汤下。

大犀角丸

治脾肾经，脚胫肿痹，小腹顽麻，上攻头面，通身浮肿，小便不利。上气喘满，闷绝欲死。

犀角　黄芩　旋覆花　白术　肉桂　防已各二两　香豉略炒
橘皮　茯苓各三两　前胡　桑皮　紫苏茎叶以上，各四两
上为散，每服四钱，加姜五片，枣二枚。喘，加杏仁煎服。

四蒸木瓜丸

治肝肾脾三经气虚，为风寒湿搏着，流注经络，竭日旷岁，治疗不痊。凡遇六化更变，七情不宁，必至发动，或肿满，或顽痹，憎寒壮热，呕吐自汗。

威灵仙与苦葶苈同入　黄芪与续断同入　苍术与橘皮同入　乌药与黄松节同入

上药各五钱，以大木瓜四只，切盖去瓤，入前伴药。仍用盖簪定，酒蒸熟，三蒸三晒，取药出，焙干为末。研瓜为膏，搜和捣千杵，丸如桐子大，空心，温酒、盐汤任下，五十丸。世传木瓜丸最多，惟此方有效，宜敬用之。黄

松节，即茯苓中木是也。

逐毒汤

治肝脾肾三经，为风湿寒热毒气上攻，阴阳不和，四肢挛拘，上气喘满，小便秘涩，心热烦闷，遍身浮肿，脚弱。

半夏四两　黄芪　炙草　当归　人参
厚朴姜制　独活　陈皮各一两　熟地　白芍
枳实麸炒　麻黄去节，各二两　桂心三两　五倍子廿一粒
每服四钱，姜七片，枣三枚，空心温服。日三服，夜一服。

脚气总治

《千金》脚气论在诸风之前，良有以也。方论虽多，识病者少，或觉之伤晚，或狐疑不决，枉死者半，信不诬矣。凡有此症，最宜急治，缓则入腹攻五脏，虽神丹亦无如之何。又久患续生诸病，如大小便不利、肿满、饮食伤等，不妨分别为治，所谓先去新病，病当在后。若总而治之，则亦庶乎其可也。

乌药平气汤

治脚气上攻，喘满，及五脏偏胜，诸气不和，喘咳奔冲，坐卧不安，头晕脚弱，上实下虚。

乌药　人参　白术　川芎　当归　茯神
炙草　白芷　木瓜干　五味子　紫木各等分
上为末，姜五片，枣二枚，煎汤调服，每服四钱。

苏子汤

治脚弱上气，阴阳交错，清浊不分，上重下轻，中满喘急，呕吐自汗，无复纪律。《千金》云：宋湘王在南州，患脚气困笃，服此得效。

苏子黑炒　半夏各五两　前胡去苗　厚朴去皮制
炙草　当归各二两　桂心不见火　陈皮各三两
上剉散，每服四钱，姜七片，枣二枚，煎七分，食后服。人谓俞山人降气汤是也，好事者复加附子、黄芪，又改其分两，亦列入太医方。用者宜知之。

木瓜牛膝丸

治寒湿脚气，冷湿下注，脚弱无力，或肿急疼痛，兼治妇人血风。大固肾气，活血，壮筋络。

木瓜大者三四枚，开盖去心，先用糯米浆过，焙干为末，却将盐末入瓜内，内令满，仍用盖针定，蒸三次，烂研作膏

川乌大者，去皮尖，用好酒一升，浸，薄切，酒煮，干研，为膏用三两

牛膝酒浸　茴香炒　萆薢　羌活　青皮

青盐另研入　狗脊燎去毛　巴戟　海桐皮各一两

上为末，入青盐和匀，将前二膏搜为丸。如硬，再入酒杵数次，丸如桐子大。食前，盐酒任下五十丸。

茱萸丸

治脚气入腹，腹胀不仁，喘闷欲死。

吴茱萸汤泡　木瓜去心，切片，作丸

上等分，酒糊丸如桐子大，酒下百丸。或以木瓜蒸烂，研膏为丸，尤妙。

黑附丸

干湿脚气皆治。

附子八钱，去皮脐　黑豆半斤，入磁瓶内，慢火煮，以附子烂为度

上熟豆一合，同附子研作饼，焙干为末，蜜丸，皂角仁大。每服二丸，空心，用麝香酒下。

木通散

治脚气服补药太过，小便不通，淋闭，脐下作胀。

当归　栀子炒　赤芍　赤茯苓　生甘草各一两

上为散，每服三钱，水煎服。

桑皮赤豆散

治脚气证，小便涩，两脚肿，气胀。

赤小豆半斤　桑皮二两　紫苏一握　生姜五钱

上为散，水三升，煮豆熟，取豆食，去药滓。仍取余汁饮之。

胜骏丸

治元气不足，真气虚弱，及诸虚寒湿气进袭，手足拳挛，脚指连脚面拘急，走注疼痛，筋脉不伸，行步不随。常服益真气，壮筋骨，黑髭须，滑皮肤，一切足弱鹤膝诸风。

附子一枚，炮，去皮脐　当归酒浸一日　牛膝酒浸　天麻酒浸

枣仁炒　熟地酒浸　防风二两　木瓜四两　乳香五钱，别研

麝香一钱　全蝎去毒　木香　没药另研　羌活　炙草各一两

上为细末，用生地三斤，净洗，研如泥，入无灰酒四升，煮烂如膏，以前药令匀和，杵令坚，每两作十丸。每服一丸，临卧细嚼酒下。地黄膏，春夏极多，遇冬或无地黄，以蜜丸如桐子大，用盐汤或温酒，下五十丸。

胜骏丸加减法

槟榔　萆薢　苁蓉酒浸　破故纸炒　巴戟肉

上五味各添一两，内熟地、当归，各减（减原作增）一两，尤妙。如服此药，至五七日或半月，见效甚速，行步如飞，千里可至，乃名胜骏。

换腿丸

治足三阴经虚，为风寒暑湿进袭，挛痹缓弱，上攻胸胁肩背，下注脚膝疼痛，渐成风湿脚气，行步艰难，足心如火，上气喘急，全不进食。

石楠藤　南星　炮　石斛酒浸　牛膝酒浸　羌活

米仁炒　防风　萆薢　黄芪蜜炙　天麻　当归酒浸

续断各一两半　木瓜四两　槟榔二两半

上为末，酒煮，面糊为丸，如桐子。每服五十丸，空心，温酒、盐汤任下。

吴鞠堂曰：脚气以南方为多，病多由水土不服。广东何西池[①]有脚气专书，甚精，当取阅之。

又曰：脚气之急性者，呕吐喘急，腹胀，脉数而劲，心体不安，一二日即死。此《外台秘要》所谓脚气冲心，《千金论》所谓脚气入腹，则杀人也。此等

---

① 何西池：何梦瑶（1693—1764），字赞调，一字报之，号西池，晚年又自号研农，或作砚农，清代康乾之际广东南海县人。其代表作《医碥》一书，论述内科杂病，力陈滥用温补之弊。此处所指脚气专书，乃何梦瑶编著的《神效脚气秘方》，共集辑历代脚气名方及何氏验方约三百首，约成书于清乾隆十六年（1751年）。

中医，无必效方法。西医治法，心悸用毛地黄，呕吐含冰片，服古加乙涅；颜面苍白及有心脏麻痹之虞者，用樟脑、赤葡萄酒。麻痹症，注射斯笃利几尼涅，施电气疗法，往往可治。此症当急救之。

又曰：脚气需分干、湿二种施治，陈无择此篇名目太多，未得执简御繁[①]之法也。

① 执简御繁：以简便的办法去对付复杂繁多的事情。

卷　四

叙伤风论

经云：春伤风，夏飧泄，此乃四时之序也。或表中风，在经络中循经流注，以日传变，与伤寒无异。但寒泣血，无汗恶寒。风散气，有汗恶风，为不同。仲景正以此格量[①]太阳经伤寒、伤风用药不同，而纂集者不识门类，遂双编二证，使后学混滥，卒不知归。甚者以伤风暑湿、时气疫疹，凡曰太阳病者，皆谓之伤寒。晋人不经，类皆如此，固不足道，但名义乖错，惑于后人，不可不与之辨。今别立伤寒一门于四淫之前，且依先哲以太阳为始，分注六经，学者当自知。

伤风证治

足太阳膀胱经伤风，有汗，恶风不恶寒，头项强，腰脊痛，以其脉从巅入络脑，还出，别下项，循肩膊内，挟脊，抵腰中，故太阳诸证如是。治之宜桂枝汤。

桂枝汤

治太阳伤风，脉阳浮阴弱，营弱卫强，头痛鼻鸣，干呕发热，自汗恶风。或烦热，汗出则解，有如疟状者。

桂枝去皮　芍药各一两五钱　甘草一两

上㕮咀，每服五钱，水盏半，煎八分，去滓，食前服。温覆，令遍身微汗，愈。或发滞漏不止，恶风，小便难，四肢拘急者，加熟附子一分；或项背强兀兀，反汗出恶风者，加葛根一两三钱；或汗出后，身疼痛，脉沉迟者，加芍药、生姜各五钱、人参两五钱；或下后脉促胸满者，去芍药。若微寒，乃加熟附子。或下后头项强痛，翕翕发热，无汗，心下满，微痛，小便不利者，去桂，加茯苓、白术各两五钱。太阳外证未除而数下之，挟热，利不止，心下痞硬，表

① 格量：推究、衡量。

里不解，加人参一两；或下之微喘者，加厚朴六钱，杏仁十七粒。因烧针令汗，针处被寒，核起而赤，必发奔豚，灸其核各一壮，加桂一两与服；因烧针烦躁者，去芍药，减桂一两，加牡蛎、龙骨各一两，可代救逆汤。

足阳明胃经伤风，口燥烦渴，自汗嗜卧，身重，小便难，以其脉侠鼻，络目，下膈，属胃络脾，侠脐入气街，故阳明诸证如是。治之，宜杏子汤。

杏子汤

治阳明伤风，能食，口苦咽干，腹满微喘，发热恶风，自汗，嗜卧身重，小便难，潮热而哕，其脉浮弦长而数，悉主之。

杏仁去皮尖　半夏汤去滑　五味子各二钱半　芍药　桂心

细辛　炮姜　大黄蒸　甘草各三钱，炙　茯苓各四钱

上㕮咀，每服四钱，水一盏半，煎至七分，去滓，食前服。

足少阳胆经伤风，身热恶风，自汗，项强胁满，以其脉起于目兑眦，上抵头角，交出入缺盆，下胸中，贯膈络肝，循胁里，出气街，合髀厌中，故少阳诸证如是。治之宜柴胡加桂汤。

柴胡加桂汤

治少阳伤风，四五日身热恶风，头项强，胁下满，手足温，口苦而渴，自汗。其脉阳浮阴弦，或发汗多，亡阳，谵语。可以此和其荣卫，通其津液，自愈。

柴胡一两三钱　半夏四钱一分　芍药　黄芩　人参各五钱

甘草三钱　桂枝五钱

上㕮咀，每服五钱匕，水一盏半，姜五片，枣一个，煎七分，去滓。食前温服。

足太阴脾经伤风，自汗，胸满腹痛，四肢怠倦，以其脉入腹络胃，上膈侠咽，连舌本，散舌下，故太阴诸证如是。治之，宜桂枝芍药汤。

桂枝芍药汤

治太阴伤风，自汗咽干，胸腹满，自利不渴，四肢倦怠，手足自温，其脉弦大而缓者。

桂枝五钱　白芍三两

上㕮咀，每服五钱匕，水一盏半，姜三片，枣一枚，煎七分，去滓温服。腹痛甚者，加大黄一两。

足少阴肾经伤风，口燥舌干，咽痛胸满，心烦自汗，腰连骺骨酸痛，以其脉贯脊属肾，上贯肝膈，入肺中，循喉咙，侠舌本，故少阴诸证如是。治之宜桂附汤。

桂附汤

治少阴伤风，胸满心烦，咽喉痛，自汗，腰疼连骺骨酸痛，呕吐涎沫，头痛，其脉沉弦者。

附子生，去皮脐　桂心　干姜　芍药

甘草炙　茯苓　桃仁去皮尖，面炒，各一两

上㕮咀，每服四钱，水二盏，煎七分，去滓，食前服。或咽喉痛，加桔梗。

足厥阴肝经伤风，自汗，恶风而倦，小腹急满，以其脉循股入毛中，环阴器，抵小腹，侠胃，络胆，布胁，与督脉会，故厥阴诸证如是。治之宜八物汤。

八物汤

治厥阴伤风而倦，自汗，小腹急满，寒热如疟，骨节烦疼，其脉尺寸俱微而迟者。

桂心　当归　川芎　前胡　防风各三分

芍药两半　甘草炙　茯苓各五钱

上㕮咀，每服四钱，水一盏半，姜五片，枣三个，煎八分，去滓。食前服。

叙伤寒论

经云：冬伤于寒，春为温病。以冬不即病，其寒毒藏于风府之上，至春温暖之气，发而为病，故曰温病。或愈或死，死则六七日间，愈则多出旬日之外。世号为大病，要当随此经络传变，仍以脉证别之，乃可施治。治伤寒法，盖尽于此。至晋集《仲景论》，于太阳经出麻黄、桂枝二方，治伤寒、伤风，并录预备救失加减之法甚详。至阳明、少阳与三阴经伤风证治，则蔑闻矣。故知仲景只就太阳一经格量二病，令勿差误。编集既不诠辨，后学惛[①]无所知，昏翳[②]典坟[③]，千有余载，略不加省，良可叹息！今辄提其六经伤寒合用对治

① 惛：糊涂，不明白。

② 昏翳：犹蒙昧。

③ 典坟：三坟五典的略语，此处指上古中医经典著作。

诸方，以为宗法。其如坏证治法，余各见本门外，编集于后，使皂白自分。初不敢取诸胸臆，盖有所本于圣经也。

伤寒辨证

《内经》论伤寒，惟说足三阴三阳、六经传受、愈否日数，及各随其脏腑经络流注去处，而证以行汗下，并两感脉应病形而已。至张长沙以伊尹《汤液》作治法，兼述伤寒暑湿等。详略不同，格量互显，使后学举隅而反。至晋不解其义，随行编集，遂行于世，此后蹈袭者不可胜计，所谓《百问》《证治》《提纲》《目录》《撮要》《备全》《活人书》《伤寒论》乃至《图形》《指脉》，皆剥采晋集。初无反隅，虽有意于广传，皆未明其义类。缘晋集不识偏正，以此类豫备之方，杂于正治。而正治之方多所简脱，故使典籍愈翳，后学固守，不削繁芜，罔知枢要，因别论于后云。

伤寒证治

足太阳膀胱经伤寒，头项强，腰脊痛，无汗恶寒。其经络流注去处，与伤风同，但脉浮洪紧数为异耳。惟足太阳寒水，为诸阳主气，故寒先伤之。

麻黄汤

治太阳伤寒，脉浮紧而数，头痛身疼，发热恶寒，无汗，胸满而喘者。

麻黄　桂枝各一两　甘草五钱　杏仁廿五粒

上㕮咀，每服五钱，水一盏半，煎八分，去滓，食前服。覆取微汗，夏则加知母五钱，石膏一两，黄芩一钱。或汗出后，无大热而喘者，去桂，加石膏四两。

小青龙汤

治伤寒表未解，心下有水气，干呕发热而咳，或渴或利或噎，或小便不利，小腹满而喘者。

麻黄　细辛去苗　炮姜　甘草炙　桂枝　芍药各三两

半夏　五味子各二两半

上㕮咀，每服五钱，水二盏，煎八分，去滓，食前温服。噎者，去麻黄，加熟附子一钱。若小便不利，小腹满者，加茯苓一钱。喘者，加杏仁七粒，去皮尖。

温　粉

凡发汗不欲多，多则亡阳，宜用此粉扑之，即愈。效如神。

白芷　藁本　川芎　白术

上为末，每末一两，入米粉三两，和匀，扑之。

大青龙汤

治太阳中风伤寒，脉紧，发热恶寒，身疼，不汗出而烦渴。或脉浮缓，身不疼，但重乍有轻时。或伤寒见风脉，伤风见寒脉。

麻黄去节，三两　桂枝　甘草各一两　杏仁去皮尖　石膏各一两

上剉为散，每服五钱，水一盏半，姜五片，枣一个。煎七分，食前服。

足阳明胃经伤寒，身热，目痛而鼻干，不得卧，不恶寒，腹满咽干，口燥而渴。其脉流注与伤风同，以阳明主内，故次传之。

大承气汤

治阳明伤寒，脉长，身热，不恶寒，目疼鼻干，不得卧，腹满咽干而渴，大便硬，谵语。或汗后脉沉实，或下利，心下坚。或已经下，其脉按之浮沉尚有力者。

大黄酒洗，五钱　芒硝一分，别研入　厚朴一两，姜汁炒

枳实一分，面炒

上为末，每服五钱，水二盏，煎八分，去滓，入硝，再煎。若脉迟而滑，汗出身重，时发潮热，并得病二三日，无太阳证，烦躁，心下硬，下利后谵语者，去芒硝，名小承气汤。或发汗不解，蒸蒸发热，唱唱[①]欲吐，胸中痛，大便反溏，及吐利后，腹胀厥烦谵语，去厚朴、枳实，入甘草五钱、芒硝一分，名调胃承气汤。或结热膀胱如狂状，下血，小腹急结者，去厚朴、枳实，加桃仁十二枚，桂枝、甘草五钱，硝一分，名桃仁承气汤。

大柴胡汤

治证状大略与大承气汤同，轻则大柴胡，重则承气。

柴胡四两　半夏一两　黄芩　赤芍各两半

---

① 唱唱：反胃欲吐之声。

大黄一两　枳实一两，麸炒

上为粗末，每服三钱，水一盏半，姜五片，枣一枚，煎八分，去滓。食后温服。若内热里实，身体疼痛，是表证未解，不可服。

足少阳胆经伤寒，胸胁痛，耳聋，口苦咽干，往来寒热，目眩干呕，其脉流注与伤风同，以少阳主胆，属半表半里，故三传之。

小柴胡汤

治少阳伤寒，脉弦或沉紧，往来寒热，胸胁苦满，默默不欲食，心烦喜呕，或渴而腹痛，或胁下痞硬，或心悸，小便不利。或咳有微热，亦有不渴不呕者。又治妇人伤风伤寒，经水适断，发热恶寒，昼日明了，暮则谵语。此为热入血室，其血必结，故使如疟状，得七分热除，脉迟身凉，胸满谵语，如结胸状。前刺期门，随其实而取之，投此汤即愈。又太阳病不解，转入少阳，并阳明伤寒，脉反弦浮，身目悉黄，小便难，潮热时哕。

柴胡二两　半夏六钱　黄芩　人参　甘草各三分

上剉为散，每服五钱，水一盏半，生姜五片，枣一枚，煎七分，去滓。食前服。若腹痛，去黄芩，加白芍三分；心下悸，小便不利，加茯苓一两。若不渴，则有微热，去人参，加桂枝三分；若咳嗽，去枣，加五味三分，干姜五钱。胸中烦，不呕者，去半夏，加瓜蒌实四分之一。若渴，去半夏，加花粉一两。胸中痞硬，去枣，加牡蛎一两。若过经不解，日晡发热，已而微利，加芒硝一两。

足太阴脾经伤寒，手足温，自利不渴，腹满时痛，咽干，其脉流注与伤风同。治之各有正方。

治中汤

治太阴伤寒，手足温，自利不渴，腹满时痛，咽干。其脉尺寸俱沉细。

人参　炮姜　白术　陈皮　青皮　甘草

五积散[1]

治太阴伤寒，脾胃不和，及有积聚腹痛。

苍术米泔浸一宿，廿两　桔梗十两　陈皮六两　白芷

甘草炙，各三两　当归各二两　川芎一两半

芍药　茯苓　半夏各一两　麻黄去节，汤煮，春夏二两，秋冬三两

---

① 吴瑞甫旁注：方甚杂，不宜取用。

干姜春夏两半，秋冬二两　枳壳四两，麸炒　桂心春夏三两，秋冬四两　厚朴二两，姜汁炒

上先将前十二味㕮咀，微炒，令香，取出，当风凉之，入后枳壳、桂心、厚朴三味，同为细末。每服三钱，水一盏，姜三片，枣二枚，煎七分，食前温服。伤寒手足逆冷，自汗不止，脉沉细，面青，呕逆，加顺元散一钱同煎热服；产妇痛阵疏难产，经两三日不生，胎死腹中，产母气乏委顿，产道干涩，加顺元散，水七分，酒三分同煎。相继两服，气血内和即产。胎死者，不过三服当下。其顺元散多少，量产母虚实加减。伤寒发热，侠内寒者，加葱白二寸、豉七粒同煎，相继服，当以汗解。

顺元散

乌头炮，去皮尖，二两　附子炮，去皮脐　南星炮，一两　木香一两

上为末，同前法煎。此药治内外感寒，脉沉伏迟细，手足冷，毛发恂栗[①]，伤寒阴症，大啜一二杯，气和汗出即愈。

足少阴肾经伤寒，口燥舌干而渴，背恶寒，反发热倦怠。其脉流注与伤风同。

麻黄附子细辛汤

治少阴伤寒，口中和，面背恶寒，反发热倦怠，自汗而渴，其脉尺寸俱沉而紧者。

麻黄　附子炮，去皮脐　细辛各五钱

上为粗末，每服四钱，水一盏半，煎七分，去滓。食前服。手足厥者，去麻黄、细辛，加干姜五钱、甘草一分。或口燥舌干而渴，宜急下之。

足厥阴肝经伤寒，烦满，发热恶寒，往来如疟。或囊缩，小腹急痛，其脉流注与伤风同。（本论用小建中汤，方见九痛门，去远志即是也。）

麻黄桂枝各半汤

治厥阴伤寒，烦满，发热恶寒，往来如疟，或囊缩，其脉尺寸俱微缓者主之。若脉沉短，其囊必缩，急以大承气下之，可保五死一生。承气汤乃利阳明药耳。若病到厥阴，其势已甚，盖阳明养宗筋，为热毒所攻，乃以承气汤泻其能养。故利阳以救阴，此犹假虞伐虢、围魏救赵之意也。

---

① 恂栗：恐惧战栗。

桂枝四钱　芍药　麻黄　杏仁十二粒，去皮尖　甘草各五钱

上为粗末，每服五钱，水一盏半，煎八分，去滓。食前服。入姜、枣煎，亦得。

大承气汤（方见足阳明经病）

小建中汤（方见九痛门）

伤寒传变次序

《内经·热论》论伤寒云：太阳[①]为诸阳主气，伤寒必先自太阳始。至汉诸师，凡外所因皆曰太阳病，未为了义。足太阳寒水，其位居辰，辰为六气化原，故丙辛遁戊子，至辰为壬辰水，而太阳正化居焉。在天为寒，在地为水，寒喜归水，故寒必首伤太阳。以此例推，寒既自太阳入，风当自少阳入，温当自阳明入。经曰："阴为之主，阳与之正""别于阳者，知病从来；别于阴者，知死生之期"。此之谓也。或问传变次序当如何耶？然阴阳流行，出入次序，固有定说，及其中病，或喜入，或乘虚，或成两感，或守一经，其可拘也。但当以脉证分别阴阳、表里、盛衰为治，又不可以月数期也。

料　简

论曰：有汗不得服麻黄，无汗不得服桂枝。切忌不可误。若寒证见风脉，风证见寒脉，却以麻黄各半汤。古人治伤风，热多寒少，恶风，脉浮紧，无汗，用青龙汤。盖先伤风而后伤寒，风证尚在，而寒脉已行，故有是备也。若先伤寒而后伤风，寒多热少，不烦躁，微厥，脉当浮缓弱而自汗，即伤寒见风脉。但青龙紧暴，不若各半汤平和，无悔吝也。诸经皆仿此。

六经伤寒用药格法

夫伤寒始自太阳，逆传阳明，至于厥阴而止。六经既别，治法不同。太阳属膀胱，非发汗不能愈，必用麻黄者，以麻黄生于中牟，雪积五尺，有麻黄

① 吴瑞甫旁注：《内经》太阳有二：一为寒水之经，一为巨阳，即心也。心火一亏，寒水之经与外寒客气相感，遂即成病。故仲景用桂枝，包赤入心，以振巨阳；用麻黄、杏仁，气味清冽，逐其寒水，以透汗外出而寒邪立解。立法原本经旨，所报必效。

处，雪则不聚。盖此药能通内阳气，却外寒也。阳明属胃，非通泄不能愈，必用大黄、芒硝以利之；少阳属胆，无出入道，柴胡与半夏，能利能汗，佐之以黄芩，非此不解；太阴属脾，中州土也，性恶寒湿，非干姜、白术，不能温燥；少阴属肾，性畏寒燥，非附子则不能温。厥阴属肝脏，血养筋，非温平之药，不能润养，此经常之道也。后学不知伦类，妄意进饵，遂致错乱，诸证蜂起，夭伤人命，不可不辨。且三阳病，汗下和解，人皆知之。至太阴脾经，温燥不行，亦当温利，自阳明出，如温脾丸用大黄者是也；少阴肾经，虽用附子，复使麻黄，则知少阴亦自太阳出。厥阴用桂，自少阳出，明矣。及其二阳郁闭，皆当自阳明出，故三阴皆有下证，如少阴口燥咽干，下利清水，太阴腹满时痛，厥阴舌卷囊缩，皆下之。学者宜详审，不可率意易投也。

三阳合病脉证治

三阳有合病，三阴无合病。所谓三阳合者，有太阳阳明，有少阳阳明。自太阳传至阳明，头疼腰痛者，太阳也。肌热目痛鼻干者，阳明也。倘恶寒，脉必浮大而长。浮者，太阳脉也；长者，阳明脉也。当随证调之。本太阳证，因发汗多则谵语，属阳明，故有太阳阳明也。少阳证未解，犹当和解，不可便作阳明下之。

葛根汤

治太阳病，项背强几几[①]，然无汗恶寒，并治三阳合病，自利。

葛根一两　麻黄三分　桂心　芍药各五钱　甘草三钱

上剉为散，每服五钱，水一盏半，生姜五片，大枣一枚，煎七分，去滓。食前温服。三阳合病，不下利但呕者，加半夏六钱煎。

两感证论并治法

两感伤寒者，表里俱病也。一日，太阳与少阴俱病，头痛舌干，咽满而渴；二日，阳明与太阴俱病，腹满身热，不食谵语；三日，少阳与厥阴俱病，耳聋，囊缩而厥。两病俱作，治有先后，先宜救里；脏气内正，急宜攻表。救内固宜急，攻表亦不可缓也。救里解表，各随诸证而善用之。自非精妙甄别，

① 吴瑞甫旁注：几音，殊鸟翼颤动之象，以喻恶寒肌肉振战也。

其孰能与于斯。

四逆汤

治少阴伤寒，自利不渴，呕哕不止，或吐利俱发，小便不利，或汗出过多。脉微欲绝，腹痛胀满，手足冷，及一切虚寒厥冷。凡病伤寒，有此证候，皆由阳气虚，有寒。虽更觉头痛体疼，发热恶寒，四肢拘急，表里悉具者，不可攻表，宜先服此药，以助阳救里。

附子五钱　炮姜二分　炙草一分

上剉散，每服五钱匕，水一盏半，煎七分，去滓。食前服。强人，加干姜一钱。或恶寒，脉微而利，利止仍亡血者，加人参五钱；或发汗，若下之，病仍不解，烦躁者，加茯苓半两。面赤者，加连须葱九茎；腹中痛者，去葱，加芍药一两。呕者，加生姜一两；咽痛者，去芍药，加桔梗五钱。

两感治法料简

桂枝、麻黄皆攻太阳经表药，方各见太阳经。其如阳明太阴、少阳厥阴，并可于风寒二方论中，随证施治。

阴毒证治

阴毒为病，手足冷，腰背强，头疼腹痛。或烦渴，精神恍惚，额与手背时出冷汗，声音郑重，爪甲、面色青黑，多因脾肾虚寒伏阴，重感于寒所致。

附子散

治阴毒伤寒，唇青面黑，身重强，四肢冷。或因服冷药过度，心腹胀满，昏沉不识人。

附子三分　桂心　当归　白术　半夏各五钱　炮姜三分

上为末，每服二钱，水二盏，生姜三片，煎六分。不以时热服，衣覆取微汗。

返阴丹

治阴毒伤寒，心神烦躁，头痛，四肢逆冷，面青腹胀，脉沉伏者。

硫黄五两通明者，另研　硝石　太阴玄精石各二两，各另研

炮姜　桂心　附子各五钱

上用铁铫，先铺玄精，次下硝末，各一半。中间铺硫黄末，又将二两余末盖上，以小盏合着。熟炭火三斤，烧令得所，勿令烟出，急取瓦盆合着地上，四面灰盖，勿令烟出。候冷，取出研细，入后药为末，同研匀。米和丸桐子大，艾汤下二三十丸。顿服，汗出为度。未退，乃火着艾炷，灸脐下丹田气海。更不退，则以葱馅熨之。

葱馅熨法

如气虚阳脱，体冷，无脉，气息欲绝，不省人事，及伤寒阴厥，百药不效者。

葱一束，以索缠如饼馅大，只用白长二寸许，先火熁[①]一面，令通热，勿至灼人。乃以热处着病人脐下，上以熨斗盛火熨之，令葱饼热气透入腹中，更作三四饼。遇一饼坏，不可熨，易饼再熨，候病人醒，手足温，有汗乃差。更服四逆汤，良。

阳毒证治

阳毒为病，躁热，面赤，咽痛，身斑色如锦纹，下利赤黄，内外结热，舌焦鼻黑，类如烟煤，妄言狂走，多因肠胃燥热，阳气独盛，阴气暴绝，妄服燥药、热食所致。

升麻汤

治阳毒伤寒，一二日便成阳毒。或服药吐下后，变成阳毒。腰背痛，烦闷不安，面赤狂言，或走，或见鬼，或下利，面赤斑斑如锦纹，咽喉痛，下脓血，脉浮数，五日可治，七日不可治。

升麻五钱　犀角　射干　黄芩　人参　炙草各一分

上㕮散，每服五钱，水一盏，煎七分，去滓热服，并进三四服。温覆，汗出为度。

栀子仁汤

治阳毒伤寒，壮热，百节疼痛。

---

① 熁：烤。

黑栀　赤芍　大青　知母各一两

升麻　杏仁　黄芩　石膏各二两　柴胡两半　炙草五钱

上剉散，每服四钱，水一盏，姜三片，豉二十粒，同煎七分，去滓，不以时服。

结胸证治

结胸证者，心下坚满，按之石硬而痛，心膈高起，手不得近，项强如柔痓状。此本伤寒身热，医下之早，热气乘虚而入，痞结不散之所致也。若脉浮大，皆不可下，下之则死，尚宜发汗。若沉紧者，宜以大小陷胸汤，量轻重而下之。又结胸有不按而痛者，有按而痛者；有水结在胸胁间，但头汗出者；有热实结者；有寒实结者。治之不可不知其轻重也，各有正方。

大陷胸汤

治伤寒表未解，医反下之，膈内拒痛，手不可近。短气烦躁，心中懊侬，舌燥而渴，热实脉沉而紧，心下硬，大便不通。又治身无大热，有水结在胸胁间者。

大黄五钱　芒硝四钱　甘遂

上为末，水三盏，先煮大黄，至一盏。入硝石，煮溶，下甘遂末，煮一沸，分二服，得利止。

小陷胸汤

治结胸病，在心按之则痛，脉浮滑者。

黄连一钱　半夏六钱　瓜蒌实一两

水二盏，先煎瓜蒌，至盏半，入前药，煎六分，分二服。利黄涎沫即愈。

大陷胸丸

治病发于阳而反下之，热入，因作结胸，以下之太早故也。其病项强如柔痓，下之则和。

大黄二两　葶苈炒　杏仁去皮尖，炒　芒硝各三分

上以前二味为末，将杏仁、芒硝合研为脂，和药丸如弹子大一枚。别杵甘遂末一钱，白蜜一大匙，水二盏，煎七分，顿服之，一宿乃下。如不下，更服，取下为效。甘遂性猛，宜斟酌虚实用之。

胸痞证治

胸痞证者，胃中不和，心下坚硬，干呕，恶寒汗出，噫气不除，亦有因伤寒身冷，医反下之，遂成胸痞。

枳实理中丸[①]

治伤寒及诸吐利后，胸痞欲绝，膈高起，急痛，手不可近。

枳实　茯苓　人参　炮姜　甘草各等分　白术

上为末，蜜丸，一两作四丸，热汤化下。渴，加花粉；下利，加牡蛎粉，俱等分。

桔梗枳壳汤

治中寒气痞，胸满欲死。

枳壳麸炒　桔梗等分

上剉为散，每服五钱，水一盏半，煎七分，去滓。食前服。

三黄汤

治伤寒阴证，下之太早，致心下痞，按之软，其脉关上浮者主之。若表未解，未可攻，宜先随风寒二证投桂枝麻黄汤。表解已，即服此方。

大黄　川连　黄芩

上剉散，每服五钱，沸汤一盏，热清[②]之一时久，去滓，分二服。或汗出恶寒，加附子，别煎汁，入一合，同服。

半夏泻心汤

治心下痞满而不痛者。

半夏两一钱　黄芩　人参　甘草　炮姜各一两五钱　川连五钱

上剉散为末，每服五钱，水一盏半，姜五片，枣一枚，煎七分，去滓温服。或伤寒中风，医反下之，下利日数十行，谷不化，腹中鸣，心下痞硬，干呕心烦者，加甘草半两、人参一两，名甘草泻心汤。或出汗解后，胃中不和，心下痞

① 丸：原作“汤”，据人卫本及文意改。

② 清：人卫本作“渍”。

硬，干噫食臭，胁下水鸣下利者，加生姜一两，减干姜一两，余如正方，名生姜泻心汤。

劳复证治

伤寒新瘥后，不能将摄，因忧愁思虑，劳神而复，或梳洗沐浴、作劳而复，皆谓之劳复。或饮食不节，谓之食复。此皆大病后，精神、血气、肠胃并虚之所致也。论有正方，依证调治。惟犯房室，为女劳复，多死不治。

白术散

治伤寒气脉不和，憎寒壮热，鼻塞脑闷，涕唾稠粘，痰嗽壅滞。或冒涉风湿，憎寒发热，骨节烦疼；或中暑，呕吐眩晕，及大病后，将理失宜，食复劳复，病证如初，悉主之。又治五劳七伤，气虚头眩，精神恍惚，睡卧不宁，肢体倦怠，潮热盗汗，脾胃虚损，面色痿黄，饮食不美，呕吐酸水，脏腑滑泄，腹内虚鸣，反胃吐逆，心腹绞痛，久疟久痢，及膈气咽塞，上气喘促，坐卧不安。或饮食所伤，胸膈痞闷，腹胁膜胀；妇人胎前产后，血气不和，霍乱吐泻，气厥不省人事。常服辟四时不正之气，及山岚瘴疫，神效不可具述。

白术一两　白芷　甘草　青皮　陈皮

茯苓　山药　香附　桔梗各三两　干姜五钱

上为末，每服二钱匕，水一盏，姜三片，枣一枚，木瓜干一片，紫苏二三叶，煎七分，食前服。若吐泻，入白梅煎；喘，入桑白皮、杏仁煎；伤寒劳复，入薄荷煎；膈气，入木通三寸、麝香少许；中暑呕逆，入香薷。胎前产后，气血不和，入荆芥。霍乱，入藿香煎；气厥，入盐汤调下。

阴阳易证治

阴阳易者，其男子病新瘥未平复，而妇人与之交接，得病名曰阳易。里急，腰踝连腹内痛。妇人病新瘥未平复，而男子与之交接，得病名曰阴易。身重少气，阴肿入里，腹内绞痛，热上冲胸，头痛不欲举，眼中生花。盖男女病相换易，故谓之阴阳易。

烧裩散

治伤寒阴易，其人身重少气，少腹里急，或引阴中拘挛，热上冲胸，头重不欲举，眼中生花，膝胫拘急，悉皆主之。

妇人裈裆，烧灰，存性。

上细研方寸匕，水调服，小便利，阴头痛，即愈。

豭鼠粪汤

治丈夫伤寒病后，女人与之交，病名阳易。

韭根一握，去青，约寸半　豭鼠粪十四粒，两头尖者是

上二味，水一盏，煎半盏，去滓，频频温服。粘汗汗出为度，未知，再作。

发斑证治

伤寒发斑者，盖不当下而下之，热则乘虚入胃；当下而失下，则胃热不得泄。二者皆能发斑。其状如锦纹，赤者易治，黑者难治，盖热毒入胃深也。

玄参升麻汤

治伤寒失下，不当下而下之也，热毒在胃，发斑如锦纹，甚则烦躁谵语，兼治喉闭肿痛。

玄参　升麻　炙草各五钱

上㕮散，每服五钱，水盏半，煎七分，温服。湿毒亦能发斑。

吴鞠堂曰：仲景《伤寒论》三百九十七法，于六经无症不备，无语不精，真能读之，可治万病，故历代医学名大家皆崇奉之。陈无择此篇，就其提纲中要处揭出，示人以简而易知之法，别具苦心，然于六经传变及救逆大法，尚须精研全书，方知要领。是篇于六经伤寒用药格法[①]，推阐其所以然之故，真堪羽翼[②]经旨。惟将五积散之方，杂不纯者，掺入其中，殊不可解。《伤寒》全书方法，至精至粹，愈读而愈有味，无庸画蛇添足也。

---

① 格法：成法。

② 羽翼：辅助。

卷 五

坏伤寒证治

坏伤寒者，以医者不辨阴阳，错谬汗下，致病不解，坏证乱经。又伤寒过经，热留脏腑，病经数变，久而不差，阴阳无复纪律，皆名坏病。

知母麻黄汤[①]

治坏伤寒，以伤寒瘥后，经久精神不守，言语错乱，或潮热颊赤，寒热如疟，昏沉不愈，皆由汗下不止，毒在心包间所致也。

知母　麻黄　炙草　芍药　黄芩　桂心各两半

上剉散，每服五钱，水一盏半，煎七分，去滓温服，日三四服。若心烦欲饮水，稍稍与之。

黼堂按：病由汗下不止，麻黄胡可轻投。

无忧散[②]

治伤寒调理失序，毒气内结，胸腹胀满，坐卧不安，日久不瘥，狂躁妄语，大小便不通，或复吐逆。

腊月黄牛胆以天南星为末，入胆内，缚定令紧，当风避日悬之，候干取用

上为末，以人参半两，煎汤七分一盏，调末二钱，乘热服。迟顷，更以热人参汤投之。或睡，便溺下黄黑恶物，是效。

黑奴丸

治伤寒调理失序，医所不治，及时行疫病，六七日不汗，脉洪数，面赤目瞪，身热烦躁，狂言欲走，大渴，或口噤，精魂已散，但心下暖。斡开口，灌药下咽即活。并治阳毒发斑。

---

① 吴瑞甫旁注：此方不能治心胞热，依方下论列各症，当别有治法。拟方用导赤散，加丹参皮、白芍、青蒿，必效。

② 吴瑞甫旁注：此方当效，以其功力胜于牛黄也。但南星入胆，须九转方佳。

麻黄去节　大黄　小麦奴　芒硝

釜底煤　梁上尘各另研　灶突墨另研，各一两

上为末，炼蜜丸弹子大。新汲水研下一丸，渴者与冷水，尽饮之。须臾当寒，寒竟，汗出便瘥。若日移五尺不汗，依前法服一丸，差。须病人大渴，乃可与之，不渴者莫服。

狐惑证治

狐惑证者，默默欲眠，目不得瞑，恶饮食，面目乍赤乍白乍黑，齿无色，舌上白，声嗄咽干。此因大病后，肠胃空虚，三虫求食，食人五脏，食其咽则为惑，其声嗄；食下部则为狐，其咽干。当看上唇有疮，为狐虫食其脏；下唇有疮，为惑虫食其肛。

桃仁汤

桃仁去皮尖　槐子研　艾各一两

上剉散，每服五钱，水一大盏，姜三片，枣二枚，煎七分，去滓。食前服之。

黄连犀角汤

治伤寒及诸病后，内有疮，出下部。

黄连半两　犀角一两，如无，以升麻代　乌梅七枚　木香一分

上剉散，每服五钱，水盏半，煎七分，去滓。食前服。

雄黄锐散

治下部䘌疮。

雄黄研　青箱子　苦参　黄连　桃仁去皮尖，研，一分

上为末，生艾捣汁，和如枣核大，锦裹纳下部，扁竹汁更加。无艾，只用绵裹散子内下部，亦得。

谵语证治

病有言语错乱者，其证有二：有虚有实，虚则郑声，实则谵语。伤寒胃实及三阳合病，妇人热入血室及下利而谵语者，皆属实热；大小便利，手足逆

冷，脉微细，言语郑声者，皆属虚寒。治之各有方，虚寒宜温，如四逆汤之类；胃实宜下，承气汤。妇人热入血室，小柴胡汤。若谵语而四肢逆冷，脉沉细者不治。

四逆汤（方见两感）

柴胡汤（方见少阳证）

大承气汤（方见阳明经）

病后虚烦证治

大病后，心虚烦闷，发热，与伤寒相类，但不恶寒与不头疼为异。汗，与人参竹叶汤；呕者，橘皮汤。诸病后多有此证，各见本门。

人参竹叶汤[①]

治汗下后，表里虚烦，不可攻者。

竹叶二把　人参　炙草各三两　半夏两半　石膏　麦冬各五两

上剉散，每服四钱，水一盏半，姜五片[②]，粳米一撮，煎至米熟，去滓。食前服。

橘皮汤

治动气在下，不可发汗。发之，反无汗，心中大烦，骨节疼痛，目运恶寒，食则反呕，谷不得入，宜服此方。

橘皮两半　炙草半两　人参一钱　竹茹半两

上㕮咀，每服五钱，水一盏，姜三片，枣一枚，煎七分，去滓。食前服。

料　简

凡伤寒中杂病，证状非一，当随门类，量酌施治可也。如发黄，则多用五疸中药，只依黄疸治之；发狂，已见阳毒门；吐衄便利瘀血，见失血门；下痢，见滞下；奔豚，见五积；阴阳厥，见厥论；呕哕、喘咳，见本门。其他更不繁录。

吴黼堂曰：伤寒一书，凡经汗吐下烧针误治者，皆属坏病。救误方法甚

---

① 吴瑞甫旁注：病后虚烦，此方甚佳。

② 吴瑞甫旁注：加生姜亦善，止呕皆圣法也。

多,此篇方法无几,非再熟读仲景书,不可也。惟按之又各有条理,治阴阳错杂、治痰、治虫、治谵语、治病后虚烦及动气,多本仲景心法,陈氏具有见地,非随意掺入以成书也。究之,《伤寒》必读全书方可。

伤暑叙论

伤暑者,乃夏至前后各三十日有奇,少阳相火用事之时也。炎热大行,烁石流金,草萎河涸,人或伤之,则发热自汗,面垢背寒,倦怠少气,以暑消气,气消血散,与伤寒相类。此夏间即病,非冬伤寒至夏发为热病也,当以脉别之。伤暑,脉虚无力,盖因气血消散,致脉虚弱。其伤寒则血泣而闭,脉紧而有力,大不同也。要略言,伤寒家别有暍病。盖诠次者见其一条别在后,故有是说。轻重不同,识者当自知之。

伤暑证治

病者身热恶寒,头痛,状如伤寒。或往来寒热如疟,烦躁渴甚,眩晕呕吐,背寒面垢,泄泻,昏闷不清。其脉阴阳俱虚,缓而弱,皆由伤暑之所致也。

却暑散

治冒暑伏热,头目眩晕,呕吐泄利,烦渴而背寒面垢。

赤茯苓　生甘草各四两　寒食曲　生姜[①]各一斤,切,搜面令白

上为末,每服二钱,新汲水调下,或汤点,不拘时服。

五苓散

治伤暑烦渴,引饮无度,兼治伤寒温热,表里未解,烦渴引水,水入即吐。或小便不利,及汗出表解,烦渴不止。又治霍乱吐利,黄疸温疫。

泽泻两半　桂心一两　猪苓去皮　赤茯苓　白术各一两半

上为末,每服二钱,沸汤调,不拘时服。服讫,多饮热汤,汗出即愈。

---

① 吴瑞甫旁注:冒暑伏热,生姜不合用。

桂苓丸[①]

治烦渴，消痰饮，宽胸膈。

桂心　白术各二两　赤茯苓三两

乌梅肉一两半　干姜一两　炙草五钱

上为末，蜜丸弹子大，每服一丸至二丸，细嚼，沸汤送下。

香薷丸

治大人、小儿伤暑伏热，躁渴瞀闷，头目昏眩，胸膈烦满，呕哕恶心，口苦舌干，肢体困倦，不思饮食。或发霍乱，吐利转筋，并宜服之。

香薷去梗　紫苏去梗　干木瓜各一两　丁香

炙草　檀香　白茯神　藿香

上为末，蜜丸弹子大，每服一丸至二丸，熟水嚼下，或新汲水化下。小儿半丸。

消毒丸[②]

治中暑烦渴，眩晕寒热。

半夏炮去滑，米泔煮令透，一斤　茯苓　生甘草各半两

上为末，蜜丸桐子大，每服三十丸，新汲水，不拘时下。

吴鞠堂曰：暑为热气，其感人，往往身体倦怠，肌肉消燥。叶天士对于此病，每取辛凉轻清通液之品，最为精妙。盖从孙真人生脉饮用意悟出也。是篇大致不差，而未切当，不如取用叶法为佳。

伤湿叙论

经云：湿为停着。凡关节疼痛，重痹而弱，皆为湿着。若气不平，亦使人半身不遂，口眼歪斜，涎潮昏塞，此中湿之候也。夫寒热风湿，皆能并合为疾，所谓风湿、寒湿、湿温者，其证各不同，为治亦别，不可不辨。若治风湿、寒湿，当发其汗，但微微似汗出，则风湿俱去。若大汗出，风去湿不去，则不能愈。若治单中湿，只宜利小便，不得用火攻，并不得用下法。湿家下之，额

① 吴瑞甫旁注：此方可治湿寒，入伤暑门中未合。

② 吴瑞甫旁注：烦渴用苓、夏，独不虑重伤津液耶？

上汗出，微喘，小便不利者死；若下利不止者，亦死。论曰：治湿不利小便，非其治也。

伤湿证治

病者身重脚弱，关节重疼，发热恶寒，小便闭涩，大便飧泄，自汗，腰脚冷痹，腿膝浮肿，小便或自利，不渴。皆久坐卑湿，或为雨露所袭，或汗出沾衣受湿，渐渍得之，名曰湿痹。

肾着汤

治身重腰冷痹，如坐水中，形如水状，反不渴，小便自利，饮食如故。病属下焦，从身劳汗出，衣里冷湿，久而得之。腰以下冷痛，腰重如带五千钱。

白术　炙草各三两　炮姜　茯苓各四两

上剉散，每服四钱，水盏半，煎七分，去滓。空心服。

渗湿汤

治坐卧湿地，或为雨露所袭，身重脚弱，关节疼痛，发热恶寒，或小便秘塞，大便飧泄；或汗出衣里，湿渍得之，腿膝或肿，小便利，反不渴。

苍术米泔浸　白术　甘草炙，各二两

干姜炮　茯苓各四两　陈皮　丁香各半两

上剉散，每服四钱，水盏半，姜三片，枣二枚，煎七分，去滓，温服。

寒湿证治

病者身体烦疼，无汗恶寒，发热，脉浮缓细，皆寒湿相并所致也。

麻黄白术汤

治寒湿，身体烦疼，无汗恶寒发热者。

麻黄去节，三两　桂心二两　炙草一两

杏仁二十五粒，去皮尖，研　白术四两

上㕮咀，每服四钱，水一盏半，煎七分，去滓。空心服。

风湿证治

病者身疼，日晡发热，不能转侧，短气汗出，恶风不欲去衣，或身微肿，脉浮弦细。此风湿相搏，或汗出当风所致也。

桂枝附子汤

治风湿相搏，身体烦疼掣痛，不得屈伸，汗出短气，小便不利，恶风不欲去衣，或身微肿。

桂枝四两　白术　附子炮，去皮脐，各三两　甘草二两

上㕮咀，每服四大钱，水盏半，姜五片，枣二枚，煎七分，去滓，空心温服。或大便秘，则去桂；小便不利悸气，加茯苓三两；痹，加防己四两；腹痛，加芍药四两。

风湿寒证治

病者汗出身重，恶风喘气，腹内不和，下气上冲，脐下连脚冷痹，不能自屈伸。骨节烦疼，近之则痛极，如历节状，此由冒风、湿、寒，三气杂至而为病也。

防己黄芪汤

治伤风湿寒，脉浮紧细，身重，汗出恶风，并治风水脉浮，身重不渴。

防己四两　黄芪五两　炙草　白术各三两

上㕮咀，每服五钱，水盏半，姜五片，枣四枚，煎七分，去滓。空心服。喘者，加麻黄；胃中不和，加芍药；气上冲，加桂；下有陈寒，加细辛。服药后，当如虫行皮中，从腰以下如水浸，坐被上，又以一被绕身腰以下温，令微汗，差。

风湿温证治

病者烦渴引饮，心腹冷痛，躁闷，口干面垢，恶寒恶风，饥不能食，眩晕呕哕。此伏暑中风湿所致也，治之各有方法。

白术茯苓干姜汤

治伏暑中风湿，烦渴引饮，心腹疼痛，躁闷，口干面垢，洒洒恶寒，淅淅恶风，微汗，饥不能食。

白术　干姜　茯苓　细辛　桂心

干葛　甘草　橘皮　乌梅　香豉

上㕮咀，等分为末，每服二钱，白汤点下。

暑湿风温证治

暑者，六气之一，能与风湿并合为病，循经流入诸脏，但与寒不相得，故有暑湿风温之证。暑湿者，恶寒反热，自汗，关节尽痛，头目昏眩，手足倦怠，不自胜持，此并伤暑湿所致也。风温者，头痛身热，常自汗出，体重喘息，四肢不收，嘿嘿欲眠。此由先伤风、后伤暑所致也，治之各有方法。

茯苓白术汤

治冒暑毒，加以着湿。或汗未干即浴，皆成暑湿。

茯苓　炮姜　甘草　白术　桂心各一两

上㕮咀，每服四钱，水一盏，煎七分，去滓。空心服。

葳蕤汤

治风温兼疗冬温，及春月中风伤寒，发热，头眩痛，咽喉干，舌强，胸内疼痛痞满，腰背拘急。

葳蕤三分　麻黄　炙草　白薇　葛根

羌活　杏仁去皮尖，各半两　石膏一两　川芎　青木香一分

上㕮咀，每服五钱，水盏半，煎七分，去滓，空心服。木香，冬用一两，春用半两。

吴鞠堂曰：此汉晋以来治湿兼风寒温暑不易之良法也，方俱精粹。

君火论

五行各一，唯火有二者，乃君、相之不同。相火则丽于五行，人之日用者是也。至于君火，乃二气之本原，万物之所资始。人之初生，必投生于父精

母血之中而形成。精属肾，肾属水，故天一而生水；血属心，心属火，故地二而生火。识为玄，玄属水，故天三而生木，乃太乙含三引六之义也，亦道生一，一生二，二生三之数也。则知精血乃裁成于识，以识动则暖，静则息，静息无象，暖触可知，故命此暖识以为君火，正《内典》所谓暖识息三连持寿命者是也。然其所以谓之君火者，以其不行炎暑，象君之德；万物资始，象君之化；位居少阳，象君之政；神明出入，象君之令。故君亦天也，天亦君也。乾以元亨利贞而运行于其上，君以德化政令而辅成于其下。天道顺序，则生长化收藏，不失其时；君道助顺，故进退存亡，不失其正。其实皆一理也。成象取法，虽主配于心肾，推而明之，一点精明，无物不备。是宜君火之用，上合昭昭，下合冥冥，与万物俱生，而无所间断也。医者苟不明此，皆惰于术数技艺，与夫瞽史之用易，拘拘于卜筮休咎之中。吾见其大蔽圣人之道，未闻有益于天下后世也。悲夫！

五运论

夫五运六气，乃天地阴阳运行升降之常道也。五运流行，有太过不及之异；六气升降，则有逆从胜复之差。凡不合于德化政令者，则为变眚，皆能病人。故经云：六经波荡，五气倾移。太过不及，专胜兼并。所谓治化，人应之也。或遇变眚[①]，聿兴灾沴，因郁发以乱其真常之德而致折，复随人脏气虚实而为病者，谓之时气。与夫感冒中伤，天行疫沴，显然不同。前哲知夫天地有余不足违戾之气，还以天地所生德味而平治之。经论昭然，人鲜留意，恐成湮没，故叙而纪之。

五运时气民病证治

凡遇六壬年发生之纪，岁木太过，风气流行，脾土受邪，民病飧泄，食减体重，烦冤肠鸣，胁支满。甚则忽忽喜怒，眩冒癫疾，为金所复，则反胁痛而吐。甚则冲阳绝者，死。

苓术汤

治脾胃感风，飧泄注下，肠鸣腹满，四肢重滞，忽忽善怒，眩冒颠晕，或左

---

① 变眚：预示将发生灾祸的变异现象。

胁偏疼。

白茯苓　厚朴姜汁制　白术　青皮

干姜炮　半夏汤泡去滑　草果去皮　炙草各等分

上㕮咀，每服四钱，水盏半，姜三片，枣二枚，煎七分，去滓。空心服。

凡遇六戊年赫曦之纪，岁火太过，炎暑流行，肺金受邪，民病痎疟，少气咳喘，血溢泄泻，嗌燥耳聋，中热，肩背热甚，胸中痛，胁支满，背髀并两臂痛，身热骨痛而为浸淫。为水所复，则反谵妄狂越，咳喘息鸣，血溢泄泻不已。甚则大渊绝者，死。

麦门冬汤

治肺经受热，上气咳喘，咯血痰壅，嗌干耳聋，泄泻，胸胁满，痛连肩背，两臂髆疼，息高。

麦门冬去心　香白芷　半夏　竹叶　甘草

钟乳粉　桑白皮　紫菀取茸　人参各等分

上㕮咀，每服四钱，水盏半，姜二片，枣一枚，煎七分，去滓。空心服。

凡遇六甲年敦阜之纪，岁土太过，雨湿流行，肾水受邪，民病腹痛清厥，意不乐，体重烦冤，甚则肌肉痿，足痿不收，胻善瘈，脚下痛，中满食减，四肢不举。为风所复，则反腹胀，溏泄肠鸣，甚则大溪绝者，死。

熟附子山茱萸汤

治肾经受湿，腹痛寒厥，足痿不收，腰椎痛，行步艰难，甚则中满，食不下，或肠鸣溏泄。

附子　山茱肉各一两　干木瓜　乌梅各半两

半夏　肉豆蔻各三钱　藿香　丁香各一钱

上㕮咀，每服四钱，水盏半，姜七片，枣一枚，煎七分，去滓。空心服。

凡遇六庚年坚成之纪，岁金太过，燥气流行，肝木流邪，民病胁与小腹痛，目赤眦痒，耳无闻，体重烦冤，胸痛引背，胁满引小腹。甚则喘咳逆气，背、肩、尻、阴、股、膝、髀、腨、胻、足痛。为火所复，则暴痛，胠胁不可反侧，咳逆，甚而血溢太冲绝者，死。

牛膝木瓜汤

治肝虚遇岁气，燥湿更胜，胁连小腹拘急疼痛，耳聋目赤，咳逆，肩背连尻、阴、股、膝、髀、腨、胻皆痛，悉主之。

牛膝酒浸　木瓜各一两　芍药　杜仲去皮，姜制，去丝

枸杞子　黄松节　菟丝子酒浸　天麻各五钱　炙草半两

上㕮咀，每服四钱，水盏半，姜三片，枣一枚，煎七分，去滓空心服。

凡遇六丙年，漫衍之纪，岁水太过，寒气流行，邪害心火，民病身热，烦心躁悸，阴厥，上下中寒，谵妄心痛，甚则腹大胫肿，喘咳，寝汗憎风。为土所复，则反腹满，肠鸣溏泄，食不化，渴而妄冒，甚则神门绝者，死。

川连茯苓汤

治心虚为寒冷所中，身热心躁，手足反寒，心腹肿痛，喘咳自汗，甚则大肠便血。

黄连　茯苓各一两　麦冬去心　车前子　通草

远志去心，姜汁制，各半两　半夏　黄芩・炙草各一钱

上㕮咀，每服四钱，水盏半，姜七片，枣一枚，煎七分，去滓，空心服。

凡遇六丁年委和之纪，岁木不及，燥乃盛行，民病中清，胠胁小腹痛，肠鸣溏泄。为火所复，则反寒热疮疡，痤疿痈肿，咳而鼽。

苁蓉牛膝汤

治肝虚为燥热所伤，胠胁并小腹痛，肠鸣溏泄，或发热，遍体疮疡，咳嗽肢满，鼻鼽。

肉苁蓉酒浸　牛膝酒浸　干木瓜

白芍药　熟地黄　当归　炙草各等分

上㕮咀，每服四钱，水盏半，姜三片，乌梅半个，煎七分，去滓，空心服。筋痿脚弱，镑鹿角屑同煎。

遇六癸年伏明之纪，岁火不及，寒乃盛行，民病胸痛，胁支满，应背肩胛两臂内痛，郁冒蒙昧，心痛暴喑，甚则屈不能伸，髋髀挛痛。为土所复，则反鹜溏，食饮不下，寒中肠鸣，泄注腹痛，暴挛痿痹，足不能任身。

黄芪茯神汤

治心虚挟寒，心胸中痛，两胁连肩背，肢满噎塞，郁冒蒙昧，髋髀挛痛，不能屈伸，或下利溏泄，饮食不进，腹痛，手足痿痹，不能任身。

黄芪　茯神　远志姜汁腌，炒　紫河车　米仁炒，等分

上㕮咀，每服四钱，水盏半，姜三片，枣一枚，煎七分，去滓空心服。

遇六己年卑监之纪，岁土不及，风气盛行，民病飧泄霍乱，体重腹痛，筋

骨繇并，肌肉瞤酸，善怒。为金所复，则反胸胁暴痛，下引小腹，善太息气客于脾，食少失味。

白术厚朴汤

治脾虚风冷所伤，心腹胀满疼痛，四肢筋骨重弱，肌肉瞤动，酸厮善怒，霍乱吐泻。或胸胁暴痛，下引小腹，善太息，食少失味。

白术　厚朴制　半夏　桂心

藿香　青皮各二两　炮姜　炙草各半两

上㕮咀，每服四钱，水盏半，姜三片，枣一枚，煎七分，去滓。食前温服。

遇六乙年从革之纪，岁金不及，炎火盛行，民病肩背瞀重，鼽嚏，血便注下。为水所复，则反头脑户痛，延及囟顶，发热口疮，心痛。

紫菀汤

治肺虚感热，咳嗽喘满，自汗衄血，肩背瞀重，血便注下，或脑户连囟顶痛，发热口疮，心痛。

紫菀茸　白芷　人参　甘草炙

黄芪　地骨皮　杏仁去皮　桑皮炙，各等分

上㕮咀，每服四钱，水盏半，姜三片，枣一枚，煎七分，去滓。空心服。

遇六辛年涸流之纪，岁水不及，湿乃盛行，民病肿满身重，濡泄寒疡，腰、腘、腨、股、膝痛不便。烦冤足痿，清厥，脚下痛，甚则胕肿，肾气不行。为木所复，则反面色时变，筋骨并躄，肉瞤瘛，目视䀮䀮，肌肉胗发，气并膈中，痛于心腹。

五味子汤

治肾气虚，卧坐湿地，腰膝重着疼痛，腹胀满，濡泄无度，行步艰难，足痿清厥，甚则浮肿，面色不常。或筋骨并辟，目视䀮䀮，膈中及咽痛。

五味子　附子炮，去皮脐　巴戟肉去心　鹿茸燎去毛，酥炙

山萸肉　熟地　杜仲姜汁炒，各等分

上㕮咀，每服四钱，水一大盏，姜七片，盐少许，煎七分，去滓。食前服，以差为度。

凡六壬、六戊、六甲、六庚、六丙岁，乃木火土金水太过，五运先天；六丁、六癸、六己、六乙、六辛岁，乃木火土金水不及，为五运后天。民病所感，治之各以五味所，胜调和以平为期。

六气叙论

夫阴阳升降，在天在泉，上下有位，左右有纪。地理之应，标本不同，气应异象，逆顺变生，太过不及，悉能病人。世谓之时气者，皆天气运动之所为也。今先次地理本气，然后以天气加临为标，有胜有复，随气主治，则悉见病源矣。

本气论

自大寒后至春分厥阴风木为一主气
春分至小满少阴君火为二主气
小满至大暑少阳相火为三主气
大暑至秋分太阴湿土为四主气
秋分至小雪阳明燥金为五主气
小雪至大寒太阳寒水为六主气

凡一气所管，六十日八十七刻半为本气，后以天之六气临御，观其逆从，以药调和，使上下合德，无相夺伦。此天地之纪纲，变化之渊源，不可不深明之。

六气时行民病证治

辰戌之岁，太阳司天，太阴在泉，气化运行先天。初之气，乃少阳相火加临厥阴风木，民病瘟，身热头痛，呕吐，肌腠疮疡；二之气，阳明燥金加临少阴君火，民病气郁中满；三之气，太阳寒水加临少阳相火，民病寒及热中痈疽，注下，心热瞀闷；四之气，厥阴风木加临太阴湿土，风湿交争，民病太热少气，肌肉痿，足痿，注下赤白；五之气，少阴君火加临阳明燥金，民病乃舒。终之气，太阴湿土加临太阳寒水，民病惨凄孕死。治法，宜用甘温以平水，酸苦以补火，抑其运气，扶其不胜。

静顺汤

治辰戌岁太阳司天，太阴在泉，民病身热头痛，呕吐，气郁中满，瞀闷少气，足痿，注下赤白，肌腠疮疡，发为痈疽。

白茯苓　木瓜干各一两　附子制　牛膝酒浸各三分

防风去叉　诃子炮，去核　炮姜　炙草各半两

上㕮咀，每服四大钱，水盏半，煎七分，去渣。空心服。其年自大寒至春分，宜去附子，加枸杞半两；自春分至小满，依前入附子、枸杞；自小满至大暑，去附子、木瓜、干姜，加人参、枸杞、地榆、香白芷、生姜各三两；自大暑至秋分，依正方，加石榴皮半两；自秋分至小雪，依正方；自小雪至大寒，去牛膝，加当归、芍药、炒阿胶各三分。

卯酉之岁，阳明司天，少阴在泉，气化营运后天。初之气，太阴湿土加厥阴风木，此下克上。民病中湿肿胀，面目浮肿，善上衄衄嚏欠，呕吐，小便黄赤，甚则淋。二之气，少阳相火加少阴君火，此臣居君位。民病疠夭，至善暴死。三之气，阳明燥金加少阳相火，燥热交合，民病寒热。四之气，太阳寒水加太阴湿土，此下土克上水。民病暴仆，振栗谵妄，少气，咽干引饮，心痛，痈肿疮疡，寒疟，骨痿，便血。五之气，厥阴风木加阳明燥金，民病气和。终之气，少阴君火加太阳寒水，此下克上，民病湿。治法，宜咸寒以抑火，辛甘以助金，汗之，清清水散之，安其运气。

审平汤

治卯酉之岁，阳明司天，少阴在泉，病者中热，面浮鼻鼽，小便黄赤，甚则淋。或疠气行，善暴仆，振慄谵妄，寒疟，痈肿，便血。

远志肉姜汁炒　紫檀香各一两　天门冬去心　山茱萸各三两

白术　白芍药　炙甘草　生姜各五钱

上㕮咀，每服四钱，水盏半，煎七分，去渣。食前服。自大寒至春分，加白茯苓、半夏、紫苏、生姜各半两；自春分至小满，加玄参、白薇各半两；自小满至大暑，去远志、山萸、白术，加丹参、泽泻；自大暑至秋分，去远志、白术，加枣仁、车前子各半两；自秋分至大寒，并依正方。

寅申之岁，少阳相火司天，厥阴风木在泉，气化运行先天。初之气，少阴君火加厥阴风木，民病温，气拂于上，血溢目赤，咳逆头痛，血崩胁满，肤腠生疮；二之气，太阴湿土加少阴君火，民病热郁，咳逆呕吐，胸臆不利，头痛身热，昏愦脓疮；三之气，少阳相火加相火，民病热中，聋瞑血溢，脓疮咳呕，鼽衄渴嚏，喉痹目赤，善暴死；四之气，阳明燥金加太阴湿土，民病胸满身重；五之气，太阳寒水加阳明燥金，民避寒邪，君子周密。终之气，厥阴风木加太阳寒水，民病开闭不禁，心痛，阳气不藏而咳。治法，宜咸寒平其上，辛温治其内，宜渗之，泄之，清之，发之。

升明汤

治寅申之岁，少阳相火司天，厥阴风木在泉，病者气郁热，血溢目赤，咳逆头痛，胁满呕吐，胸臆不利，聋瞑渴，身重心痛，阳气不藏，疮疡烦躁。

紫檀香　车前子炒　青皮　半夏

酸枣仁　蔷蘼　生姜　炙草各半两

上㕮咀，每服四钱，水盏半，煎七分，去渣。空心服。自大寒至春分，加白薇、玄参各半两；自春分至小满，加丁香一钱；自小满至大暑，加漏芦、升麻、赤芍各半两；自大暑至秋分，加茯苓半两；自秋分至小雪，依正方；自小雪至大寒，加五味子半两。

丑未之岁，太阴湿土司天，太阳寒水在泉，气化运行后天。初之气，厥阴风木加风木，民病血溢，筋络拘强，关节不利，身重筋痿；二之气，少阴君火加君火，民病温疠盛行，远近咸若；三之气，太阴湿土加少阳相火，民病身重胕肿，胸腹满；四之气，少阳相火加太阴湿土，民病腠理，热血暴溢，疟，心腹䐜胀，甚则浮肿；五之气，阳明燥金加阳明燥金，民病皮肤寒气及体；终之气，太阳寒水加太阳寒水，民病关节禁固，腰椎痛。治法，用酸以平其上，甘温以治其下，以苦燥之、温之，甚则发之泄之，赞其阳火，令御其寒。

备化汤

治丑未之岁，太阴湿土司天，太阳寒水在泉，病者关节不利，筋脉拘急，身重痿弱，或温疠盛行，远近咸若①。或胸腹满闷，甚则浮肿，寒疟血溢，腰椎痛。

干木瓜　茯神去木，各一两　牛膝酒浸　附子炮，去皮脐，各三分

熟地黄　覆盆子各半两　生甘草一分　生姜三分

上㕮咀，每服四大钱，水盏半，煎七分，去滓，食前服。自大寒至春分，依正方；自春分至小满，去附子，加天麻、防风各半两；自小满至大暑，加泽泻三分；自大暑直至大寒，并依正方。

子午之岁，少阴君火司天，阳明燥金在泉，气化运行先天。初之气，太阳寒水加厥阴风木，民病关节禁固，腰椎痛，中外疮疡；二之气，厥阴风木加少阴君火，民病淋，目赤，气郁而热；三之气，少阴君火加少阳相火，民病热厥心痛，寒热更作，咳喘目赤；四之气，太阴湿土加太阴湿土，民病黄疸鼽衄，嗌干

---

① 若：疑"苦"之讹字。

吐饮；五之气，少阳相火加阳明燥金，民乃安康。终之气，阳明燥金加太阳寒水，民病上肿咳喘，甚则血溢，下连小腹，而作寒中。治法，咸以平其上，苦热以治其内，咸以软之，苦以发之，酸以收之。

正阳汤

治子午之岁，少阴君火司天，阳明燥金在泉，病者关节禁固，腰痛，气郁热，小便淋，目赤心痛，寒热更作，咳喘，或鼽衄，嗌咽吐饮，发黄疸，喘，甚则连小腹而作寒中，悉主之。

白薇　玄参　川芎　桑白皮　当归

芍药　旋覆花　甘草炙　生姜各半两

上㕮咀，每服四钱，水盏半，煎七分，去滓。空心服。自大寒至春分，加杏仁、升麻各半两；自春分至小满，加茯苓、车前子各半两；自小满至大暑，加杏仁、麻仁各一分；自大暑至秋分，加荆芥、茵陈蒿各一分；自秋分至小雪，依正方；自小雪至大寒，加紫苏子半两。

巳亥之岁，厥阴风木司天，少阳相火在泉，气化运行后天。初之气，阳明燥金加厥阴风木，民病寒于右胁下。二之气，太阳寒水加少阴君火，民病热中；三之气，厥阴风木加少阳相火，民病泪出，耳鸣掉眩。四之气，少阴君火加太阴湿土，民病黄疸胕肿；五之气，太阴湿土加阳明燥金，燥湿相胜，寒气及体。终之气，少阳相火加太阳寒水，此下水克上火，民病瘟疠。治法，宜用辛凉平其上，咸寒调其下，畏火之气，无妄犯之。

敷和汤

治巳亥之岁，厥阴风木司天，少阳相火在泉，病者中热，而反右胁下寒。耳鸣，泪出，掉眩，燥湿相搏，民病黄疸浮肿，时作瘟疠。

半夏　枣肉　五味子　炮姜　枳实面炒

茯苓　诃子炮，去核　橘皮　炙草各五钱

上㕮咀，每服四钱，水盏半，煎七分，去滓。空心服。自大寒至春分，加鼠粘子一分；自春分至小满，加麦门冬去心、山药各一分；自小满至大暑，加紫菀一分；自大暑至秋分，加泽泻、山栀仁各一分；自秋分至大寒，并依正方。

六气凡例

凡六气，数起于上而终于下。岁半之前，自大寒后，天气主之；岁半之后，自大暑后，地气主之。上下交互，气交主之。司气以热，用热无犯；司气以寒，用寒无犯；司气以凉，用凉无犯；司气以温，用温无犯。司气同其主，亦无犯；异主则少犯之，谓之四畏。若天气反时，可依时及胜其主，则可犯。以平为期，不可过也。

吴黼堂曰：运气为病，当随其胜复，为之剂酌，以臻于平。其间必随脏腑躯体，而见症有时可凭，亦有时而不可凭。是篇根据甲子用药，按图索骥，为一定之理法，以备考证则可耳。

卷　六

叙疫论

夫疫病者，四时皆有不正之气也，春夏有寒清时，秋冬亦有暄热时。一方之内，长幼患状率皆相类者，谓之天行是也。若春时应暖而清气折之，则责邪在肝，病曰青筋牵；夏时应暑而寒气折之，则责邪在心，病曰赤脉攢；秋时应凉而热气抑之，则责邪在肺，病曰白气狸；冬时应寒而暖气抑之，则责邪在肾，病曰黑骨瘟。土无正形，因火而名，故附金木火水而变，病曰黄肉随。其天行之病，大则流毒天下，次则一方一乡，或遍着一家，悉由民庶宿业所致。故天地灵祇假兹不正之气而行责罚，且人命有遭逢，时有否泰，故有遍着一家者。天地既有斯害气，还以天地所生之物而防备之，命曰贤人知方。

四季疫证治[①]

病者发热，腰痛强急，脚缩不伸，胻中欲折，目中生花，或涩涩憎寒复热。颈外双筋牵，不得屈伸，项直背强，眼赤黄，欲转动，合目回侧。病名青筋牵者，由春三月，其源从厥阴涉足少阳，少阳之气始发，少阴之气始衰，阴阳怫郁[②]于腠理，脏腑受厉而生。若腑虚，则为阴邪所伤，故发热；若脏虚，则为阳毒所损，故憎寒。

治青筋牵

肝腑脏温病，阴阳毒。胆腑虚为阴邪所伤，腰胁强急，脚缩不伸，胻中欲折，目中生花，色苍苍者。

---

① 吴瑞甫旁注：近世疫疠盛行，大抵皆热也。统阅以下各治法，大概升提温燥之品，以治近今疫症，殊不相宜。盖疫病随气候而不同，即用药亦当随时代而各异，如东坡圣散子，当时自谓极效，设用之今日，不但无效，而且有害。究之，叙症既有病名，自应存之，以备参考。

② 怫郁：郁结不舒。

柴胡五两，去苗　茯苓　栀子仁　半夏　大青各三两

桂心　竹茹　香豉　炙草各一两

上㕮咀，每服五钱，水二盏，姜五片，煎七分，去渣。空心服。

治青筋牵，肝腑脏温病，阴阳毒，肝脏实为阳毒所伤，涩涩恶寒，翕翕发热。颈外双筋牵，不得屈伸，项直背强，眼赤黄，转动则合身回侧，色苍苍者。

玄参一两　细辛二两

栀子仁　黄芩　升麻　芒硝各三两　石膏煅，八两

上剉散，每服五钱，水二盏，入车前草三叶，淡竹叶七片，煎七分，去滓，空心服。

病者脉促，身颤掉不能禁，或内热，口干舌破，咽塞声嘶。病名赤脉攒者，以夏三月，其病从少阴太阳之气相搏而停，则荣卫不通，皮肉酸起，太阳发动少阴淫邪之气，因而作疠，则脏腑随时受其疫病也。若腑虚，为阴所伤，则寒战；若脏实，为阳毒所侵，则内热。治赤脉攒，心腑脏温病阴阳毒，心脏实，则为阳毒所伤。内热，口干舌破，咽塞声嘶，色焦赤者。

天门冬　麦门冬各去心　车前子炒　栀子仁

黄芩　升麻　炙草　寒水石煅，各等分

上剉散，每服五钱，水二盏，煎七分，去滓。食前服。

病者身重颈直，皮肉强痹，或蕴而结核，起于喉颈之侧，布热毒于皮肤分肉之间，上散入发际，下贯颞颥[①]，隐隐而热，不相断离，病名黄肉随。以四季各十八戊巳日，其病从太阴阳明相格，寒湿不调，关节格滞。若腑虚，则皮肉强痹；若脏实，则布毒热，发于皮肤。治黄肉随，脾腑脏温病阴阳毒，胃腑虚，则为阴邪所伤。头重颈直，皮肉强痹，腹胀，色黄黑者。

厚朴姜汁炒，一两半　白术　陈皮各一两

炮姜　紫苏　炙草　半夏汤泡，各三分

上为剉散，每服五钱，水二盏，煎七分，去滓。食前服。

治黄肉随，脏腑温病阴阳毒，脏实，为阳毒所伤，蕴热结核，起于喉颈之侧，布毒热于皮肤分肉之中，散入发际，下贯颞颥，蓄热不散，色黄者。

葛根　苍术泔浸一宿，去粗皮

升麻　白芷　桔梗　青皮各一两　大黄半两

上剉散，每服五钱，水二盏，煎七分，去渣。食前服。

病者乍寒乍热，损肺伤气，暴嗽呕逆，或体热发斑，喘咳引气，名白气狸。

---

① 颞颥：人和某些其他哺乳动物头两侧的区域，在眼和前额之后，颧弓之上，耳之前。

以秋三月，其源从阳明系手太阴受疫淫邪之气。若腑虚，为阴邪所伤，则乍寒乍热；若脏实，为阳毒所伤，则体热发斑。

治白气狸，肺腑脏温病阴阳毒。大肠腑虚，为阴邪所伤，寒热互作，上气咳逆，大肠飧泄，皓皓白者。

白术　人参各一两　炮姜　麦蘖炒，各五分

白茯苓　五味子　肉豆蔻　草果　乌梅　炙草各五钱

上剉散，每服五钱，水盏半，煎七分，去渣。食前服。

治白气狸，肺腑脏温病阴阳毒。脏实，为阳毒所伤，体热，肌肤发斑，气喘引饮，色昏白者。

紫菀茸一两　栀子仁　升麻　前胡各三分　葶苈炒，一钱

杏仁去皮尖　炙草各五钱　石膏煨，半两

上剉散，每服五钱，水二盏，煎七分，去渣。食前服。

病者里热外寒，意欲守火，而反引饮，腰痛欲折，或胸胁切痛，类如刀刺，不得转动，热彭彭，食冷多则洞泻，病名黑骨温。以冬三月，其源从足太阳少阴相搏，蕴积壅塞。若腑虚，为阴毒所伤，则内热外寒；若脏实，为阳毒所损，则彭彭发热。治黑骨瘟，肾腑脏温病阴阳毒。肾腑虚，为阴邪所伤，则里热外寒，烦渴引饮，反喜守火，或腰胁满痛，小便赤黄，面与脚俱黑。

附子炮，去皮脐　茯苓各一两

山茱萸　细辛　山药　泽泻各半两　麻黄三分　杏仁一分，去皮尖

上剉散，每服五钱，水二盏，煎七分，去滓。食前服。

治黑骨瘟，肾腑温病阴阳毒。肾脏实，为阳毒所伤，腰胁切痛，不能转动，大小便秘涩，腹胀，食冷则洞泄，色重黑。

吴茱萸　黑牵牛炒　大黄蒸

萆薢　杜仲姜汁炒，去丝　桃仁各半分，去皮尖

上剉散，每服五钱，水二盏，煎七分，去滓。食前服。

料简诸疫证治

凡春分以前，秋分以后，天气合清凉，忽有温暖之气折之，则民病温疫；春分以后，秋分以前，天气合湿热，忽有清凉之气折之，则民病寒疫。治之各有法，不可拘以日数、汗下，皆宜据方论，一体而分。既有寒温二疫，风湿亦宜备论。如己未年京师大疫，汗之死，下之死，服五苓散则愈。此无他，温疫也。以此为法，每年遇有不正之气，即当纪而用之。假令如冬合寒而有温暖

之气，则春必患温疫；春合温而有清凉之气，则夏必患燥疫；夏合热而有寒气折之，秋必患寒疫；秋合晴而反淫雨，冬必病湿疫。此亦一途而推之，更须以时斟酌，不可偏执。况疫之所兴，或沟渠不泄，滀[①]其秽恶，熏蒸而成者；或地多死气，郁发而成者，或官吏枉抑，怨讟[②]而成者。世谓狱瘟、伤瘟、墓瘟、庙瘟、社瘟、山瘟、海瘟、家瘟、灶瘟、岁瘟、天瘟、地瘟等，不可不究。古法辟之，用屠苏酒、务成子萤火丸、李子建杀鬼煎、老君神明散，皆辟温法。惟刘根别传，令于州治太岁六合处，穿地深三尺，阔亦如之，取净沙三斛实之，以醇酒三升沃其上，俾使君祝之。此亦济人除疫气之良术。所谓太岁六合者，岁泄气之所在，故以厌禳[③]。

屠苏酒

辟疫气，令人不染，及辟温病伤寒。

大黄　桔梗　川椒　白术

桂心各一两　乌头炮，去皮尖，六钱　菝葜一两三钱

上剉散，缝袋盛，以十二月晦日日中，悬沉井中，令至泥。正月朔旦，乃出药，置酒中，煎数沸，于东向户中饮之。先从少起，多少任意。一方，有防风一两六钱。

太乙流金散

辟温气。

雄黄　雌黄　羖羊角炮，各二两　鬼羽箭　枯矾各一两半

上末，以缝袋盛一两，带心前，并挂门户上。若逢大疫之年，以月旦青布袋一刀圭，中庭烧之，温病人亦烧之薰。

败毒散

治伤寒温疫，风湿头痛，目昏眩，四肢疼痛，憎寒壮热，项强，眼睛痛，寻常风眩，拘急风痰，并宜服之。

羌活　独活　人参　甘草　柴胡

前胡　茯苓　枳壳　川芎　桔梗各等分

---

① 滀：积聚。

② 讟：怨恨。

③ 厌禳：谓以巫术祈祷鬼神除灾降福，或致灾祸于人，或降伏某物。

上剉散，每服四钱匕，水一盏，姜三片，薄荷五叶，煎七分，去渣。热服。寒多，则热服；热多，则温服。伤湿，加白术；脚痛，加天麻。本方为细末，点服亦可。初虞世究其方，知出《道藏》，乃叙云：自非异人杰出，志与神会，则莫之敢为，良可叹服。烟瘴之地，或温疫时行，或人多风、多痰、多气，或处卑湿脚弱，此药不可缺也。世人不师古，故常务于新奇，蔽于俗学，故备论之。此药治脚气下注，焮热赤肿，加大黄棋子大并煎，进两服，立效。

应梦人参散

治伤寒体热头疼，及风壅、痰嗽、咯血。

白芷　干葛　青皮　桔梗炒

白术　人参各三分　炙草一两半　炮姜一钱三字

上末每服二钱，水一盏，姜三片，枣二枚，煎七分，通口服。如伤寒，入豉数粒，同煎热服，大有效，不拘时。崇宁癸未，米芾为太常博士，始造待漏[①]，冒寒得疾，痰嗽如胶，有血，更三医，不退。一日，谒太尉蔡元度，取人参散一贴并枣见授。继归，有客承议郎薛道至，留食。药熟，进一服，良久，痰嗽立止，而客怪曰："公气色顿快，何药也？"为道其由。求方蔡公，又送一贴，越三日，病全除。往见蔡公，公曰："此药，僧伽方也。元祐中，泗守刘士彦病八日不汗，女求僧伽甚确，夜梦告曰翌日塔中取药。遂于大士钵中，取得此药，题印云：太平州杨家人参散。今太医局中亦卖，无甘草、干葛，无分两，疑非真方。"

喝起散

石膏煅，二两　苍术泔浸　麻黄　荆芥各二两　大黄两半

瓜蒌根　干葛　芍药　白芷　甘草各一两

上为末，每服二钱，水盏半，姜三片，葱白三寸，煎七分。空心服。

入温家令不相染法

明雄黄研细末，水调，以笔浓蘸，涂鼻窍中，与病人同床，亦不相染。初洗面后，及临卧时点之。凡疫家自生恶气，闻之，即入上元宫，遂散百脉，而成斯病。宜以纸捻探鼻，嚏之为佳。如以雄黄点鼻，则自不闻，并辟诸恶梦，

---

① 待漏：古代群臣听漏刻入朝，后以此比喻将入朝时。

神良。

圣散子

东坡叙云：昔尝观《千金方》三建散，于病无所不治，而孙思邈著论，以为此方用药，节度不近人情。至于救急，其验特异，乃知神物效灵，不拘常制，至理关感，智不能知。今余所得圣散子，殆此类也。自古论病，惟伤寒至为危急，表里虚实，日数症候，应汗应下之法，差之毫厘，辄至不救。而用圣散子，一切不问，阴阳二感，男女相易，状至危笃者，连饮数剂，则汗出气通，饮食渐进，神宇[①]完复，更不用诸药，连服取瘥。其病轻者，额微汗，正尔无恙。药性小热，而阳毒发狂之类，入口即觉清凉，此殆不可以常理诘也。时疫流行，平旦辄煮一釜，不问老少良贱，各饮一大盏，则时气不入其门。平居无病，能空腹一服，则饮食快美，百病不生，真卫生济世之宝。其方不知所从来，故巢君数世宝之，以治此疾，百不失一。余既得之，谪居黄州，连岁大疫，所全活者至不可数。巢初所惜此方，指江水为盟，不传与人。余切隘之，乃以传蕲水庞君安常[②]，庞以医闻于世，又善著书，故以传之。且使巢君之名与此方同不朽也，用药如后。

草豆蔻十个　猪苓去皮　石菖蒲　茯苓　独活　高良姜切，炒

吴茱萸　柴胡　附子炮，去皮脐　麻黄去节　厚朴姜汁炒　藁本

芍药　枳壳面炒　白术　苍术泔浸　半夏　泽泻

藿香　防风　细辛各半两　甘草炙，一两

上剉散，每服五钱，水盏半，煎七分，去滓。空腹热服。此药似治寒疫[③]，因东坡作序，天下通行。辛未年，永嘉瘟疫，被害者不可胜数，大概往时寒疫流行，其药偶中，抑或方土有所偏宜，未可妄用也。东坡便谓与三建散同类，一切不问，似太不近人情。夫寒疫，亦自能发狂，盖阴能发躁，阳能发厥，物极则反，理之常然，不可不知。今录以备疗寒疫之用，宜审之，不可不究其寒温二疫也。辛巳年，余尝作《指治》，至癸巳复作此书，见《石林避暑录》，亦曰宣和间，此药盛行于京师，太学生信之尤笃，杀人无数，医顿废之。然不妨留以备寒疫，无使偏废也。

① 神宇：仪表神情。

② 庞君安常：庞安时（约1042—1099年），字安常，自号蕲水道人，蕲水（今湖北浠水县）人，被誉为“北宋医王”。

③ 吴瑞甫旁注：识得寒疫二字，此方自不妄用。慎勿为东坡入口即觉清凉之说所诬也。

凡　例

夫疫虽以三事钟成，若天行，多假六淫反错，郁折而致之者。既有寒温两疫，风湿其可不辨。但证似伤湿，而脉色不同，与夫一方相染，长幼同病，即当作疫治。除辟法外，治湿用五苓散加炙甘草，治风用桂枝汤加黄芩，无不愈者。其如淫邪交结互织，当以类推之。

五苓散

治伤寒温热病，表里未解，头痛发热，口燥咽干，烦渴引水，水入即吐，或小便不利，及汗出表解，烦渴不止者，宜服之。又治霍乱吐利方。见伤暑门，加炙甘草一两。

桂枝黄芩汤

治风疫，脉浮数而不弱，头项痛，腰脊痛，发热恶风。其证皆如太阳伤风，但脉浮不弱，相传染为异耳。

桂枝去皮　芍药　黄芩各一两半　炙草一两

上剉散，每服五钱，水盏半，姜三片，枣一枚，煎七分，去滓。食前服。

沃雪汤

治伤寒、温疫、湿疫、热疫。

苍术　炙草　炮姜各六两

防风　干葛　厚朴姜汁炒　芍药各四两

上剉散，每服三钱半，水二盏，煎七分，服。

吴鞠堂曰：瘟疫之病，时代不同，病情亦不同，从古无一定之治法也。陈无择所叙疫病，近世少见，其治法亦未可施诸今日。自海禁大开，医学愈发明，而疫疠亦愈剧烈，若霍乱、疫痧、鼠疫，杀人如麻，良可叹息。推原其故，皆由我国下等社会居多，于公共卫生漫不加意，以致疫疠蔓延，死者动以万计。讲求消毒方法，皆吾党之责，奉劝各社会注意于消毒事件，卫人即以自卫也。

疟叙论[①]

夫疟，备内、外、不内外三因，外则感四气，内则动七情，饮食、饥饱、房室、劳逸，皆能致之。经中所谓：夏伤暑，秋痎疟者，此则因时而序耳，不可专以此论之，则知瘟病、飧泄、咳嗽，亦不可拘也。夫疟之始发也，先起于毫毛伸欠，乃作寒栗鼓颔，腰脊俱痛。寒去则内外皆热，头痛而渴，惟饮冷者，以阴阳上下交争，虚实更作。若阳并于阴，则阴实而阳虚，阳明虚则寒栗鼓颔，太阳虚则腰背头项俱痛；少阳虚则身体解㑊[②]，心惕惕[③]然；三阳俱虚，则阴气胜，骨寒而痛。阴并于阳，则阳实而阴虚，太阴虚则不嗜食，善呕，呕已乃衰。少阴虚则热多寒少，呕甚，其病难已。厥阴虚则腰腹痛，小便不利，如癃。三阴俱虚，则阳气胜热甚，悒悒[④]不乐。阴盛则内寒，阳虚则外寒，寒生于内，故中外皆寒；阳盛则外热，阴虚则内热，热生于外，故中外皆热。此皆因外感寒暑，风湿内郁，喜怒忧惊，蕴积涎饮，乃至饮食饥饱、劳逸之所为也。病气与卫气并居，故病作。卫气昼行于阳，夜行于阴，得阳而外出，得阴而内薄，所以日作其气，内薄于五脏，横连于募原。其道远，其气深，其行迟不能与卫气俱出，故间日作。以卫气一日一夜，大会于风府日下一节，以此日作稍宴，至二十五日至骶骨，二十六日入脊内。其气上行，故作日益早也。疟气所以更盛更虚，当气之所在者，在阳则热躁，在阴则寒静，极则阴阳俱衰，卫气相离则病休，卫气集则复病也。于是有日作、间作、早晏不同。又邪气中于头项者，气至头项则作；中于背者，气至背则作；中于腰脊者，气至腰脊则作。各随其所中而作，但卫气之所在，与邪气相合，则病作也。更有疫疟、鬼疟等，亦以邪气中卫气之所为也。除瘅疟纯热，温疟先热，牝疟无热外，诸疟皆先

---

① 吴瑞甫旁注：疟由孑孓之虫入血酿成病，原虫只一种，但随成气血而有化寒化热之异，近世已成铁板不易之论。旧法琐分名目，炫人耳目，大都不切切陈言耳。惟厥阴疟、少阴疟之偏于热者用西法尚未有效力，此则中法为长耳。此篇不特于此二病无独到处，即时疟治法亦全不知门径。疟为大症，乃亦因时代而自为风气，世之执古方以治新病者，阅此，定当怃然。

② 解㑊：尺脉缓涩，谓之解㑊。

③ 惕惕：忧心、恐惧。

④ 悒悒：忧愁郁闷貌。

寒而后热。又经曰：无刺熇熇[①]之热，无刺浑浑[②]之脉，无刺漉漉[③]之汗，为其病逆，未可治也。知此则病方来，与正作、与将过，皆不可治，以反伤真气，不可不知也。所因备列于后。

疟病外所因证治

病者先寒后热，寒则汤火不能温，热则冰水不能寒，以先伤寒而后伤风，故先寒而后热，名曰寒疟。病者先热后寒，躁烦自汗恶风，以先伤风后伤寒，风为阳，寒为阴，故先热而后寒，名曰温疟。病者但热不寒，阴气孤绝，阳气独发，少气烦冤，手足热而欲呕，必渴，以伤于暑热，名曰瘅疟。病者寒热身重，骨节烦疼胀满，濈濈[④]自汗，善呕。因汗出复浴，湿舍于皮肤及冒湿，名曰湿疟；病者寒多不热，但惨戚[⑤]振慄[⑥]，病以时作。此以阳虚阴盛，多感阴湿，阳不能以制乎阴，故名曰牝疟。

上五种疟，以外感风寒暑湿与卫气相并而成。治之各有方法。

白虎加桂汤

治温疟，先热后寒，恶风多汗。

石膏煅，四两　知母一两半　桂心一两　炙草半两　粳米一合

上剉散，每服四钱，水盏半，煎七分，去渣。未发，进三服。

术附汤

治冒，雨湿着于肌肤，与卫气相并，或腠开汗出，因浴得之。

白术　附子炮，去皮脐，各一两　炙草　茯苓　桂心各半两

上剉散，每服四钱，水盏半，姜五片，枣二枚，煎七分，去滓。食前服。

麻黄白术汤

治伤风寒暑湿，不留经络，与卫气相并，病以日作，寒热交煎。

---

① 熇熇：火势炽盛貌。

② 浑浑：混浊、纷乱貌。

③ 漉漉：湿润貌。

④ 濈濈：汗出貌。

⑤ 惨戚：悲伤凄恻。

⑥ 慄：同“栗”。

麻黄去节，汤浸　白术　茯苓　桂心各一两　陈皮　青皮　桔梗

白芷　甘草　半曲　乌梅　紫苏各三分　干姜半两

上剉散，每服四钱，水二盏，姜三片，枣二枚，煎七分，去滓。当发日，空心一服。临发一服，尤妙，亦治时疫。

太医常山饮

治诸疟先寒后热，或先热后寒，或寒热独作，或连日并发，或间日一发，头疼恶心，烦渴引饮，气息喘急，口苦咽干，诸药不效。

川常山　知母　甘草炙

草果不去皮，各二两　乌梅一两　良姜两半

上剉散，每服四钱，水盏半，枣五枚，煎七分，去滓温服，未发前进三服。

桂姜汤

治牝疟，寒多微热，或俱寒不热。

柴胡八两　桂心一两　黄芩　牡蛎煅

炙草　干姜炮，各三两　瓜蒌根四两

上剉散，每服四钱，水盏半，煎七分，去滓空心服，日三服。初服微烦，汗出愈。一法：有半夏三两。

疟病内所因证治

病者寒热，颜色苍苍[①]然，太息[②]如死状，以蓄怒伤肝，气郁所致，名曰肝疟。病者心烦，欲饮清水，寒多不甚热，乍来乍去，以喜伤心，心气耗散所致，名曰心疟。病者寒多，而腹中热痛，或渴或不渴，不热不泄，肠鸣汗出，以思伤脾，气郁涎结所致，名曰脾疟。病者心寒，寒甚则发热，间善惊，如有所见，以忧伤肺，肺气凝痰所致，名曰肺疟；病者手足寒，洒洒[③]然，腰脊痛，发热，大便难，目眴[④]，以失志伤肾，名曰肾疟。

此五种疟，以脏气不和，郁结涎饮所致。治之各有方。

① 苍苍：深青色。

② 太息：大声叹气。

③ 洒洒：连绵不绝貌。

④ 眴：同“眩”。

七枣汤

治五脏气虚，阴阳相胜，作为痎疟，不问寒热先后，与夫独作、叠作、间日作，悉能主之。

附子一枚，炮制，以盐水浸，再炮，如此凡七次。至第七次，不浸，去皮脐

上㕮散，水一盏，姜七片，枣七枚，煎七分，当发日空心温服，仍吃三五枚枣子。忌如常。良方用乌头，兼不用盐水浸，不特服之僭燥，亦不能分利阴阳。去滓服。

四兽饮

治五脏气虚，喜怒不节，劳逸兼并，致阴阳相胜，结聚涎饮，与卫气相搏，发为疟疾，悉主之。兼治瘴疟最效。

半夏　茯苓　人参　草果　陈皮

甘草　乌梅肉　白术　生姜　枣子各等分

上㕮散，盐少许，腌食顷，厚皮纸裹，水淹，入慢火煨，香熟焙干。每服秤半两，水二盏，煎七分，去滓，未发前，并进三服。

交解饮

治脾胃气弱，阴阳胜复，发为痎疟。

肉豆蔻半生，面裹煨　草豆蔻如上法

甘草半生，半炙　厚朴半生，半姜汁炒

上等分㕮散，每服四钱，水二盏，煎八分，去滓空心服。

草果饮

治脾寒等疟。

青皮去白，炒　草果　川芎　白芷　良姜　紫苏叶　炙草

上等分为粗末，每服二钱，水一盏，煎七分，去滓热服。当发日连进三服。

驱疟饮子

前胡　柴胡各四两　桂心　桔梗　厚朴制

半夏去滑，各三两　黄芪　炮姜　甘草各二两

上㕮散，每服四钱，水盏半，姜三片，枣二枚，煎七分，去滓温服。

疟病不内外因证治

病者发寒热，一岁之间，长幼咸若[1]，或染时行，变成寒热，名曰疫疟。以岁运推之。病者寒热日作，梦寐不祥，多生恐惧，名曰鬼疟。宜用禁避厌禳之法。病者乍寒乍热，乍有乍无，南方多病此，名瘴疟。当随方土所宜治之。病者寒热善饥，而不能食，食已支满，腹急疠痛，病以日作，名曰胃疟。六腑无疟，惟胃有者，盖饮食饥饱所伤胃气而成，世谓之食疟。或因诸疟饮食不节，变为此症。病者经年不瘥，瘥后复发，远行久立，下至微劳，力皆不任，名曰劳疟。亦有数年不差，百药不断，结成症癖在腹胁，名曰老疟，亦曰母疟。

以上诸证，名状不同，各有治方，宜推而用之。

麻黄白术汤

治一切疫疟。（方见所因门）

经效疟丹

治鬼疟殊效。

真阿魏　桃枝　柳枝各长一尺七茎

明雄黄半两，别研　辰砂一钱，另研细，一半为衣

上为末，以重午日五家粽角为丸，如桐子大，以所留辰砂一半为衣。遇发时，用净器水磨一丸，涂鼻尖，并人中。未退，以冷水服一丸，合时须端午日。

大正气散

治山岚瘴气，发作寒热，遂成疟疾。

附子炮，去皮脐　厚朴姜制　桂心　炙草

炮姜　陈皮各一两　吴茱萸半两，略炒

上细末，每服二大钱，水一盏半，姜五片，枣一枚，煎七分，去滓。不拘时热服。兼治霍乱吐泻，一切气疾。

① 咸若：都相同。

清脾汤

治胃疟发作，有时先觉欠伸，乃作寒栗，鼓振颐颔，中外皆寒，腰背俱痛。寒战既已，内外皆热，头疼如破，渴欲饮冷。或痰聚胸中，烦满欲呕。或先热后寒，先寒后热，寒多热少，寒少热多。或寒热相半，或但热不寒，但寒不热。或隔日一发，一日一发，或三日五日一发者，悉主之。

厚朴四两，姜制　乌梅打，去仁　半夏　青皮　良姜各二两

草果去皮，一两　炙草半两

上剉散，每服四钱，水二盏，姜三片，枣一枚，煎七分，去滓。未发前并进三服。忌生冷油腻时果。此药温脾化痰，治胸臆痞闷，心腹胀满，噫醋吞酸，自可常服。

常山饮

治劳疟，虚人老人皆可服。

常山　穿山甲醋炙　木通　秦艽各一钱

辰砂半字，另研　甘草炙，半两

上剉散，作一剂，水三盏，乌梅、枣子各七枚，煎半盏，再入酒一盏。煎至八分，去滓。入辰砂，温服。

老疟饮

治久疟，结成症瘕在腹胁，诸药不去者。

苍术泔浸　草果去皮　桔梗　青皮　陈皮　良姜各半两

白芷　茯苓　半夏　枳壳麸炒　炙草

桂心　炮姜各三钱　苏叶　川芎各二钱

上剉散，每服四钱，水二盏，盐少许，煎七分，去滓空心服。日三夜一，仍吞下红丸子。

红丸子

治食疟尤妙。

蓬莪术　三棱各二两，醋煮一伏时　胡椒一两

青皮三两，炒香　阿胶一分，醋化

上为末，别研仓米末，用阿胶醋，煮米糊搜和丸，如桐子大，炒土朱为衣。每服五十丸，至百丸，以老米饮下。古方虽有鳖甲煎等，不特服不见效，抑亦

药料难备。

妙应丹

治诸疟，不问寒温久近，悉主之。

黄丹三分，炒　木香半两，研末　青皮　陈皮

吴茱萸各半两，米醋二升，熬青皮以下三味，至一升，去滓，再熬醋成膏

上以黄丹、木香为末，入醋膏内，搜和为丸，如桐子大，辰砂为衣。每服十丸，当未发前一食顷，白汤下。再将前三件滓，添木香半两，别研末，入黄丹三分，和匀，以醋和为丸，如桐子大，每服三五十丸。治疟亦妙，名曰捷丹。

红散子

须当发日早晨服。

黄连炒色变

上为末，入好建茶，合和二钱匕，白汤调下。或温酒调，不入茶。

驱疟丹

雄黑豆四十九粒，重午日井水浸，次日取，去皮拭干研为膏

真砒一分，研细，入于豆膏内研匀

上五月五日午时，丸如绿豆大，阴干，辰砂为衣，密器封之。发日，空心井花水下一丸。忌见鸡犬。女人病，令男子闭目送入口，忌热食。孕妇不得服，于发日以丝绵系一丸于右臂上。小儿不能吞服，随男左女右系之。

又方：黄丹，不拘多少，五月五日，用独头蒜，煨热研细，丸如桐子大，每服五丸。当发前一食顷，桃柳枝煎汤吞下。

塞耳丹

青黛　桂心　砒石　巴豆　硫黄等分

上并不去皮壳，不修治，为末，以五月五日五家灰粽角为丸，枣核大，绵裹定。当发日，塞耳中，男左女右。忌食荤腥。

吴黼堂曰：疟为大症，岁岁常有，近五十年来，时疟多而正疟少。法医孟森以显微镜检查，指为由蚊嘴微虫入血所传染，东西医翕然[①]从之。究竟此

① 翕然：一致。

种时疟，华医之能读王孟英、雷少逸[①]、吴坤安、邵步青各书者，靡不心手灵敏，药到病瘳。黼堂遵法治验已三十年于兹，谓我国最精之学可也。阅陈无择此书，于疟病分内因、外因、不内外因三种，眉目不甚清，细考用方，大概偏于温散。又寒疟治法，实居多数，或者当时疟疫，类多寒邪，故如此用法乎！然执此等法以治今病，室碍难行矣。

① 雷少逸：雷丰(字松存，号少逸、侣菊)，清代著名温病学家，撰著有《时病论》《雷少逸医案》《脉诀入门》《病机药论》《药引常需》《药赋新论》《本草诗三百首》等书。

卷 七

疝叙论

经论虽云七疝诸疝等，更不见名状，但出寒疝癞疝而已。惟《大奇论》列五脏脉为五疝证。所谓肾脉大急沉，为肾疝；肝脉大急沉，为肝疝；心脉搏滑急，为心疝，肺脉沉搏为肺疝，三阴急为脾疝。三阴，即太阴脾经脉也。大抵血因寒泣则为瘕，气因寒聚则为疝，但五脏脉理不同，不可不辨。且肾脉本沉，心脉本滑，受寒则急，于理乃是肝脉本弦，肺脉本涩，并谓之沉，未为了义。又脾不出本脉，但云急为疝，亦文义之缺也。凡云急者，紧也。紧为寒，亦可类推，且贼风入腹亦为疝，冒暑履湿皆能为疝。当随四气，改易急字，风则浮弦，暑则洪数，湿则缓细，于理甚明。要知疝虽兼脏气，皆外所因也。

诸疝证治

疝之为病，随脏气虚实，感伤外邪，寒泣、风散、暑郁、湿着，绞刺击搏，无有定处。仓卒之际，痛不堪忍，世人称为横弦、竖弦，膀胱小肠气，贼风入腹等，名义不同，证状则一。寒则温之，风则散之，暑则利之，湿则燥之，各有成法。

吴黼堂曰：疝之原因，多因吃酸败性食物，及蛔虫宿便而发，致下部脐边起疝痛风气。若强迫重按，其痛觉减，有痛延心窝、肝部、背部、肩部者，乃胆石症。此症中医无一识者，余治数人，皆以镭炭养愈之。

大乌头桂枝汤

治风寒疝，腹中痛，逆冷，手足不仁，身体疼痛，灸刺诸药，不能疗。及贼风入腹，攻刺五脏，拘急不得转侧，发作叫呼，阴缩，悉主之。

大乌头五枚，实者，去皮尖，蜜一大盏，煎减半，取出汤洗七次，切

桂心　白芍药各三钱　炙草一分

上剉散，每服四大钱，水盏半，姜五片，枣三枚，入前乌头蜜半合，煎七分，去渣。食前服。一法，用附子一枚，不使乌头，为蜜附汤。

走马汤

治卒疝，无故心腹痛，阴缩，手足厥逆，并治飞尸鬼击。

巴豆二个，去皮心，炒　杏仁二粒，去皮尖

上二味，取绵缠搥令碎，热汤二合，捻取白汁，饮之。当老少量与。

仓卒散

治寒疝入腹卒痛，及小肠膀胱气绞刺脾，肾气攻挛急极，痛不可忍，屈伸不能，腹中冷重如石，自汗出。

山栀子四十九枚，烧半过　附子一枚，炮，去皮脐

上为末，每服二钱，水一盏，酒半盏，煎七分，入盐一捻。温服即愈。

葱白散

治一切冷气不和，及本脏膀胱气攻刺疼痛，及治妇人产前、产后腹痛，胎不安，或血刺者。兼能治血脏宿冷，百节倦疼，肌瘦怯弱，伤痨带癖，久服尽除。但妇人一切疾病，最宜服之。

川芎　当归　枳壳面炒　厚朴姜汁炒　官桂去皮　青皮　炮姜

茴香炒　川楝子炒　神曲炒　麦芽炒　三棱炮　莪术醋浸一宿，炒

人参　茯苓　芍药炒　木香炒　地黄各一两　甘草炙，三钱

上为末，每服三钱，水一盏，葱白二寸，煎七分，盐少许，热服。大便秘涩，加大黄煎；大便利，加诃子煎。食前服。

失笑散

治小肠气痛，及妇人血痛，心腹绞痛欲死，十余日百药不效。

五灵脂　蒲黄炒，各等分

上为末，每服二钱，先用酽醋一合，熬药成膏。水一盏，煎七分，热服。

神应散

治诸疝心腹绞痛，不可忍。

玄胡索　胡椒等分

上为末，每服二钱，酒水各半盏，煎七分。食前温服。

大乌头汤

治寒疝绕脐发白，津出，手足厥，其脉沉弦，悉主之。

大乌头五个，洗净细切，炒令黑，不㕮咀

上一味，水三盏，煎取八分，去乌头，入蜜半盏已下，煎七分。早上空心服。

牡丹丸

治寒疝心腹刺痛，休作无时，及治妇人月病血刺疼痛。

川乌头一枚，炮焦黑，去皮尖　牡丹皮四两

桂心五两　桃仁五两，去皮尖，炒，另研

上为末，蜜丸桐子大，每服五十丸，温酒下。女人醋汤下。

小茴香丸

治小肠气腹痛。

茴香　胡椒等分

上为末，酒糊丸，桐子大，每服五十丸。空心温酒下。

苦楝丸

治肝肾气虚，风冷相搏，心腹绞痛，攻刺腰背，不能禁受，下注阴器，肿痒疼痛。久服养肾活血，驻颜轻身，奈老进美饮食。

川楝十一个，剉碎，分三处，一用巴豆七粒，去皮，同炒焦黑。去巴豆不用，又以斑蝥七个，同炒焦。去斑蝥，又用海金沙七钱，同炒焦，去海金沙

破故纸炒　木香炮，各一两　乌药二两　茴香炒，一两

上为末，酒糊丸梧子大，每服三五十丸，汤酒任下。

补肾汤

治寒疝入腹，上实下虚，小腹㽲痛，时复泄泻，胸膈痞满，不进饮食。常服温脾补肾。

人参　茯苓　白术　附子　黄芪各一两　沉香四钱

木瓜一两半　羌活半两　炙草　川芎各一分　紫苏三分

上剉散，每服三钱，水一盏，姜三片，枣一枚，煎七分，去渣。食前服。呕加半夏半两，添水作盏半，姜七片，煎。

吴鞠堂曰：治疝诸方，皆有功力，可以选用。

叙厥论

经云：厥者，逆也，有寒厥，有热厥，有六经厥，有尸厥。寒厥者，阴气起于足五指之里，集于膝下，聚于膝上。故阴气胜，则从五指至膝上寒，阳气衰，不能渗营其经络，阳气日损，阴气独在，故手足为之寒，名曰寒厥。热厥者，阳气起于足五指之表，集于足下，聚于足心。故阳气胜，则从五指至足心热，热入于胃，络脉满经脉虚，阴虚阳实(一作入)，肾气衰，阳气独胜，故手足为之热，名曰热厥。六经厥者，头重足弱，发为瞑仆，名曰太阳厥。妄言走呼，腹满面赤，名阳明厥。暴聋颊肿，胁胻拘痛，名少阳厥。腹胀后闭，食则寒呕，名太阴厥。口干溺赤，腹满心痛，名少阴厥。溲便不利，胻热阴缩，名厥阴厥。尸厥者，胀满暴不知人，或至半日，远至一日，此以阴气盛于上，则下虚。下虚则腹胀，腹胀则下气重上而邪气逆，逆则阳气乱而不知人矣，名曰尸厥。经论如此，虽粗分六经，殊不出寒热二证所因，欲求备治，当历明之。寒厥则因多欲而夺其精，故致阳衰阴盛。热厥则因醉饱入房，精虚热入，故致阴虚阳盛。考其厥之因，多以不胜乘其所胜，气不得行，遂至于逆。如肾移寒于脾，则水乘于土，水既不行，乃成寒厥。如心移热于肾，则火乘于水，火既不行，乃成热厥。六经皆然，可以次第论也。所谓得其要者，一言而终矣，尸厥亦然。正由脏气相刑，或与外邪相忤，则气遏不行，闭于经络，诸脉匿伏，昏不知人，惟当随其脏气而通之，寒则热，热则寒，闭则通，如经所谓盛则泻，虚则补，不盛不虚，以经取之，其义一也。经中以数醉为热厥之因，学者不可拘此。盖伤寒温病，皆有热厥，仲景所谓热深厥亦深，圣意以酒能发百脉热，故举此以为例耳，不可不知。

阴阳厥脉证治

阴阳相乘，而生寒热厥者，脉证似同而大异。寒厥者，初得之，四肢冷，脉沉微而不数，多恶寒，引衣自覆，下利清谷，外证多惺惺。热厥者，初得之，必发热头痛，脉虽沉伏，按之必数。其人或畏热喜冷，扬手掉足，烦躁不眠，大小便秘赤，外证多昏冒。伤寒亦然，治各有方。

四逆汤

治寒厥，或表热里寒，下利清谷，食入则吐，或干呕。或大汗大吐大下之后，四肢冰冷，五脏拘急，举体疼痛，不渴，脉沉伏者。

大附子去皮脐，生用，半两　干姜半两　炙草一分

上㕮散，每服四钱，水二盏，煎七分，去渣。食前温服，并进取效。

白虎汤

治热厥，腹满身重，难以转侧，面垢谵语，遗溺，手足厥冷，自汗，脉沉滑，里有热者。

石膏碎，四两　知母一两半　炙草半两

上㕮散，每服四大钱，粳米一撮，煮米熟，去渣，取七分清汁服，可并进服。其煎水用二盏。

承气汤

亦治热厥，方见伤寒门。此以为例，当观病之浅深，量多寡以饮之。

卒厥尸厥脉证治

追魂汤

治卒厥暴死，及主客忤鬼击，飞尸奄忽气绝，不觉口噤。

麻黄去节，三两　杏仁去皮尖，一百八十粒　炙草一两

上㕮散，每服四钱，水一盏半，煎七分，去滓灌之。通治诸感客忤，或口噤，撮口不开，起齿下之，汤入口活。不下，分病人发，左右提搦肩引之下药，渐令服尽取效。《千金》有桂心二两。《金匮》云：寸脉沉大而滑，沉则为实，滑则为气。实气相搏，血气入脏则死，入腑则愈。若卒厥，唇口青，身冷，为入脏即死。身和，汗自出，为入腑，即愈。

内鼻散

治尸厥，脉动而无气，气闭不通，静而若死状，亦若卒厥。用石菖蒲为末，内两鼻孔中，吹之令入，仍以桂末安舌下。

吴黼堂曰：热厥、寒厥，辨别不清，杀人俄顷。陈无择此篇均能见到，然

常发耳！再能于假寒假热处，细心分析，则更上一层楼矣。学者取《正续名医类案》此门而熟读之，则以之临床诊病，必别有见到之处。

眩晕证治

方书所谓头面风者，即眩晕是也。然眩晕既涉三因，不可专为头面风，如中伤风寒暑湿，在三阳经，皆能眩人。头重项强，但风则有汗，寒则掣痛，暑则热闷，湿则重着，吐逆眩晕欲倒，属外所因。喜怒忧思，致脏气不行，郁而生涎，涎结为饮，随气上厥，伏留阳经，亦使人眩晕呕吐，眉目疼痛，眼不得开，属内所因。或饮食饥饱，甜腻所伤，房劳过度，下虚上实，拔牙金疮，吐衄便利，去血过多，及妇人崩伤，皆能晕眩，眼花屋转，起则眩倒，属不内外因。治之各有方法。

大豆紫汤

治中风头眩，恶风自汗，吐冷水，及产妇百病，或中风痱痉，背强口噤，直视烦热。

独活两半　大豆半升　酒三升

上先以酒浸独活，煎一二沸，别炒大豆极焦，烟出急投酒中，密封候冷，去豆。每服一二合许，得少汗则愈，日数十服。此汤能去风，消血结，如妊娠折伤，胎死腹中，服此得差。

三五七汤

治感寒头眩恶寒，口眼㖞斜，耳聋。

大附子三两炮，去皮脐　山茱肉五两　山药七两

上为末，每服二钱匕，酒调下。或㕮咀，每服四大钱，水一盏半，姜五片，枣一枚，煎七分。去渣服。

黄龙丸

治感冒眩晕，昏不知人。（方见中暑门）

曲术散

治冒湿头眩晕，经久不差，呕吐涎沫，饮食无味。

神曲二两，炒　白术三两

上为末，每服二钱，生姜煎汤调下。或以酒糊丸，梧子大，每服三四五十丸，饮汤任下。

薯蓣汤

治七情脏气不行，郁而生涎，涎结为饮，随气上厥，伏留阳经，心中忪悸，四肢缓弱，翕然面热，头目眩冒，如欲摇动。

薯蓣　人参　麦门冬各四两　白芍　熟地　前胡各二两

枳壳麸炒　远志去心，姜汁炒，各三分　白茯苓　茯神各两半

炙草半两　黄芪蜜炙，一两　制半夏一两一分

上剉散，用千里流水盏半，姜七片，秫米一撮，煎七分，去渣。食前服。

白散子

治上实下虚，眩晕昏塞。（方见中风门）

芎藭汤

治产后去血过多，晕闷不省，及伤胎去血多，崩中去血多，金疮去血多，拔牙去血多不止，悬虚心烦眩晕，头重目昏耳聋，举头欲倒。

芎藭　当归洗去土，焙干，等分

上剉散，每服四钱，水盏半，煎七分，去渣热服。

黑锡丹

治阴阳不升降，上热下冷，头目眩晕，病至危笃。或服暖药僭上愈甚者，当服此药，或已经增病者。

硫黄二两，透明者，如皂角子大，溶铅成汁，入硫黄于内。勿令焰起，候硫黄化，倾出于九重纸上，置地上，以碗盖，自朝至暮，以出火毒

川楝子蒸，去皮核　黑铅不夹锡者，熔成汁，各二两　阳起石煅，半两

木香不见火，半两　葫芦巴酒浸，炒，一两　青皮炒，半两

肉豆蔻面裹，煨熟　茴香炒

上为末，酒糊丸梧子大，每服三五十丸，至百丸。浓煎人参、茯苓、姜、枣汤吞下，食前服。

吴黼堂曰：眩晕，轻浅之疾也。其由外感而起者，前方皆能治之，黼堂不赘也。惟此外尚有肝风眩晕之病，近年患者，亦居多数。叶天士治法最精，当取肝风各案，而熟读之。又曰：此症夹风痰者多数。

痉叙论

夫人之筋，各随经络，结束于身，血气内虚，外为风寒湿热之所中，则痉。故寒则紧缩，热则弛张，风则弦急，湿则胀缓，四气兼并，当如常说，以风散气，故有汗而不恶寒，曰柔痉。寒泣血，故无汗而恶寒，曰刚痓。热消气，故为瘈疭，湿溢血，故为缓弱。经中所谓大筋緛短，小筋弛长，緛短为拘，弛长为痿，皆湿热不攘之所为也。原其所因，多由亡血，筋无所营，故邪得以袭之。所以伤寒汗下过多，与夫病疮人，及产后致斯病者，概可见矣。诊其脉状，皆沉伏弦紧，但阳缓阴急，则几几拘挛；阴缓阳急，则反张强直。二证各异，不可不辨。

痉叙例治法破伤风、破伤湿并附

病者身热足寒，头项强急，恶寒时，头热面赤、目赤，独头动摇卒口噤，背反张，以发热恶寒、不恶寒、有汗无汗、分刚柔者，风寒痉也。脉沉细者，为湿痓，疮疡未合。风入为破伤风，湿入为破伤湿，二者害人最急，仓卒不知其因，甚为难忍。痈疽瘰疬脓溃之后，尤宜谨之。产妇多汗，或因怒厥，皆成此疾。治之各有方。

吴黼堂曰：破伤风，危症也，往往由外伤拔齿、外科手术、分娩后等多犯之，不止疮疡未合一症也。《名医类案》有治法甚佳。西历一千八百八十九年，北里医士亦发明是症。

瓜蒌桂枝汤

治柔痓，身体强几几然，脉反沉迟，自汗。

瓜蒌根二两　桂枝　白芍各三两　甘草二两

上剉散，每服四钱，水一盏半，姜五片，枣十二枚，煎七分，去滓温服。汗不透，食顷，啜热粥发之。

葛根麻黄汤

治刚痓，无汗，小便少，气上冲胸，口噤不能语。

葛根四两　麻黄去节，三两　桂心　白芍　甘草各二两

上剉散，每服四钱，水一盏半，姜五片，枣三枚，煎七分，去滓。食前服。

大承气汤[1]

治刚痓，胸满口噤，卧不着席，脚挛急，齘齿，主方。

大黄四两，蒸　厚朴八两，制　枳壳二两，麸炒　芒硝二钱

上㕮散，每服四大钱，水盏半，煎七分，去滓，入芒硝二钱，再煎镕服。得利，止后服。此以阳明养宗筋，阳明者胃也，风湿寒入于胃，则热甚，宗筋无以养，故急宜利阳明，以治其能养也。

参桂汤

治卒然半身不遂，手足拘急，不得屈伸，身体冷，或智或痴，或身强直不语，或生或死，狂言不可名状，角弓反张，或饮食，或不用食，或大小便不利，悉主之。

人参　桂心　当归　独活　黄芩　炮姜　炙草各一两

石膏两半　杏仁一百六十粒，面炒，去皮尖

上㕮散，每服四大钱，水一盏半，煎七分，去滓服。无汗，加麻黄，去节，三分。

仓公当归酒

主贼风口噤，角弓反张痓者。

当归　防风各三分　独活两半

麻黄去节，一两一分　细辛去苗，半两　附子一枚六钱，炮，去皮脐

上㕮散，每服四钱，水酒各半盏，煎七分，去滓。口不开者，抉开口纳汤，一服苏，二服少汗，三服大汗，愈。

破伤风湿治法

防风散

治风自诸疮口入，为破伤风。项强，牙关紧，欲死。

防风去叉　天南星汤泡，等分

上为末，每服三钱，童子小便一大盏。煎七分，热服。

---

① 吴瑞甫旁注：发痓齘齿，危急之至。此方有起死回生之功。

牡蛎散

治破伤湿，口噤强直。

上牡蛎，取末粉敷疮口，仍以末二钱，煎甘草汤调下。

香胶散

治破伤风，口噤强直。

用鱼胶，烧七分，留性，研细，入麝香少许，每服二钱，酒调下。不饮者，米汤下。又方，以苏木煎酒下。

吴鞠堂曰：痉症各方，大端备具，然更有痰热变痉及血虚变痉之症，病机颇重，医者当博考治法。又曰：痉症多神昏，审其因于血热者，安宫牛黄丸、神犀丹，皆良剂也。

卷　八

内所因论

夫脏腑合手足三阴三阳，为十二经，各有所主，故为十二官。心者，君主之官，神明出焉；肺者，相傅之官，治节出焉；肝者，将军之官，谋虑出焉；脾者，谏议之官，公正出焉；肾者，作强之官，伎巧出焉；胆者，中正之官，决断出焉；膻中者，臣使之官，喜乐出焉；小肠者，受盛之官，化物出焉；大肠者，传送之官，变化出焉；胃者，仓廪之官，五味出焉；三焦者，决渎之官，水道出焉；膀胱者，州都之官，津液藏焉，气化则能出矣。故五脏为阴，六腑为阳。此十二官者，不得相失也，正由阴阳消息盈虚，当随四序而调养之，不可使其偏胜，偏胜则偏复，偏复则偏害，胜克流变，则真病生焉。夫阴阳虚实者，乃脏腑更相胜复也，若其子母相感，则母虚能令子虚，母实能令子亦实。经云：实则泻其母，虚则补其子，如肝实则泻肾，肝虚则补心，如百姓足君孰与不足，此经之本意也。《内经》反是，及观《金匮》之论，其得为多，肝虚补用酸，助用焦苦，益用甘味之药。酸入肝，焦苦入心，甘入脾，脾制肾，肾气微弱，则水不行，水不行则心火盛，心火盛则肺金受制，肝气乃舒，肝气舒则肝病自愈，此补子之意也。肝虚则用此，实则反之。《千金》亦云：肝虚当补心，心旺则气感于肝，皆此类也。此正本脏十二官，冷热盈虚为病，非外感淫邪，乃故为背理者之言。然内所因，惟属七情交错，爱恶相胜而为病，能推而明之，此约而不滥，学者宜留意焉。

内所因治说

论云：治伤寒有法，医杂病有方，方即义方，法即法令，外病用法令，犹奸邪外扰，非刑不除；内病用义方，犹父子兄弟，不以礼格之而已。故内外之治，由是而分。外邪难辨，当以例明；内证易知，只叙方证。学者不可不审。

肝胆经虚实寒热证

泻肝汤

治肝实热，阳气伏邪，胁痛，忿忿悲怒，发热，喘逆，满闷，目痛，视物不明，狂悸非意而言，乍宽乍急，所作反常。

前胡去苗　柴胡　秦皮去粗皮　细辛　山栀

黄芩　升麻　蕤仁　决明子等分

上剉散，每服四钱，水一盏，苦竹叶、车前叶各五片，煎半盏。内药，再煎至八分，去滓，入芒硝一钱，镕无时服。

泻胆汤

治胆实热，反洒洒恶寒，腹中气满，胁下硬，口苦，咽干，头疼不欲饮食。

半夏三两　生地黄五两　酸枣仁二两半

炙草　黄芩各一两　远志肉去心，姜汁炒　茯苓各二两

上剉散，以长流水一斗，糯米一升，煮蟹眼沸扬二三千遍，澄清。每用二盏，抄药四钱匕，姜七片，煎七分，去滓。无时服。

补肝汤[①]

治肝虚寒，两胁满，筋急不得太息，寒热腹满，不欲饮食，悒悒不乐，四肢冷，发抢心腹痛，目视䀮䀮。或左胁偏痛，筋痿脚弱，及治妇人心痛，乳痈膝热，消渴，爪甲枯，口面青。

山茱萸　甘草　桂心各一两　细辛　茯苓

桃仁面炒，去皮尖　柏子仁　防风各二两　川乌头炮，去皮脐，半两

上剉散，每服四钱，水一盏半，姜五片，枣三枚，煎七分，去滓空心服。

温胆汤

治胆虚寒眩厥，足痿指不能摇，臂不能起，僵仆，目黄失精，虚劳烦扰因惊，胆摄，奔气在胸，喘满浮肿不睡。

半夏　麦门冬去心，各一两半　远志去心，姜汁炒　人参　炙草

① 吴瑞甫旁注：此等方不能治乳痈，恐有错误。

枣仁炒三两　黄芩各一两　茯苓二两　萆薢　桂心各一两

上剉散，每服四大钱，用长流水一斗，糯米一升，煮如泻肝汤法。（一方见虚烦门）

心小肠经虚实寒热证治

泻心汤

治心实热，心下痞满，身重发热，干呕不安，腹中雷鸣，泾溲不利，水谷不消，欲吐不吐，烦闷喘急。

黄连去毛，二两　半夏制三两

黄芩　炙草　人参各一两　炮姜一两半

上剉散，每服四钱，水二盏，枣三枚，煎七分，去滓服，并治霍乱。若寒加附子一枚，炮，去皮脐。若渴，加瓜蒌根；呕加陈皮；痛加当归。客热，以生姜代干姜。

清脉汤

治小肠实热，身热，手足心热，汗不出，心中烦满，结塞不通，口疮身重。

柴胡　泽泻　橘皮　芒硝　枳实面炒

黄芩　升麻　旋覆花　生地各等分

上剉散，每服四钱，水一盏，煎七分，去滓，下芒硝，再煎，无时热服。

茯苓补心汤

治心虚寒，病苦悸恐不乐，心腹痛，难以言。心寒恍惚，喜悲愁恚怒，衄血面黄，烦闷，五心热渴，独语不觉。咽喉痛，舌本强，冷汗出，善忘恐走，及女人怀妊，恶阻呕吐眩晕，四肢怠惰，全不内食。

白茯苓　人参　前胡　半夏　川芎各三钱

橘皮　紫苏　桔梗　炙草　干姜各五钱

当归两三分　枳壳　白芍二两　熟地一两半

上剉散，每服四大钱，水一盏半，姜五片，枣一枚，煎七分，去渣。食前服。

分气补心汤

治心气郁结，忪悸噎闷，四肢浮肿，上气喘急。

桔梗　大腹皮炒　香附炒，去皮　白茯苓　前胡去苗
木通　甘草炙　川芎　枳壳各三分　细辛去苗，半两
青皮　於术各三分　木香半两
上剉散，每服四大钱，水一盏，姜三片，枣一枚，煎七分，去滓。食前服。

温肠汤

治小肠虚寒，苦头偏痛，耳颊疼，下痢赤白，肠滑，腹中疞痛，里后重急。
干姜两半　当归　黄柏　地榆各二两
阿胶面炒　茴香炒　石榴皮　黄连各一两
上剉散，每服四钱，水盏半，煎七分，去滓温服。

脾胃经虚实寒热证治

清脾汤[①]

治脾实热，病苦足寒胫热，腹胀满，烦扰不得卧，舌本强，体重面黄，头痛，右胁满痛偏胀，口唇燥裂，寒热如疟。
茯苓　陈皮　草果去皮　白术各二两　半夏洗七次，三两
人参　桂心　白芷　炙草　川芎各一两
上剉散，每服四大钱，水二盏，姜七片，紫苏三叶，煎七分，去滓服。如欲通利，加大黄。

平胃散[②]

治胃实热，口唇干，呕哕烦闷，大小便秘涩，及热病后，余热不除，蓄于胃中。四肢发热，口渴胸满，无汗。
厚朴姜汁炒　射干米泔浸　升麻　茯苓各一两半
白芍二两　枳壳面炒　大黄蒸熟　炙草各一两
上剉散，每服四钱，水一盏半，煎七分，去渣。空心热服。

养胃汤

治胃虚寒，胫寒，不得卧，淅淅恶风，洒洒恶寒，腹中痛虚鸣，寒热如疟，

① 吴瑞甫旁注：方下所列病情，依西洋诊法，乃肝胆病，非脾病也。
② 吴瑞甫旁注：然病后胃热不除，此非正方竹叶石膏汤为妙。

唇口干，面目虚浮，呕哕吐泻，四肢疼痛，不思饮食。或伤寒湿，骨节皆痛。

厚朴姜煨　藿香去梗　制半夏　茯苓各一两

人参　炙草　附子　陈皮各三分　草果去皮　白术各半两

上剉散，每服四钱，水盏半，姜五片，枣一枚，乌梅半个，煎七分，去滓空心服。如常服，温胃消痰，进食下气，辟寒疫。刻本多补脾汤，治脾虚寒，病泄泻腹满，气逆，呕吐心烦，不得卧，肠鸣虚胀，饮食不消，劳倦虚羸，喜噫，四肢逆冷，多卧少起，情意不乐。

人参　茯苓　甘果去皮　炮姜各一两

麦芽　炙草各一两半　制朴　橘皮　白术各三两

肺大肠经虚实寒热证治

清肺汤

治肺实热，肺壅，汗出若露，上气喘逆咳嗽，咽中塞如呕状，短气，客热，或吐脓血。

冬瓜子仁　米仁　杏仁去皮尖　鸡子白皮一分　防己各三分

上剉散，每服四钱，先以苇叶切半握，水二盏，煎盏半，入药煎七分，去滓。食前服。

泻白汤

治大肠实热，腹胀不通，挟脐痛，食不化，喘逆不能久立，口生疮。

生地五两　淡竹叶　陈皮　黄芩　山栀子炒

柏皮炙，各一两半　茯苓　芒硝各一两

上剉散，每服四钱，水一盏半，姜三片，枣一枚，煎七分。空心服。

补肺汤

治肺虚寒，逆满上气，咽中闷塞，寒从背起，口中如含冰雪，语无音声，舌本干燥，吐沫唾血，不能饮食。

款冬花　紫菀茸　白石英　桂心　人参各一两

五味子　钟乳粉各一两半　炙桑皮四两　麦门冬去心，二两

上剉散，每服四钱，水一盏半，姜五片，枣三枚，粳米一撮，同煎七分，去滓。食前服。

固肠汤

治大肠虚寒，利下青白，肠中雷鸣相逐，大便不节，小便赤黄。气上冲胸，不能久立。身肿腹急，当脐痛，悉主之。

石榴皮半两　黄连炒　地榆各一两　罂粟壳醋炙　茯苓各一两五钱

上剉散，每服四钱，水盏半，姜五片，乌梅一个，煎七分，去渣。空心服。

肾膀胱经虚实寒热证治

清源汤

治肾实热，小腹胀满，四肢热，色正黑，耳聋骨热，小便赤黄，腰脊离解，及伏水等证。

茯苓　黄芩　菖蒲各五两　玄参　细辛各四两

大黄水浸一宿　甘草炙，各二两　磁石八两，煅，醋淬

上剉散，每服四钱，水一盏，煎七分，去滓热服。

泻脬汤

治膀胱热实，腰脊痛，闭涩不通，舌干咽肿，悉主之。

茯苓　栀子仁　知母各三钱

生地黄　淡竹叶各五两　石膏八两，煅

上剉散，每服四钱，水盏半，煎七分，入蜜半匙，煎两沸，热服。须利，加芒硝一钱匕。

温肾散

治肾虚寒，阴痿，腰脊痛，身重软弱，足腰不可以按，语音混浊，阳气顿绝。

干熟地黄一斤　肉苁蓉酒浸　麦门冬去心　牛膝酒浸

五味子　巴戟肉去心　甘草炙，各八两　茯神

干姜炮，去皮，各五两　杜仲去皮，剉，姜汁淹，炒，去丝净，三两

上为末，每服二钱，酒调下。空心，日二三服。

补脬汤

治膀胱虚冷，脚筋急，腹痛引腰背，不能屈伸。耳聋，目𥉂𥉂坐欲倒，小便数遗白，面黑如炭。

黄芪　茯苓各一两半　杜仲去皮，姜汁炒　磁石煅，淬五味子各三两

白术　白石英捶碎，各二两半

上剉散，每服四钱，水一盏半，煎七分，去滓，空心温服。

心主三焦经虚实寒热证治

清胆汤

治右肾实热，身热，脊胁相引痛，足冷，小便黄赤，如栀子蘗汁。每欲小便，即茎头痛。

榆白皮　冬葵子各五两　石韦去毛，四两

黄芩　通草　瞿麦各三两

上为粗末，先以水二盏，入车前叶数片，煎至盏半，入药末四钱。再煎七分，去滓热服。

润焦汤

治三焦实热，目锐眦急痛，腰胁热脊背连胆中烦闷，饮食不定，头面汗出，关格不通，不吐不下，或气逆不续，走哺不禁，或泄泻，溺涩遗沥。

地骨皮　半夏　柴胡去苗　泽泻各五两

麦门冬　茯苓　炙草　人参各一两

上剉散，每服四钱，水二盏，姜五片，竹茹如指大，煎去渣，存七分。空心服。

益志汤

治右肾虚寒，小便数，腰胁引痛，短气咳逆，四肢烦疼，耳鸣面黑，骨间热，梦遗白浊目眩，诸虚困乏。

鹿茸酥炙，去毛　苁蓉酒浸　巴戟去心　枸杞子　熟地酒浸

牛膝酒浸　桂心　附子制　防风去叉　山萸肉　白芍　炙草等分

上剉散，每服四钱，水盏半，姜五片，盐少许，煎七分，去滓，食前服。

安中散

治三焦虚寒，短气不续，腹不安，食即洞下。小便赤浊，精泄不禁，脚胫酸疼，小腹胀满。

熟地　巴戟去心　龙骨各三两半　远志肉　茯苓各三两

天雄炮，去皮脐　五味子　山药各三两半　苁蓉酒浸　续断各四两

蛇床子略炒　菟丝子浸酒，四两半

上为细末，每服二钱匕，温酒调下。夫三焦属精藏腑，精以养身，系累于心脾肾三经。人以醉饱心虚，而合阴阳，故此病作，惟谨之为得。

三焦精腑辨证

古人谓左肾为肾脏，其腑膀胱；右肾为命门，其腑三焦。三焦者，有脂膜如手大，正与膀胱相对；有二白脉自中出，挟脊而上贯于脑。所以经云：丈夫藏精，女子系胞。以理推之，三焦当如上说，有形可见，为是。扁鹊乃云：三焦有位无形，其意以为上中二焦，如沤如雾，下焦如渎，不可遍见，故曰有位无形。而王叔和辈，失其指意，遽云无状，空有名，俾后辈承缪不已。且名以名实，无实奚名，果其无形，尚何以藏精系胞为哉。其所谓三焦者，何也？上焦者，在膻中，内应心；中焦在中脘，内应脾；下焦在脐下，节肾间动气。分布人身，有上中下之异，方人湛寂，欲想不兴，则精气散在三焦，荣华百脉。及其想念一起，欲火炽然，翕撮三焦精气流溢，并命门输写而去。故号此腑为精腑耳！学者不悟，可为长太息。

吴鞠堂曰：三焦一门，医学家各自为说，届今尚辨别不清。余正在考究中。唐容川《伤寒补正》[①]考据详明，指出实质，是否真切，仍属未明，不敢强解。

痼冷精热证治

夫以脏腑禀赋不同，亦有将理失宜，遂致偏冷偏热，故方论中有痼冷积热之说。痼冷者，中寒也，多因真气既微，胃气不实，复啖生冷冰雪之属，致肠胃虚寒。阴既停凝，阳不能正，大便洞泄，小便频涩，并鼻多清涕，呕吐涎

---

① 《伤寒补正》：即清末民初四川医家唐宗海（字容川）撰著之《伤寒论浅注补正》，七卷。

沫,水谷不化,洒洒淅淅者,阳虚阴盛之所为也。积热者,脏腑燥也,多因精血既衰,三焦烦壅,复饵丹石酒炙之属,致肠胃蕴毒。阳气炽盛,阴不能制,大便秘涩,小便赤淋,口苦咽干,涎稠眵泪,饮食无度,燀燀熇熇,皆阴虚阳盛之所为也。治各有方。

金液丹

固真气,暖丹田,坚筋骨,强阳道,除久寒痼冷,补劳伤虚损,治男子腰肾久冷,心腹积聚,胁下冷癖,腹中诸虫,失精遗溺,形羸力弱,脚膝疼痛,冷气顽痹,上气衄血,咳逆寒热,霍乱转筋,虚滑下利。又治痔瘘湿䘌生疮,下血不止,及妇人血结,寒热阴蚀。

硫黄十斤,先飞炼去砂石,杵研为末,用磁合盛以水,和赤石脂封口,盐坭固济,晒干。地内先埋水,小罐子盛水令满,收合子在上,用泥固济讫,慢火养七日七夜,候日足加顿火一煅,俟冷取出。

上研为细末,每一两,用炊饼一两,汤浸,握去水为丸,如梧子大,每服三十丸,多至百丸,温米饮下,空心服之。又治伤寒阴症,身冷脉微,手足厥冷,或吐或利,自汗不止,或小便不禁。不拘丸数,并服,得身热脉出为度。

震灵丹[①]

补虚壮气,暖肾祛邪,益精髓,温脾胃,进饮食,悦颜色。治真气虚惫,脐腹冷痛,肢体酸疼痛,腰背拘急,脚膝缓弱,面色痿黄,目眩耳鸣,心忪气短,大便自利,小便频数,口干烦渴,饮食无味。又治妇人崩中带下,三十六病,小儿惊疳,及一切痼冷风冷风虚,悉主之。常服育神养气,轻身延年。此药制合阴阳,功侔造化,留心服饵,百病不生,真济世卫生之宝也。

头代赭 禹余粮无金丝者红紫赤色 紫石英 赤石脂每四两

上各为细末,并入砂合内,用赤石脂固口缝,以炭一秤簇顶煅,候火消及七分,存三分火,取出合子,令冷,开却合于地上。先挖一坑,深尺余,用厚纸两重衬定,倾药在上,以新瓦盆子覆之,四畔将黄土遍壅,一宿取出,再入乳香、没药、五灵脂各二两,都为细末,将前药一处合和匀,再研极细,煮糯米糊和匀,杵数千下,丸如鸡豆大。每服二丸,或五丸,空心,浓煎姜枣汤下。忌

① 黼堂按:人身最忌血中混有土质,所以食汽水者,多享大年,土质少也。吾人每日所食谷菜,皆土质所化,老年人脏腑就衰,不能运土质外出,其头面肢体每发如黑痣之象。见此象者,其享年必不久。所以石药、土药皆能减人寿算。震灵丹皆用土石之质,一入胃,便能入血,乃云服饵可以延年,吾不信也。

六畜血。

凉膈散

治大人小儿脏腑积热，烦躁多渴，面热头昏，唇焦咽燥，舌肿喉闭，目赤鼻衄，颔结硬，口舌生疮，痰实不利，涕吐稠粘，睡卧语妄，及肠胃燥涩秘结，一切风壅。

大黄蒸　朴硝　甘草各三两

栀子仁　黄芩　薄荷各一两　连翘四两

上为末，每服二钱，水二盏，竹叶七片，蜜少许，煎七分，去渣。食后服。

洗心散

治风壅壮热，头目昏痛，肩背拘急，肢节烦疼，热气上冲，口苦唇焦，咽喉肿痛，痰涎壅滞，涕唾稠粘，心神烦躁，睛疼眼涩，及大小便秘涩。

大黄蒸　甘草炙　当归　荆芥穗　麻黄去节　芍药各六两

白术一两半

上为末，每服一钱，水一盏，姜、薄荷各少许，并七分，去渣温服。小儿痘疮欲发，先狂言多渴，及惊风积热，可服一钱。临卧服。如大人五脏壅实，欲要溏转，加至四五钱，热服。

五积证治

五积者，五脏之所积，皆脏气不平，遇时相逆而成。其病如忧伤肺，肺以所胜传肝，遇长夏脾王，传克不行，故成肝积，名曰肥气。肥气者，以其积气藏于肝木之下，犹肥遁于山林也。失志伤肾，肾以所胜传心，遇秋肺旺，传克不行，故成心积，名曰伏梁。伏梁者，以其积气横架于肓原也。怒则伤肝，肝以所胜传脾，遇冬肾旺，传克不行，故成脾积，名曰痞气。痞气者，以积气痞塞中脘也。喜则伤心，心以所胜传肺，遇春肝旺，传克不行，故成肺积，名曰息贲。息贲者，以积气喘息贲溢也。思则伤脾，脾以所胜传肾，遇夏心旺，传克不行，故成肾积，名曰奔豚。奔豚者，犹水蓄奔冲心也。《难经》以肥气成于戊己，伏梁成于庚辛，以至奔豚成于丙丁者，正合阴阳施化，休旺乘克之大义也。又论曰：病有积、有聚、有谷气。积者，脏病也，终始不移；聚者，腑病也，发无定处，展转痛移，为可治。谷气者，积宿食也，由谷饪之邪，从口入者。更有息积病，乃气息癖滞于胁下，非导引不行。

肥气丸

治肝之积，在左胁下，如覆杯。有头足如龟鳖状，久而不愈，发咳逆，呕痃，疟连岁月不已。其脉弦而细。

青皮炒二两　当归尾　苍术各一两半　蛇含石醋煨研三分　蓬术切

三棱切　铁孕粉各一两三钱，与蓬术、三棱同入醋煮一伏时

上为末，醋煮米和丸，如绿豆大。每服四十丸，当归浸酒下。

伏梁丸

治心之积，起于脐上，上至心，大如臂，久不已。病烦，心心体髀股皆肿，环脐而痛。其脉沉而芤。

茯苓　厚朴姜汁炒　人参　枳壳面炒

白术　制半夏　三棱慢火煨熟，乘热捣

上等分为末，煮糊丸，如桐子大，米饮下二十丸。食前服，日二服。作散，酒调下，绝妙。

痞气丸

治脾之积，在胃脘，覆大如盆，久不愈。病四肢不收，黄瘅，饮食不为肌肤，心痛彻背，背痛彻心，脉浮大而长。

大乌头一分，炮去皮尖　附子炒，去皮脐　桂心各半两

赤石脂煅，醋淬　川椒炒出汗　干姜炮，各一两

上为末，蜜丸如桐子大，朱砂为衣。每服五七八丸，渐至十丸，米汤下。

息贲汤

治肺之积，在右胁下，大如覆杯，久不愈，洒洒寒热，气逆喘咳，发为肺痈。其脉浮而毛。

制半夏　吴茱萸汤洗　炙甘草　桂心各二两半

人参　桑白皮炙　葶苈炒，各二两半

上为剉散，每服四钱，水盏半，姜七片，枣二枚，煎七分，去渣。食前服。

奔豚汤

治肾之积，发小腹上至心，如豚奔走之状，上下无时，久不已，病喘逆骨痿少气。其脉沉而滑。

甘李根皮焙干　干葛各一两一分

当归　川芎　白芍药　炙草　黄芩各二两　制半夏四两

上剉散，每服四钱，水盏半，煎七分，去渣服。

六聚证治

六腑者，大小肠、胃、胆、膀胱、三焦者也，属于三阳。太阳利清气，阳明泄浊气，少阳化精气，如都会之府，主转输以为常也。六腑失常，则壅聚不通。故实而不转，虚而不输，随气往来，痛无定处，在上则格，在下则胀，傍攻两胁，如有坯块，易于转变，非五脏比也。

散聚汤

治久气积聚，状如症瘕，随气上下，发作有时。心腹绞痛，攻刺腰胁，上气窒塞，喘咳满闷，小腹䐜胀，大小便不利，或腹泄泻，淋沥无度，遗精白浊，状若虚劳。

制半夏　槟榔　当归各三分　陈皮　杏仁去皮尖，麸炒　茯苓一两

桂心各二两　甘草　制附子　川芎　枳壳　厚朴　吴茱萸各一两

上剉散，每服四钱，水一盏半，煎七分，去滓。食前服。大便不利，加大黄。

息积证治

病者胁下满，气逆息难，频岁不愈，名曰息积。因气留滞，癖于胁下，不在脏腑荣卫之间，积久形成，气不干胃，故不妨食。灸之则大热内烁，刺之则反动其经，服消克之药，不能独治，宜消积兼导引，助而行之。

磨积丸

治肠胃因虚气癖于肓膜之外，流于季胁。气逆息难，频年医所不及治，久则荣卫停凝，一旦败浊，溃为痈脓，多至不救。

胡椒一百五十粒　木香一分　全蝎十个，去毒

上为末，粟米饮丸，如绿豆大。每服十五丸，陈米汤下。

化气汤

治息积癖于腹胁之下，偏胀膨满，不妨饮食，铁药不能取转，及治心脾疼痛，呕吐酸水，丈夫小肠气，妇人脾血气。

砂仁　桂心　木香各一分　炙草　茴香炒　丁香皮　青皮　陈皮

干姜　莪术炮，各半两　胡椒　沉香各一钱一字

上为末，每服二钱，姜苏盐汤调下，妇人醋汤调服。

导引法

以两手拇指，压无名指本节，作拳，按髀趺坐，扣齿三十六，屏气二十一息，咽气三口，再屏息再咽。如是三作，以气通为效，遇子午卯酉时，则行。然按摩导引之法甚多，随意行之，皆可，不必拘此法。

吴黼堂曰：五积六聚等症，多详于《内》《难》等书，《宣明》[①]五气论亦载之。尝以科学发明之新学说，求通其病情而不得，而奔豚息贲等候，临症时亦屡见之，古人不予欺也。今考肥气病状，即西医所言疟疾之脾胀大症。药用铁粉，即西医用铁磺养也。此必当时误谓肝左脾右，故名肝积耳。然按之则脾部也，伏梁起于脐上，脾股皆肿，环脐而痛，此乃胃癌之症。当时误谓心积，而所用伏梁丸，大率暖胃泻积之品，并无治心之药，痞气丸亦主温胃，故知此乃胃病也。化气丸治息积，其症与胃肠炎相类，因当时无剖割，故虽治法不差，而病名则误。我国医学，此类甚多，特急正之，以为医学改良之一助。

五劳证治

五劳者，皆用意施为，过伤五脏，使五神不宁而为病，故曰五劳也。以其尽力谋虑，则肝劳，曲运神机则心劳，意外过思则脾劳，预事而忧则肺劳，矜持志节则肾劳，是皆不谅禀赋，临事过差，遂伤五脏。脏气本有虚实，因其虚实而分寒热，世医例以传尸骨蒸为五劳者，非也。彼乃瘵疾，各一门类，不可不知。

---

① 《宣明》：金代医家刘完素撰著之《黄帝素问宣明论方》，十五卷。

猪膏方

治肝劳实热，关格牢涩，闭塞不通，毛焠色夭。

猪膏　生姜汁各二升　青蒿汁　天门冬汁各一升

上以微火，于银石器内熬成膏，去火毒。每服一匙，酒汤调下，服无时。

虎骨酒

治肝劳虚寒，口苦，关节疼痛，筋挛缩，烦闷。

虎骨五两，炙焦，碎如豆大　丹参　地骨皮　干姜　川芎各一两

熟地一两五钱　猪椒根　五茄皮　枳实麸炒　白术各一两一分

上剉散，以绢袋盛，醇酒四斗中，浸四日。初服二三合，渐加至一盏，食前再服。

泄热汤

治心劳实热，口舌生疮，大便秘涩不通，心满痛，小肠热。

泽泻　栀子仁　黄芩　桂心　通草各三两

石膏八两　大黄蒸　炙草各一两

上剉散，每服四钱，水盏半，煎七分，去渣。食后服。热甚者，煎热加芒硝一钱，无时服。

定心汤

治心劳虚寒，惊悸恍惚，多忘，梦寐惊魇，神志不宁。

桂心　炙草　白芍　茯苓四两　远志炒　人参　炮姜各二两

上剉散，每服四钱，水盏半，枣二枚，煎七分，去滓。食前温服。

半夏汤

治脾劳实热，四肢不和，五脏乖戾，胀满肩息，气急不安。

茯苓　白术　杏仁面炒，去皮尖，各二两半

陈皮　白芍各二两　半夏制，四两

上剉散，每服四钱，水盏半，姜七片，枣二枚，煎七分，去滓。无时服。

茱萸膏

治脾劳虚寒，气胀咽满，食不下通，噫宿食臭。

吴茱萸汤洗，一两三分　白术五两一分　猪膏五两　宿姜汁八两

上捣茱萸、白术为末，内姜汁膏中，煎成胶饴。每服一大匙，食前温酒下。

引气汤

治肺劳实热，气喘鼻张，面目苦肿。

陈皮半两　细辛　白术　桂心各三两　紫苏　麻黄去节

杏仁面炒，去皮尖　半夏制，各一两一分　石膏八两

上剉散，每服四钱，水二盏，姜七片，竹叶五片，煎七分，去滓。食后服。

人参厚朴汤

治肺劳虚寒，心腹冷气逆游气，胸胁气满，从胸达背痛，呕逆，饮食即吐，虚乏不足。

人参　厚朴姜制　炙草各二两　桂心四两

半夏制，五两　陈皮　麦门冬去心，各三两

上剉散，每服四钱，水一盏，姜七片，煎，去渣。食前服。如腹痛，加当归。

栀子汤

治肾劳实热，小腹胀满，小便赤黄，未有余沥，数而少，茎中病，阴囊生疮。

栀子仁　芍药　通草　石苇各三两

滑石八两　紫苏四两　熟地　榆白皮各五两

上剉散，每服四钱，水盏半，淡竹叶七片，煎七分，去滓。不时服。

五茄皮汤

治肾劳虚寒，恐虑失志，伤精损髓，嘘吸短气，遗泄白浊，小便赤黄，阴下温痒，腰脊如折，颜色枯悴。

五茄皮十两　牛膝酒浸，四两　石斛酒浸，六两　丹参八两

附子炮，五两　桂心　秦艽　川芎　防风　独活各六两　茯苓四两

杜仲酒浸，炒去丝，五两　麦门冬　地骨皮各三两　米仁一两

上剉散，每服四钱，水盏半，姜五片，大麻子一撮，研碎同煎七分，去渣。食前服。

六极证治

脏犹库藏，主秘藏；腑犹会府，主转输。脏实则腑无不实，腑虚则脏亦因而致虚。故六极者，由腑虚致脏虚，阴阳失度，荣卫走散，无以养筋脉皮肉骨髓。故六物皆极。极者，穷极之谓也，与《洪范》六极同意。

犀角地黄汤

治筋实极，咳而两胁下痛，不可转动，脚下满不得远行，脚心痛不可忍，手足爪甲青黑，四肢筋急烦满。

生地黄　犀角各一两　玄参　芍药

栀子仁　升麻　干葛两半　大黄半两，蒸

上剉散，每服四钱，水盏半，煎七分，去渣。无时服。恶寒体痛，加麻黄；头疼，加石膏半两煎。

乌麻酒

治筋虚极，好悲思，四肢嘘吸，脚手拘挛，伸动缩急，腹内转痛，十指甲痛，数转筋，甚则舌卷卵缩，唇青而色苍白，不得饮食。

乌麻十两　人参　防风　茯苓　细辛　秦椒炒，去汗

黄芪　当归　牛膝　桔梗各一两半

干地黄　丹参　山药　矾石煨，各三两

山萸肉　川芎各二两　麻黄去节　白术二两半

五加皮　干姜各五两　大枣　钟乳粉制，各三两

上剉散，以小袋盛，清酒二斗半，浸五宿，温服。三合，日再服。

地黄汤

治脉实极，气衰血竭，唇焦发落，好怒，舌唇赤甚，言语不快，色不泽，饮食不为肌肤。

麦门冬去心　生地黄各五钱　人参　茯苓　芍药各三两　葳蕤四两

石膏六两　远志十两，去心　炙草二两　白术三两

上剉散，每服四钱，水盏半，煎七分，去滓。无时服。

防风丸

治脉虚极，则咳，咳则心痛，喉中介介如梗，甚则咽肿。

防风　桂心　通草　茯苓去皮　人参

远志去心，炒　炙草　麦冬去心　白石英各三两

上为末，蜜丸如梧桐子大，食前酒服三十丸。

石南散

治肉实极，肌痹淫淫，如窜走津液。腠理开，汗大泄，或不仁，四肢急痛。或腹缓弱，唇口坏，皮肤变色。

石南一两一分　天雄炮，去皮脐　山药　桃仁制，去皮，米炒

芍药　甘菊　炙草各一两　山茱萸一两三分

升麻　姜蕤各一两半　黄芪　辰砂另研，各三分　石膏煅，二两

上为末，每服二大钱。食前温服，酒调下。

大黄芪汤

治肉虚极，体重怠惰，四肢不欲举，关节疼痛，不嗜饮食。食则咳，咳则右胁下痛，引背，及肩，不可转动。

黄芪　桂心　巴戟去心　石斛酒浸　泽泻　茯苓　干姜炮，各三两

防风　独活　人参各二两　天雄炮，去皮　芍药　制附子　制半夏

细辛去苗　白术　黄芩　瓜蒌根各一两半

上剉散，每服四钱，水二盏，姜七片，煎七分，去滓。食前服。

前胡汤

治气实极，喘息冲胸，常欲自恚，心腹满痛，内外有热，烦呕不安，甚则唾血，气短乏，不欲食，口燥咽干。

肥前胡八两　制半夏　麻黄去节，汤炮　白芍各六两

黄芩三两　枳实面炒，一两

上剉散，每服四钱，水二盏，姜七片，枣二枚，煎七分服。

钟乳散

治气虚极，皮毛焦，津液不通，力乏腹胀，甚则喘急气短息塞，昼差夜剧。

钟乳粉炼成，研细　附子制　桔梗　茯苓　干姜　细辛去苗　桂心

人参各一两一分　白术一两　防风去叉　牡蛎煅　瓜蒌根各二两半

上为末，每服二大钱。温酒调下，食前服。

竹叶汤

治精实极，眼视不明，齿焦发落，形衰，通身虚热，甚则胸中痟痛，烦闷泄精。

生干地黄五两　芍药四两

黄芪　茯苓　泽泻　炙草　麦冬去心，各三两

上㕮散，每服四钱，水盏半，姜三片，淡竹叶十片，煎七分，去滓。无时服。

磁石丸

治精虚极，尪羸惊悸，梦中遗泄，尿后遗沥，小便白浊，甚则茎弱核微，小腹里急。

磁石煅　龙齿煅　苁蓉酒浸，各二两　韭子炒，一两

人参　麦冬去心　远志肉各一两半　茯苓各二两

赤石脂煅，醋淬　鹿茸酥炙，各一两半

干地黄三两　续断一两半　柏子仁　丹参各一两一分

上为末，蜜丸梧子大，食前温酒下三十丸至五十丸。

三黄丸

治骨实热极，耳鸣，面色焦枯，隐曲膀胱不通，牙齿脑髓苦痛，手足酸疼，大小便秘。

黄芩六两，冬用三两　大黄二两，冬用四两，夏用三两

黄连春四两，夏七两，秋六两，冬二两

上三味，捣末，蜜丸如豆大。每服十丸，至十五丸，米饮下。

麋角丸

治骨虚极，面肿垢黑，脊痛不能久立，气衰发落，齿槁，腰背相引痛，甚则喜唾不了。（方见五痿门）

七气叙论

夫五脏六腑，阴阳升降，非气不生。神静则宁，情动则乱，故有喜怒忧思悲恐惊。七者不同，各随其本脏所生所伤而为病，故喜伤心则气散，怒伤肝则气激，忧伤肺则气聚，思伤脾则气结，悲伤心胞则气急，恐伤肾其气怯，惊伤胆其气乱。虽七诊自殊，无逾于气。黄帝曰：余知百病生于气也，但古论有寒热忧恚，而无思悲恐惊，似不伦类，于理未然。然六腑无说，惟胆有者，盖是奇恒净腑，非转输例，故能蓄惊而为病。

七气证治

夫喜伤心者，自汗而不可疾行，不可久立，故经曰：喜则气散，怒则伤肝者，上气不可忍，时来荡心，短气不得息，欲绝。故经曰：怒则气激(一作上)。忧伤肺者，心系急，上焦不闭，荣卫不通，夜卧不安。故经曰：忧则气聚。思伤脾者，气留而不行，积聚在中脘，饮食腹胀满，四肢怠惰。故经曰：思则气结。悲伤心胞者，善忘不识人，置物在处，还取不得。筋挛，四肢浮肿。故经曰：悲则气急。恐伤肾者，上焦气闭，不行下焦，回还不散，犹豫不决，呕逆恶心。故经曰：恐则精怯。惊伤胆者，神无所归，虑无所定，说物不竟而迫。故经曰：惊则气乱。七者虽不同，本乎一气，脏气不行，郁而生涎。随气积聚，坚大如块，在心腹中，或塞咽喉，如粉絮，吐不出，咽不下，时去时来，每发欲死，状如神灵所作。逆害饮食，皆七气所生所成，治之各有方。

七气汤

治脏腑神气，不守正位，为喜怒忧思悲惊恐悸，郁而不行，遂聚涎饮结积，坚牢有如坯块。心腹绞痛，不能饮食，时发时止，发则欲死。

制半夏五两　人参　桂心　炙草各一两

上剉散，每服四钱，水盏半，姜七片，枣一枚，煎七分，去渣。食前服。

大七气汤

治喜怒不节，忧思兼并，多生悲恐，或时振惊，致脏气不平，增寒发热，心腹胀满，傍冲两胁，上塞咽喉，有如炙脔，吐咽不下，皆七气所生。

制半夏五两　白茯苓四两　厚朴姜制，三两　紫苏二两上剉散，每服四钱，水盏半，姜七片，煎七分，去滓。食前服。

吴鞠堂曰：七气方论俱佳，正论也，常法也。

五噎证治

夫五噎者，即气噎、忧噎、劳噎、思噎、食噎。虽五种不同，皆以气为主。所谓气噎者，心悸，上下不通，噫哕不彻，胸背痛；谓忧噎者，遇天阴寒，手足厥冷，不能自温；谓劳噎者，气上膈，胁下支满，胸中填塞，攻背疼痛；谓思噎者，心怔悸，喜忘，目视䀮䀮；谓食噎者，食无多少，胸中苦寒，疼痛不得喘息。皆由喜怒不常，忧思过度，恐虑无时，郁而生涎。涎与气搏，升而不降，逆害饮食，与五膈相同，但此在咽喉，故名五噎。

五噎散

治五种噎，饮食不下，胸背痛，呕哕不彻，攻刺疼痛，泪与涎俱出。

人参　茯苓　制厚朴　枳壳麸炒　桂心　炙草　白术

诃子炮，去核　白姜炒　陈皮　三棱炮　神曲炒　麦芽炒，各二两

木香炒　槟榔　莪术炮，各半两

上为末，每服二钱，姜三片，枣一枚，水一盏，煎七分。空心温服，盐汤点亦得。

沉香散

治五噎五膈，胸中久寒，诸气结聚，呕逆噎塞，饮食不化，结气不消。常服宽气通噎，宽中进食。

白术　茯苓各半两　木通　当归　陈皮　青皮　大腹皮　大腹子

芍药　沉香各二两　甘草一两半，炙　白芷三两　苏叶三两

枳壳三两，麸炒

上为末，每服二钱，水一盏，姜三片，枣一枚，煎七分。空心服。

嘉禾散

治中满下虚，五噎五膈，脾胃不和，胸膈痞闷，胁肋胀满，心腹刺痛，不思饮食，如中焦虚痞，不任攻击；脏腑虚寒，不受峻补。或因病气衰，不复常，禀受怯弱，不能多食，尤宜服之。

枇杷叶去毛，姜汁浸，炙　米仁炒　砂仁　人参　茯苓各一两

石斛细剉，酒拌，炒　藿香　杜仲去皮，姜制微焦

随风子各三分，如无，小诃子代之谷芽炒　白豆蔻微炒　五味子炒

桑白皮　大腹子微炒，三分　丁香　槟榔　青皮各半两

半夏饼炙黄　神曲各一分　炙草一两半　陈皮三分　白术炒，二两

沉香三分　木香三分

上为末，每服二钱，水一盏，姜三片，枣三枚，煎七分，去渣。食后温服，无时。五噎入干柿一枚，同煎，十服见效。膈气吐逆羸困，入薤白三寸，枣五枚，同煎。

盐津丸

治五疟八痞。

独头蒜不拘多少，每个开七窍，入去江子七粒，湿纸裹煨，研为末。此非大蒜也。

此说未考实，刻本有。

丁香　橘红　木香　荜茇　胡椒各等分为末

用蒜膏为丸，如桐子大，先嚼盐少许，令生津液，干咽二粒，渐加至三五丸。临卧服。

《广五行记》永徽中有僧维则，病噎不能食，语弟子曰：吾死之后，便可开吾胸喉，视有何物。言绝而卒，弟子果开视，得一物，形似鱼而有两头，遍体肉鳞。弟子以置器中，跳跃不止，或戏与诸味，皆随化尽。时夏中，蓝盛作淀，有一僧以淀置器中，此虫遂绕器走，须臾化为水。此乃生瘕，非五噎比，后人遂以蓝治噎，误矣。

五膈证治[①]

病有五膈者，胸中气结，津液不通，饮食不下，羸瘦短气，名忧膈；中脘实

① 吴瑞甫旁注：噎嗝，难治之疾也。治此病者，当先验囟门，若囟门上赤色一丸如员眼大，红者可治，黄者可治，白者难治，紫黑暗色者不治。此等病，当广求秘方，徒用煎方，万无愈理。病浅未入深者，用鸡数只，熬浓汤服之，生津润喉，立见止吐。又方，白花樣子取汤，置饭中同食，多愈。病稍久者，必有淤血，用五灵脂一两，去砂，炒不住手，令烟净，去火性，研末。每用一钱，以淡豆豉合研，再捣蔗汁、韭汁、姜汁各一匙，和为丸，温酒送下。又法，取纯黑犬，饿三日，择男人无病者，多篦头垢二两，猪肉一斤，分作四块，每块劈一小孔，入垢五钱。煎至黄色，与犬服之。犬食即吐出涎，与肉置新瓦上，培干为末。每服三厘，好酒送下。

满，噫则醋心，饮食不消，大便不利，名思膈；胸胁逆满，噎塞不通，呕则筋急，恶闻食臭，是名怒膈；五心烦热，口舌生疮，四肢倦怠，身重发热，胸痹引背，不能多食，名曰喜膈；心腹胀满，咳嗽气逆，腹下若冷，雷鸣绕脐，痛不能食，名恐膈。此皆五情失度，动气伤神，致阴阳不和，结于胸膈之间，病在膻中之下，故名五膈。若在咽嗌，即名五噎。治之，五病同法。

五膈丸

治忧恚思虑，膈塞不通，及食冷物即发。其病苦心痛不得气息，引背痛如刺，心下坚大如粉絮，紧痛欲吐，吐即愈。食饮不下，甚者手足冷，短气，或上气，喘急呕逆，悉主之。

麦冬去心　炙草各五两　人参四两　川椒炒，出汗　远志肉炒

细辛去苗　桂心各二两　炮姜二两　制附子一两

上为末，蜜丸弹子大，含化，日三夜二。胸中当热，七日愈。亦可丸如梧子大，米汤下二三十丸。《延年方》，夏加麦门冬、甘草、人参各一两。《经心录》以吴茱萸代桂，治遇寒冷则心痛，咽中有物，咯不出，咽不下，食饮减少，并可服，不拘时。

宽膈丸

治气不升降，胸膈结痞。

木香　三棱炮　青皮各半两　大腹子一分　制半夏三两

上为末，每服二三十丸，食后米汤下。姜汁和为丸，丸如梧子大。

嘉禾散　沉香散

并治五膈。（方见前五噎门）

吴鞠堂曰：噎膈重病，由食管变窄而成难治之疾也。此症寻常汤剂不效，广求秘法，或能起死回生。余别有传授试验之方法，容续印之，以贡于各医界。

卷 九

胸痞证治

病者心下坚满，痞急痛，胸中苦痹，缓急如刺，不得俯仰。其胸前皮皆痛，手不得犯，胸中愊愊而满，短气，咳唾引痛，咽塞不利，习习如痒，喉中干燥时欲吐呕，烦闷，自汗时出，痛引彻背，不治则数日杀人，病名胸痞。由下虚极，气上控膈使然。其脉阳微阴结。

瓜蒌丸

治胸痞，胸中痛彻背，气塞喘息，咳喘，心腹痞闷。

瓜蒌去穰取子，炒香熟，留皮与穰别用　枳壳面炒，等分

上二味为细末，先取瓜蒌皮穰，研细，水熬成膏，和二物末为丸，如梧子大。滚水下二十五丸，食后服。

橘皮生姜汤

治胸痞，胃中噎塞，愊愊如满，习习如痒，喉中涩，咳唾痰沫。

陈皮一两　枳实面炒，二钱　生姜半两

上为末剉散，分二服，水二盏，煎七分，去滓。食前服。

栀子汤

治胸痞切痛。此方与仓卒散煮制不同，故别出之。

山栀子二两，烧存性　附子炮，三两

上剉散，每服三钱，水二盏，薤白三寸，同煎，至五分。食前温服。

吴黼堂曰：此症胃部发肿，西洋医所谓胃炎，古人所谓胸痹症也。膈间痛痞，苦难名状，不治则杀人，瓜蒌、枳壳，善于排脓滑降，为胸痞第一对症之药。又曰：此病状，与脂肪心亦相类。

健忘证治

脾主意与思，意者，记所往事，思则兼心之所为也。故语云：言心未必是思，言思则必是心。破方外人议思心同时，理甚明也。今脾受病，则意舍不清，心神不宁，使人健忘，尽心力思量不来者，是也。或曰，常常喜忘，故曰健忘。二者通治。

小定志丸

治心气不定，五脏不足，甚者忧忧愁愁，不乐，忽忽喜忘，朝差暮剧，暮差朝发，及因事有所大惊，梦寐不祥，登高步险，以致神魂不安，惊悸怯恐。

远志去心，姜汁淹炒　菖蒲炒，各二两　茯苓　茯神　人参各三两

上为末，蜜丸如桐子大，辰砂为衣，每服五十丸，米汤下。一方，去茯神，名开心散，每服二钱匕，无时煎服。

菖蒲益智丸

治喜忘恍惚，破积聚，止痛安神，定志，聪明耳目。

石菖蒲炒　远志去心，姜汁淹，炒　人参　桔梗炒

牛膝酒浸，各一两一分　桂心三分　茯苓一两三分　附子制，一两

上为末，蜜丸如桐子大，每服三十丸，温酒米汤下。食前服。

吴黼堂曰：健忘乃神经之病，心通于脑，心气不足者，亦或有之。陈无择引《内经》脾主意与思，指为脾病，而所用丸者皆安神益智之品。此本原之疾，非汤药所能奏效，取用丸方二则，至简至精。我国医学，病原未甚洞悉，而用方每多切当。此盖由久经实验而来也。其菖蒲益智丸，配合尤有法度。

虚烦证治

虚烦者，方论中所谓心虚烦闷是也。大抵阴虚生内热，阳虚生外热，外热曰燥，内热曰烦，此不分而分也。伤寒大病，不复常，霍乱吐泻之后，皆使人心虚烦闷，妇人产蓐，多有此病。其证内烦，身不觉热，头目昏疼，口干咽燥，不渴，辗转不寐，皆虚烦也。方例有虚烦近伤寒之说，不可不辨。又平人自汗，小便频并，遗泄白浊，皆忧烦过度之所致也。伤寒属外因，忧烦属内因，霍乱兼不内外因，学者当辨析而调治之。

淡竹茹汤

治心虚烦闷，头疼短气，内热不解，心中闷乱，及妇人产后，心虚惊悸，烦闷欲死。

麦门冬去心　小麦各二两半　炙草一两　人参　白茯苓各两半　半夏制，二两

上剉散，每服四钱，水二盏，姜七片，枣三枚，淡竹茹一团，如指大，煎七分，去滓。食前服。虚劳烦闷，尤宜服之。

温胆汤

治大病后，虚烦不得眠。此胆寒故也，以此药主之。又治惊悸。

制半夏　竹茹　枳实面炒，各二两　陈皮二两　炙草一两　茯苓一两半

上剉散，每服四大钱，水一盏半，姜五片，枣一枚，煎七分，去滓。食前服。

酸枣仁汤

治霍乱吐下增剧，虚烦扰奔，气在胸中不得眠，或发寒热，头疼晕闷。

酸枣仁炒，一两三分　人参　桂心各一分　知母　茯苓各三钱三字　石膏煅，半两　炙草二分

上剉散，每服四钱，水盏半，姜三片，枣一枚，煎七分，去滓。食前服。

吴黼堂曰：大病后，虚烦余火纷扰者多，而夹痰次之。观仲景竹叶石膏汤一方，而两扼其要，可以悟矣。前人有云：由血虚神不守舍者。此乃一小部分之症，未可据为正论也。

五痿叙论

夫人身之有皮毛、血脉、筋膜、肌肉、骨髓以成形，内则肺、心、脾、肝、肾以主之。若随情妄用，喜怒不节，劳逸兼并，以致内脏精血虚耗，荣卫失度，发为寒热，使皮血、筋骨、肌肉痿弱，无力以运动，故致痿躄。状与柔风脚弱相类，以脉证并所因别之，不可混滥。柔风脚气，皆外所因；痿躄则属内脏气不足之所为也。宜审之。

五痿证例

病者肺热，皮虚弱薄，着足痿躄，其色白而毛败，名曰皮痿。由肺热叶焦使然也。肺为五脏长，有所失亡，所求不得，则发肺鸣，肺鸣则肺叶焦。论曰：五脏因肺热叶焦，发为痿躄。

病者心下热，膝腕枢纽，如折去而不相提挈，胫筋纵缓，不能任其地，其色赤，而络脉溢，名曰脉痿。由悲哀太甚，阳气内动，数，溲血，故本病论曰：大经空虚，发为肌痹，传为脉痿。

病者肝热，口苦筋膜枯干，筋急而挛，其色苍而爪枯，名曰筋痿。由思想无穷，所愿不得，意淫于外，入房太甚，宗筋弛纵，发为筋痿，及为白淫，故下经曰：筋痿者，生于肝使内也。

病者脾热，胃干而渴，肌肉不仁，其色黄而肉蠕动，名曰肉痿。由邻于湿地，以水为事，居处下泽，濡渍痹而不仁，故下经曰：肉痿者，得之湿地也。

病者肾热，腰脊不举，骨枯而髓减，其色黑而齿枯，名曰骨痿。因有所远行劳倦，遇大热而渴，阳气内乏，热舍于肾，致水不胜火，则骨枯而髓虚，故下经曰：骨痿者，生于大热也。

五痿治法

诸治痿法，养阳明与冲脉，阳明主胃，乃五脏六腑之海，主润宗筋束骨，以利机关。冲脉者，诸经之海，主渗灌溪谷，与阳明合养于宗筋，会于气街，属于带脉，络于督脉，故阳明虚则宗筋纵。带脉不引，故足痿不用也。治之各补其荣，而通其输，调其虚实，和其逆顺，至筋脉骨肉各得其旺时，病乃已矣。

加味四斤丸[①]

治肾肝脏，虚热淫于内，致筋骨痿弱，不自胜持，起居须人，足不任地，惊恐战掉，潮热时作，饮食无味，不生气力，诸虚不足。

肉苁蓉酒浸　牛膝酒浸　木瓜　菟丝子酒浸通软，别研细

鹿茸燎去毛，切，酥炙　熟地　天麻　五味子酒浸，各等分

① 吴瑞甫旁注：治痿症，多用润剂，与之补下，最为得法。

上为末，炼蜜丸如桐子大，每服五十丸，空心温服，酒米饮，食前服。一法，不用五味子，有杜仲。

麋角丸

治五痿皮缓，毛悴血脉枯槁，肌肉薄着，筋骨羸弱，饮食不滋，庶事不兴，四肢无力，爪枯发落，眼昏唇燥，疲惫不能支持。

麋茸镑一斤，酒浸一宿　熟地黄四两　大附子生，去皮脐，一两半

上用大麦米二升，以一半藉底，一半在上，以二布巾隔覆，炊一日，取出药与麦，别研，焙干为末。以浸药添清酒煮麦粉为糊，搜和得所，杵三千下，丸如桐子大。每服五十丸，温酒米汤任下，食前服。

王启玄传玄珠先生耘苗丹三方，序曰：张长沙戒人妄服燥烈之药，热偏有所助，胜克流变，则真病生焉，犹闵苗之不长，而揠之者也。若禀气受血不强，合服此而不服，反忽略之，是不耘苗者也，故名耘苗丹。

上　丹

养五脏，补不足，秘固真元，均调二气，和畅荣卫，保神守中，久服轻身耐老，健力能食，明目降心火，交肾水，益精气，男子绝阳事，女子绝阴，乃不能妊，腰膝重痛，筋骨衰败，面色黧黑，神志昏，寤寐恍惚，烦愦多倦，梦遗余沥，膀胱邪热，五劳七伤，肌肉羸悴，上热下冷，难任补药。服之半月，阴阳自和，肌肉光润，泽颜色，开心意，安魂魄，消饮食，养胃气。

五味子四两，一作半斤　百部酒浸一宿，焙　菟丝子酒浸，另研

肉苁蓉酒浸　杜仲炒，去丝　远志去心　枸杞子　防风去芦叉

白茯苓　巴戟酒浸，去心　蛇床子　柏子仁别研　怀山药各二两

上为末，炼蜜丸如梧桐子大，每服五十丸。食前，温酒、盐汤任下。春用干枣汤，夏用五味子四两，四季月加苁蓉六两，秋加枸杞子六两，冬加远志肉六两。食后，兼服卫生汤。

卫生汤

补虚劳，强五脏，除烦养真气，退邪热，顺血脉，缓中，安和神志，润泽容色。常服通畅血脉，不生痈疡，养胃益津。

当归去芦尾　白芍药各四两　黄芪八两　炙草一两

上剉散，每服四钱，水一盏半，煎七分，去滓。年老加酒半盏煎，不拘时服。

中　丹

补百损，体劣少气，善惊昏愦，上焦客热，中脘冷痰，不能多食。心腹痞满，脾胃气衰，精血妄行，容色枯悴。

黄芪去芦　白芍　当归去芦尾，各四两　白茯苓去皮　人参去芦
桂心各二两　大附子炮，去皮脐　川椒炒出汗，一两
黄芩各一两，为末，姜汁和，作饼

上为末，粟米饮搜和，捣千余杵，丸如桐子大。每服三五十丸，温酒送下。食前服。

下　丹(别本作小丹)

补劳益血，去风冷百病，诸虚不足。老人精枯神耗，女子绝伤断产，久服益寿延年，安神志，定魂魄，滋气血脉络，开益智慧，释散风湿，聪明耳目，强壮筋力，悦泽肌肤，气宇泰定。

大熟地　肉苁蓉酒浸，各六两　五味子　菟丝子酒浸，各五两
柏子仁　天门冬去心　蛇床子炒　覆盆子
巴戟酒浸，去心　石斛各三两　川续断　泽泻　人参
山药　远志肉炒　山萸肉　菖蒲　桂心　白茯苓
杜仲炒，去丝，各二两　天雄炮，去皮脐，一两

上为细末，炼蜜丸如梧子大。每服三十丸，食前温酒送下，加至五十丸。忌五辛、生葱、芜荑、饧、鲤。虚人多起，去钟乳，倍地黄。多忘，倍远志、茯苓。少气神虚，倍覆盆子。欲光泽，倍柏子仁。风虚，倍天雄。虚寒，倍桂心。小便赤浊，二倍茯苓，一倍泽泻。吐逆倍人参。

芎桂散见前中风门。

治四肢疼痛软弱，行履不便。

藿香养胃汤

治胃虚不食，四肢痿弱，行立不能，皆由阳明虚，宗筋无所养，遂成痿躄。

藿香　白术　神曲炒　白茯苓　乌药
缩砂仁　半夏曲　米仁　人参各半两，一本，一钱半
荜澄茄　甘草炙，各三钱半。一本，作各一钱

上用水二钟，姜五片，枣二枚，煎一钟，不拘时服。一本为散，每服四钱。

吴鞠堂曰：五痿治法均见精确，集中不数见也。

失血叙论

夫血犹水也，水由地中行，百川皆理，无壅决之虞。血之周流于人身荣经府俞，外不为四气所伤，内不为七情所梏，自然顺适。万一微爽节宣，必至壅闭，故血不得循经流注，荣养百脉，或泣或散，或下而亡败，或反逆而上溢，乃有吐衄便利汗痰诸症生焉。十种走失，无重于斯，随症别之，乃可施治。

外因衄血[①]证治

病者因伤风寒暑湿，流传经络，阴阳相胜。故血得寒则凝泣，得热则泛溢，各随脏腑经络，涌泄于清气道中。衄出一升一斗者，皆外所因。治之各有方。

桂枝瓜蒌根汤

治伤风汗下不解，郁于经络，随气涌泄，衄出清血。或清气道闭，流入胃管，吐出清血，遇寒泣之，色必瘀黑者。

桂心　白芍　瓜蒌根　甘草炙　川芎等分

上剉散，每服四大钱，水一盏半，姜三片，枣一枚，煎七分，去滓服。头痛，加石膏。

麻黄升麻汤（刻本发热解利不行，似误）

治伤寒热不解，汗不行，血随气壅，世谓之红汗是也。

麻黄去节，汤泡，三两半　升麻一两一分

黄芩　芍药　甘草　石膏煅　茯苓各一两

上剉散，每服四钱，水盏半，姜三片，煎七分，去滓热服，微汗解。

五苓散

治伏暑饮热，暑气流入经络，壅溢发衄。或胃气虚，血渗入胃，停留不散，吐出一二升许。（方见伤暑门）如衄血，则以茅花煎汤下，屡用得效。

吴黼堂曰：茅花不若茅根之妙。

---

① 吴瑞甫旁注：衄血由肺热者，十居八九。温燥升提，俱不合用。

除湿汤

治冒雨着湿，郁于经络，血溢作衄。或脾不和，湿着经络，血流入胃，胃满吐血。

茯苓　干姜各四钱　甘草炙　白术各二钱

上剉散，每服四钱，水一盏半，煎六分，去滓服。头疼，加川芎二钱，最止浴室中发衄。

内因衄血证治

病者积怒伤肝，积忧伤肺，烦思伤脾，失志伤肾，暴喜伤心，皆能动血。蓄聚不已，停留胸间，随气上溢入于清气道中，发为鼻衄，名五脏衄。

止衄散

治气郁衄，无比神效。

黄芪六钱　赤茯苓　白芍　生干地黄　当归　阿胶炒，各三钱

上为细末，煎黄芪汤，调下二钱匕。未知，再作。

吴鞠堂曰：止衄散，病久者可用。若初起而用黄芪，衄必益甚。

不内外因证治

病者饮酒过多，及啖炙煿五辛热食，动于血，血随气溢，发于鼻衄，名酒食衄。或随车马打扑伤损，致血淖溢，发为鼻衄，名打伤衄。

加味理中丸①

治饮酒过多，及啖炙煿热食动血，致发鼻衄。

人参　白术　干姜炮　干葛　炙草　川芎各等分

上剉散，每服四钱，水一盏，煎七分，去滓温服。

花蕊石散

治一切金疮，打扑损伤，猫犬咬伤，并于伤处掺傅。或内损血入脏腑，壅

① 吴瑞甫旁注：服此等方，衄必加重，知之。

溢作衄，及妇人产后，败血不散。

花蕊石研细，一斤　上色硫黄四两，研细

上二味，拌匀和入藏瓶中，以纸筋捣黄泥固济，候干，焙令热透，以砖藉，用白炭一秤，顶上发火。烧炭尽，候冷取出，再研极细。诸脏伤，及妇人产后瘀血不行，并用童便温酒，调一二钱匕，取瘀血，即效。

白芨散

治鼻衄，立效。

以白芨不拘多少为末，冷水调，用纸花贴鼻窊中。又一方，用黄胶泡令软，贴鼻窊中。

三因吐血证治

病者诸血积聚，合发为衄，而清道气闭，浊道涌溢，凝停胸胃中，因而满闷，吐出数斗，至于一担者，名曰内衄。或四气伤于外，七情动于内，及饮食、房劳、堕坠伤损，致荣血留聚膈间，满则吐溢，世谓妄行。

桂枝瓜蒌根汤

治伤风吐血。

五苓散

治伤暑吐血。

除湿汤

治伤湿吐血。（上三方，并见外因衄血证治）

金屑丹

治三因吐血，及衄血下血，一切血溢妄行。

叶子雌黄

一味，为粗末，入枣肉内，线系定，满着汤煮。用黑锡对雌黄斤两，镕化汁，倾入汤煮一日，添水候冷，取出雌黄洗净，干研为细末，却以煮药枣肉和丸，如梧子大。每服五七丸，黑锡汤服下。

伤胃吐血[①]证治

病者因饮食过度伤胃，或胃虚不能消化，致番呕吐逆物，与气上冲蹶，胃口决裂所伤吐出。其色鲜红，腹绞痛，白汗自流，名曰伤胃吐血。

理中汤

能止伤胃吐血者，以其功最理中脘，分利阴阳，安定血脉。方证广如《局方》，但不出吐血证，学者自知之。

人参　白术　炙草　白姜炒，等分

上剉散，每服四钱，水一盏，煎七分，去滓。无时服。或只煮干姜甘草汤饮之，亦妙。（方见《养生必用》。）

吴鞠堂曰：伤胃吐血，其血必黑。以胃无气管，可以改换血质，故仅有紫血也。学者当以此辨之。又曰：甘草干姜汤，治胃吐血最佳。

肺疽吐血证治

病者因饮啖辛热，热燥伤肺，血得热则溢，因作呕，呕吐出血一合，或半升许，名曰肺疽。伤于腑则属胃，伤于脏则属肺。名以此分，不可不究。

二灰散

治肺疽吐血，并妄行。

红枣和核烧，存性　百药煎煅，各等分

上为末，每服二钱，米汤调下。

折伤吐血证治

病者因坠闪肋，致伤五脏损裂，血出停留中脘，脏热则吐鲜血，脏寒则吐瘀血，如豆羹汁，此名内伤。治之各有方。

① 吴瑞甫旁注：胃血无涎沫，最易分辨。

加味芎藭汤

治打扑伤损，败血流入胃脘，呕吐黑血，或如豆羹汁。

川芎　白芍药　百合水浸半日　当归　荆芥穗等分

上剉散，每服四钱，水盏半，酒半盏，煎七分，去滓。无时服。

折伤瘀血证治

病者有所坠堕，恶血留内，或因大怒，肝血并湿停留，蓄而不散，两胁疼痛，脚善瘈，骨节时肿，气上不下，皆由瘀血在内。治之各有方。

鸡鸣散

治从高坠下，及木石所压。凡是伤损，血瘀凝积，气绝欲死，并久积瘀血，躁烦疼痛，叫呼不得，并以此药利去瘀血。此即推陈致新，治折伤神效。

大黄酒蒸，一两　桃仁三四十粒，去皮尖（刻本，杏仁三七粒）

上为末研细，酒一盏，煎六分，去滓。鸡鸣时服，次日取下瘀血即愈。若便觉气绝，不能言，取药不及，急擘开口，以热小便灌之。

病余瘀血证治

病者或因发汗不彻，及吐衄不尽，瘀血蓄内，使人面黄唇白，大便黑，血弱脚气喘，甚则狂闷，皆瘀血所致。治之各有方。

犀角地黄汤

治伤寒，及温病发汗，而不汗，内蓄为瘀血，及鼻衄吐血不尽，余血停留，致面黄，大便黑。

犀角一两　生地八两　芍药二两　牡丹皮二两

上为散，每服四钱，水一盏半，煎七分，去滓。狂者加大黄二两，黄芩三两。其人脉大来迟，腹不满，自言满，为无热，但依本方，不须加也。

吴黼堂曰：血薄者，多脚肿而喘，非脚气也。若脚气喘闷，则杀人，且狂与闷不同，瘀血与血弱亦不同，不得混视。

汗血证治

病者汗出正赤污衣，名曰汗血。皆由大喜伤心，喜则气散，血随气行。妇人产蓐，多有此证。

葎草汁

治产妇大喜，汗出污衣赤色，及膏淋尿血。
葎草不拘多少
上捣取汁二升，醋二合和，空心饮一杯。或浓煮汁饮，亦治淋沥尿血。

便血证治

病者大便下血，或清或浊，或鲜或黑，或在便前，或在便后，或与泄物并下。此因内外有所感伤，凝停在胃，随气下通，亦妄行之类，故曰便血。

伏龙肝汤

治先便后血，谓之远血，兼治吐衄。
伏龙肝半斤　甘草炙　白术
阿胶　黄芩各三两　干地黄《千金》作干姜
一法，有炮附子三两。
上剉散，每服五钱，水一盏，煎七分，去滓。空心温服。

当归赤小豆散

治先血而后便，谓之近血。
赤小豆五两，浸令芽出，晒干。一法，熬令拆　当归一两
上为末，浆水调服方寸匕，日三四服。

风痢下血证治

病者因风停于肤腠，乘虚入肠胃，风动其血，故便清血，或下瘀血，注下无度，名曰风痢。古方以此为蛊痢，非也。

胃风汤

治大人小儿，风冷乘虚，入客肠胃，水谷不化，泄泻注下，及肠胃湿毒。下如豆汁，或下瘀血，日夜无度。

人参　茯苓　川芎　桂心　当归　白芍　白术等分

上㕮散，每服四钱，水盏半，入粟米百余粒，同煎，煎七分，去滓。空心，稍热服。

料　简

夫便血有肠痔、蛊毒、热痢、酒痢、血枯、肺痿等，别有门类。其如风痢，亦当在痢门，以纯下清血，故附于此，不可不知。

尿血证治

病者小便出血，多因心肾气结所致，或因忧劳房室过度。此乃得之虚寒，故《养生》云：不可专以血得热为淖溢为说。二者皆致尿血，与淋不同，以其不痛，故属尿血。痛则当在血淋门。

发灰散

治小便尿血，或先尿而后血，或先血而后尿，亦远近之谓也。

发灰《本草》云：能消瘀血，通关格，利水，通破症瘕痈肿狐尿，刺尸痓杂疮，疗转胞，通大小便，止咳嗽衄血。

上一味，每用二钱，以米醋二合，汤少许，调服。井花水调亦可，兼治肺疸心衄内崩，吐血一二口，或舌上血出如针孔。若鼻衄，吹内立已。一法，棕榈烧灰，米饮调下，又治大小便血下。一法，同葵子等分为末，米饮调服二钱，治转胞尤妙。

玉屑膏

治尿血，并五淋砂石，疼痛不可忍受者。

黄芪　人参等分

上为末，用萝卜大者，切一指厚，三指大，四五片，蜜淹少时，蘸蜜炙干，复蘸，尽蜜二两为度，勿令焦。炙熟，点黄芪、人参末吃，不以时，仍以盐汤送下。

吴鞠堂曰：吐血下血，乃大症，亦危症也。喉有窍，咳血杀人；肠有窍，下血杀人。治疗不善，往往成肺痨及血薄各症。《三因方》寥寥数则，未可为治此症之准的。唯其尿血、淋血，辨症精切，可以为法。

症瘕证治

症瘕积聚，随气血以分门，故方云：以症瘕属肝部，积聚属脾（一作肺）部，不亦明乎。况七者火数属心，盖血生于心；八者木数属肝，盖血归于肝。虽曰强分理似不混，夫症者坚也，坚则难破；瘕者假也，假物成形。然七症八瘕之名，经论亦不详出，虽有蛟龙、鱼、鳖、肉、发、虱、米等七证，初非定名，偶因食物相感而致患耳。若妇人七症八瘕，则由内、外、不内外因，动伤五脏血气而成。古人将妇人病为痼疾，以蛟龙等为生瘕，然亦不必如此执泥，妇人症瘕，并属血病，蛟龙鱼鳖等事，皆出偶然。但饮食间误中之，留聚腹脏，假血而成，自有活性，亦犹永徽中僧病噎者，腹有一物，其状如鱼，即生瘕也与。夫宿食停凝，结为坯块，虽内外所感不同，治法当以类相从。所谓医者，意也，如以败梳治虱瘕，铜屑治龙瘕，曲蘖治米瘕，石灰治发瘕。如此等类，方论至多，不复繁引，学者可以理解。

大硝石丸

治七症八瘕，聚结坯块，及妇人带下绝产，并欲服丹药，腹中有症瘕者，当先下之。此药但去症瘕，不令人困。

硝石六两　大黄八两　人参三两　甘草三两

上为末，以三年苦酒三升，置铜器中，以竹作准，每一升作一刻，拄器中。先内大黄，常搅不息，使微沸，尽一刻，乃内余药。又尽一刻，极微火熬，使可丸，则丸鸡子黄。若不能服大圆，则作小丸如梧子大，米汤下三十丸，四日一服。妇人服之，或下如鸡肝，或如米泔，正赤黑等三二升。下后忌风冷，自养如产妇。

小三棱丸

治食症、酒癖、血瘕、气块，时发刺痛，全不思食。积滞不消，心腹坚胀，痰逆呕哕，噫酢吞酸，胁肋刺痛，胸膈痞闷，并脾气横泄。

京三棱　蓬莪术各四两　芫花一两，去梗叶

上同入磁器中，用米醋五升浸满，封器口，以炭火煨令干。取出棱术，将芫花以余醋炒，令微焦，焙干为末，醋糊丸如绿豆大。每服十五丸，生姜汤下。妇人血分，男子脾气横泄，肿满如水，用桑白皮煎汤下。

三圣丸

治积年症瘕癖块，诸药疗理不差，至效。

舶上硫黄一两　水银半两　硇砂去砂石，一分

上三物，粗盆内滚研如粉，却入生铁铫内，用文武火熬镕成汁，以火箸搅令匀。停冷刀划下，以纸裹置地坑内，埋一宿，取出，再研细用之。次以：

赤芍药　当归　京三棱　莪术　红花各一分，同用

上剉散，以清酒一升煎，及一半，漉出砂盆内，研，生布绞汁，再熬。放冷，入飞罗，面为糊，搜丸如绿豆大。治因产后伤于饮食，结伏在腹胁，时发疼痛不可忍者，当归浸酒一升，逐渐取酒暖下，七丸，至十丸。每服磨癖块，空心温酒下，三丸至五丸。所余药滓，裂了焙干为末，别入

干地黄半两　真蒲黄　芫花各一分，醋炒焦黄

上为末，如前一般，糊丸如绿豆大。治女人血脏冷气，攻心疼痛，及一切血疾。温酒下十丸。

一握七丸

治脏腑宿蕴，风冷，气血不和，停滞宿饮，结为症瘕坯块，及妇人血癥，肠胃中寒，饮食不下，咳逆胀满，及下痢赤白，霍乱转筋，及踒躃拳挛，腰脊脚膝疼痛，行步不能。常服健脾暖胃，坚骨强阳。

神曲半斤，炒黄　大附子二枚，制　炙草二两

上为末，蜜丸，每服以左手一握，分作七丸，细嚼一丸。米饮下。

妙应丸

治诸脏气虚，积聚烦闷，及饮食中蛊毒，并食水陆果蓏子卵入腹，而成虫蛇鱼鳖。或宿食留饮，妇人产后败血不消，女子月水不通，结为症瘕，时发寒热，唇口焦黑，肢体瘦削。嗜卧多，餍食少，腹痛，大便糟粕，变成冷痢。

附子四枚，六七钱重者。生，去皮脐，剜作孔，入硇砂共一两七钱半，面裹煨熟，去面不用

木香炮　荜茇　青皮　破故纸炒，各三两半

上为末，面糊搜丸，如梧子大。每服三十丸，生姜橘皮汤下。泄利米汤下，加至五十丸。

癫痫叙论[①]

夫癫痫病，皆由惊动，使脏气不平，郁而生涎，闭塞诸经，厥而乃成。或在母胎中受惊，或少小感风寒暑湿，或饮食不节，逆于脏气。详而推之，三因备俱，风寒暑湿，得之外；惊恐震慑，得之内；饮食饥饱，属不内外。三因不同，忤气则一，传变五脏，散及六腑，溢诸脉络。但一脏不平，诸经皆闭，随其脏气症候，殊分。所谓象六畜，分五声，气色脉证，各随本脏所感所成，而生诸症。古方有三痫、五脏痫、六畜痫，乃至一百二十种痫，以其禀赋不同，脏腑强弱，性理燥静，故诸证蜂起。推其所因，无越三条，病由都尽矣。

癫痫证治

病者旋晕颠倒，吐涎沫，搐搦腾踊，作马嘶鸣，多因挟热着惊，心动胆慑，郁涎入心之所致也，名曰马痫。以马属在午，手少阴君火主之，故其病生于心经。病者晕眩，四肢烦疼，昏闷颠倒，掣纵吐沫。作羊叫声，多因少小脐疮未愈，数洗浴，湿袭脾经之所致也，名曰羊痫。以羊属未，坤位，足太阴湿土主之，故其病生于脾经。病者昏晕颠倒，两手频伸，叫作鸡声，须臾即醒，醒后复作。多因少小燥气伤胃，烦毒内作，郁涎入胃之所致也，名曰鸡痫。以鸡属酉，足阳明燥金主之，故其病生于胃经。病者眩晕颠倒，眼目相引，牵纵急强，作猪叫鸣，吐涎沫，食顷方已。多因少小吐利挟风之所致也，名曰猪痫。以猪属亥，手厥阴心包风木主之，故其病生于右肾经。病者眩晕颠倒，目反口噤，瘈纵吐沫，作牛吼声。多因少小湿伤肺，涎留肺系，遇燥热则发，名曰牛痫。以牛属丑，手太阴湿土主之，故其病生于肺经。

六珍丹

治风痫失性，颠倒欲死，或作牛吼、马嘶、鸡鸣、羊叫、猪嗥等音声，腑脏相引，气争掣纵，吐沫涎流，久而方苏。

通明雄黄　叶子雌黄　木钴珍珠各一两

铅二两，熬成屑　丹砂半两　水银一两半

① 吴瑞甫旁注：癫痫皆神经病，有虚实二种，旧法多分名目，未见精切，徒令读者目迷五色耳。

上研极细，令匀，蜜丸如桐子大。每服三丸至五丸，姜枣汤下。须捣二三万杵，方可丸。

砚 丹

治五痫百痫，不问阴阳冷热。

虢丹 晋矾各一两

上用砖凿一窠，可容二两许，先安丹在下，次安矾在上，以白炭五斤，煅令炭尽。取出细研，以不经水猪心血为丸，如绿豆大。每服十丸至二十丸，橘皮汤下。

大镇心丹

治一百二十种癫痫惊狂，妄语颠倒，昏不知人，喷吐涎沫，及治心惊胆寒，清清不睡，或在胁偏疼。

辰砂用黄松节，久煮 龙齿用远志去苗，浸醋煮

上只取辰砂、龙齿，各等分为末，猪心血为丸，如鸡豆大。每服一丸，以麦门冬叶、绿豆、灯心、生姜、白蜜，水煎豆熟为度，临卧咽下。小儿磨化半丸，量岁数与之。

蛇黄丹

治五脏六腑，诸风痫癫，掣纵，吐涎沫，不识人，及小儿急慢惊风。

蛇含石四个，建盏内煅红，以猪胆汁一盏，淬干 天南星炮

白附子 辰砂另研 麝香另研，各半两

上为末，糯米和为丸，如桐子大，每服温汤磨化一丸，量大小与服。大人嚼三五丸，温酒、米汤任下。

凡 例

夫五痫合属五脏，而无肾有胃者，以肾属鼠，非畜养物，神无主治，故不作痫。胃属鸡，系六畜物，故有象。兼胃为五脏海，非他腑比，又犬属戌，手少阳小肠经主之，虽属六畜，初无犬痫者，以辰戌为魁罡四杀没处，不兴痫象。古方类例，未之究也，学者宜知之。

吴黼堂曰：古之治癫痫者，无必效之方。徐灵胎曾云：此症重者难愈，轻者仅能有效。不知此乃科学未发明时代使然也。近人试验，颇有效方。中

医药用狼心，西医药用精锜，可以愈之。第病属顽疾，须服两三月乃痊耳。又曰：此脑脊髓病也，难全治者亦有之。

狂证论

夫三阳并三阴，则阳虚而阴实，故癫。三阴并三阳，则阴虚而阳实，故狂。论曰：阳入阴，其病静；阴入阳，其病怒。怒则狂矣，病者发狂，弃衣奔走，或自称神圣，登高笑歌，逾墙上屋，所至之处，非人所能。骂詈妄言，不避亲属，病名曰狂。多因阳气暴折，蓄怒不决之所致，故经曰：阳明常动，太阳少阳不动，不动而动，为大疾。此其候也。

镇心丹

治心气不足，病苦惊悸，自汗，心烦闷，短气，喜怒悲忧，悉不自知。亡魂失魄，状若神灵所凭，及治男子遗泄，女子带下。

光明辰砂研　白矾煅汁尽，等分

上为末，水丸如鸡头大，每服一丸，煎人参汤化下。食后服。

大补心丹

治忧思愁虑过度，致神志不宁，魂魄失守，虚阳外泄，则自汗呕吐。泻利频数，诸阴不生，则语言重复，忪悸眩晕。兼治大病后，虚烦不得眠，羸瘦困乏，及妇人胎前产后，悉能主之。常服，安心神，调血脉，镇惊补虚。

黄芪蜜炙　茯神　人参　酸枣仁炒　地黄　熟节各一两

五味子　柏子仁别研　远志去心，炒，各半两

上为末，蜜丸如桐子大，用辰砂为衣，每服三十丸，米汤、温酒任下。盗汗不止，麦面汤下；乱梦失精，人参龙骨汤下；卒暴心痛，乳香汤下；肌热虚烦，麦门冬汤下；吐血，人参卷柏汤下；大便下血，当归地榆汤下；小便血尿血赤，茯苓汤下；中风不语，薄荷牛黄汤下；风痫涎潮，防风汤下。

矾　丹

治狂证亦妙。（方见癫痫门）

凡伤寒阳毒，及蓄瘀血，皆发狂。各见本门。

吴鞠堂曰：治狂以下剂为主，礞石滚痰丸，用之多效。若虚狂，则大补心汤为合。

九痛叙论

夫心痛者，在方论则曰九痛。《内经》则曰举痛，一曰卒痛。种种不同，以其痛在中脘，故总而言之，曰心痛。其实非心痛也，若真心痛，则手足青至节。若甚者，旦发夕死，夕发旦死，不在治疗之例。方中所载者，乃心主包络经也。若十二经络，外感六淫，则其气闭塞，郁于中焦。气与邪争，发为疼痛，属外所因。若五脏内动，汩以七情，则其气痞结，聚于中脘，气与血搏，发为疼痛，属内所因。饮食劳逸，触忤非类，使脏气不平，痞隔于中，饮食遁疰，变乱肠胃，发为疼痛，属不内外因。治之当详分三因，通中解散，破积溃坚，随其所因，无使混滥。依经具录诸证，以备治法云尔。

外所因心痛证治

足厥阴心痛，两胁急引，小腹连阴股，相引痛于心，主心痛彻背，心烦，掌中热，咽干，目黄赤，胁满；足太阴心痛，腹胀满，涩涩然，大便不利，膈闭咽塞；手太阴心痛，短气不足以息，季胁空痛，遗失无度，胸满烦心；足少阴心痛，烦剧面黑，心悬若饥，胸满，腰脊痛。背输诸经心痛，心与背相引，心痛彻背，背痛彻心；诸腑心痛，难以俯仰，小腹上冲，卒不知人，呕吐泄泻。此皆诸俞诸腑诸经涉邪所致，病属外所因。

内所因心痛证治

肝心痛者，色苍苍如死灰状，终日不得太息；真心痛者，手足青至节，旦发夕死，夕发旦死；脾心痛者，如针锥刺其心腹，蕴蕴然气满；肺心痛者，若从心间起，动作痛益甚，色不变；肾心痛者，与背相引，善瘈如物从后触其心，身伛偻；胃心痛者，腹胀满不下食，食则不消。皆脏气不平，喜怒忧郁所致，属内所因。

不内外因心痛证治

久积心腹痛者，以饮啖生冷、果食中寒，不能消散，结而为积，甚则数日不能食。便出干血，吐利不定，皆由积物客于肠胃之间，遇食还发，作积心痛，及其脏寒生蛔致心痛者。心腹中痛，发作肿聚，往来上下，痛有休止，腹热涎出，病属不内外因。方证中所谓九种心痛，曰饮，曰食，曰风，曰冷，曰热，曰悸，曰虫，曰注，曰去来痛者，除风、热、冷属外所因，余属不内外因。更有妇人恶心，血入心脾经，发作疼痛，尤有甚于诸痛，更有卒中客忤鬼击尸疰，使人心痛，亦属不内外因。

三因心痛总治①

蜜附汤

治心腹疼痛，或吐或泄，状如霍乱。及疗冒涉湿寒，贼风入腹，拘急切痛。

附子生，去皮脐，切作四片，以白蜜煎，令附子变色。以汤洗去蜜，切半两

桂心　芍药各三分　甘草炙，四两

上剉散，每服四大钱，水一盏，姜五片，枣二枚，煎七分，去滓。食前服。大便秘结，入白蜜半匙同煎。

麻黄桂枝汤

治外因心痛，恶寒发热，内攻五脏，拘急不得转动。

麻黄去节，汤洗，焙干　桂心　细辛去苗　白芍　干姜炮

炙草各三分　半夏汤洗七次　香附炒，去皮，各半两

上剉散，每服四大钱，水一盏，姜五片，煎七分，去滓。食前服。大便秘，入大黄，如博棋大两枚，煎。

加味小建中汤

治心腹切痛不可忍，按轻却痛，按重则愈，皆虚寒证。服热药并针灸，不差者，此药主之。

桂心三分　炙草半两　白芍一两半　远志肉半两

上剉散，每服四大钱，水一盏半，姜五片，枣一枚，煎七分，去滓。入饧糖一块，如皂荚子大，煎令镕。食前温服。

---

① 吴瑞甫旁注：统阅诸方，皆治寒痛之法为多，而热痛、积痛、水饮痛并不列入。诸痛以热积、水饮最居多数，此独遗漏，殊不可解，岂时代不同使然耶？阅者疑之。

鸡舌香散

治心腹卒痛，安胃进食，调冷热，定泄泻，老少用之，皆通。

丁香一百枚　炙甘草半两　良姜一两　白芍二两

上为细末，每服二钱匕，陈米饮调下。空心，食前服。王启玄子序云：初余为禁队，因此证处与御医使令施用，后至富贵，乃由此始。

诃子散

治心脾冷痛不可忍，一服见效。及老幼霍乱吐泻，其效如神。

诃子炮，去核　炙草　厚朴姜汁制　炮姜　草果去皮

陈皮　良姜炒　茯苓　神曲炒　麦芽炒，各等分

上为末，每服二钱，候发刺不可忍时，用水一盏，煎七分，入盐服。如欲速，则盐点。

九痛丸

治九种心痛，虫痛、疰痛、风痛、悸痛、食痛、饮痛、冷痛、热痛、往来痛，兼治卒中恶，腹胀满痛，口不能言。又治连年积冷，流在心胸，并冷肿痛，上气，落马堕车瘀血等疾。

附子制三两　狼毒炙香　巴豆去皮心膜，炒，淬，一两　人参　炮姜

吴茱萸浸，洗，炒，各一两

上为末，炼蜜丸如桐子，每服三丸，空心温酒下。卒中恶，心痛不能言，服三丸。

苏合香丸

治传尸、骨蒸、殗滞、肺痿、疰忤、鬼气、卒心痛、霍乱、吐利、时气、鬼魅、瘴疟、赤白暴利、瘀血、月闭、痃癖、丁肿、惊痫、鬼忤中人，小儿吐乳，大人狐狸等病。

苏合香油入安息香内，一两　薰陆香别研　龙脑各一两　白术

朱砂水飞　安息香别研末，用无灰酒一升，熬膏　青木香　丁香

白檀香　沉香　乌犀镑　香附去毛　诃子煨去棱　麝香　荜茇

上为末，用安息香等膏，同炼蜜旋丸如梧子大，早朝用井花水，温冷任意化下四丸。老人小儿，温酒化亦得。辟邪用腊纸裹一丸，如弹子大，缝袋盛带之。

撞气阿魏丸

治九种心痛，五种噎疾，痃癖气块，冷气攻刺，及脾胃停寒，胸满膨胀，腹痛肠鸣，呕吐酸水，丈夫小肠气，妇人血气血刺等疾。

阿魏二钱半，酒浸一宿，以面为糊　胡椒二钱半　甘草　茴香炒

川芎　青皮　陈皮　丁香皮炒　莪术炒，各一两　砂仁　桂心

白芷炒，各半两　生姜四两，切作片，用盐一两，淹一宿，炒黑

上为末，阿魏糊为丸，如鸡头大。每药一斤，用朱砂七钱为衣，丈夫气痛，炒姜盐汤下，二丸至三丸。妇人血气，醋汤下。常服，茶酒任下二丸，并食前细嚼咽。

仓卒散

治气自腰腹间，挛急疼痛，不可屈伸。腹中冷重如石，痛不可忍，自汗如洗，手足冰冷，久不差，垂死者。又治胸痞切痛。（方见前第七卷疝气门）

失笑散（见前疝门）

吴鞠堂曰：《三因方》于九种心痛，覙列各病证，与科学所发明之心痛、心包痛，往往不能符合。西法所言之心痛有三种：一心脏内膜炎，二心脏痉挛，三心包炎是也。心膜炎病状，舌干燥被苔，脾肿，发间歇热及稽留性热，并蔷薇疹，乃属于传染病之一种；心脏痉挛，为心脏起收缩性，剧痛波及肩胛颈，及上膊呈胸窄状，自觉症苦闷，颜面失色，自汗手足冷，脉绝；心包炎，发暴恶寒，心悸发热，脉搏增加，心部隐痛。此皆心痛之外候也。《三因方》心痛各病状，确系心痛者有之，与胃痛夹杂不清者亦有之。第方中如苏合香丸、阿魏丸，皆有安脑行气之药，除热痛而外，多合用也。

卷 十

劳瘵叙论

夫骨蒸、殗殜、复连、尸疰、劳疰、虫疰、毒疰、热疰、冷疰、食疰、鬼疰等，皆曰传尸者，以疰者注也。病自上注下，与前人相似，故曰疰。其变有二十二种，或三十六种，或九十九种，大略令人寒热盗汗，梦与鬼交，遗泄白浊，发干而耸，或腹中有块，脑后两边有小结核，一连数个，或聚或散，沉沉默默。或咳嗽痰涎，或咯脓血，如肺痿肺痈状。或复下痢，羸瘦困乏，不自胜持，积月累年，以至于死。死后乃疰易傍人，以至灭门者有之。更有飞尸、遁尸、寒尸、丧尸、尸疰等，皆谓之五尸，及大小附着等证，不一。知其所苦，无处不恶，乃挟诸鬼邪而害人。以三因收之，内非七情所忤，外非四气所袭，虽若丽乎不内外因，奈其证多端传变迁移，难以推测。故自古及今，愈此病者，十不得一，所谓狸骨、獭肝、天灵盖、铜镜鼻，徒有其说，未尝见效。惟膏肓俞崔氏穴若闻早灸之可痊，若几于晚，亦不济也。近集得经效方，有人服之颇验，谩录于下，余阙以俟明哲。

劳瘵诸证

病者憎寒发热，自汗面白，舌干口苦，精神不守，恐畏不能独卧，其传在肝病者；憎寒发热，面黑鼻燥，忽忽喜忘，大便苦难，或复泄泻、口疮，其传在心病者；憎寒发热，面青唇黄，舌本强，不能咽，饮食无味，四肢羸瘦，吐涎沫，其传在脾病者；憎寒发热，面赤鼻白，干燥毛折，咯嗽喘急，时吐白涎，或有红线，其传在肺病者；憎寒发热，面黄，耳轮焦枯，骺骨痟痛，小便白浊，遗沥，胸痛，其传在肾。所谓劳蒸者，二十四种，随证皆可考寻。毛折发焦，肌肤甲错，其蒸在皮外；人觉热，自反恶寒，身振瞤剧，其蒸在肉；发焦鼻衄，或复尿血，其蒸在血；身热烦躁，痛如针刺，其蒸在脉；爪甲焦枯，眼昏，两胁急痛，其蒸在筋；版牙黑燥，大杼酸疼，其蒸在骨；背膂疼痛，骺骨酸嘶，其蒸在髓；头眩热闷，口吐浊涎，眼多眵，其蒸在脑。男子失精，女子白淫，其蒸在玉房；乍寒乍热，中脘与膻中烦闷，其蒸在三焦；小便赤黄，凝浊如膏，其蒸在膀胱。

传道不均，或秘或泄，腹中雷鸣，其蒸在小肠；大腹隐痛，右鼻干疼，其蒸在大肠；口鼻干燥，腹胀，睡卧不安，自汗出，其蒸在胃；口苦耳聋，胁下痛，其蒸在胆。里急后重，肛门涩闭，其蒸在回肠；小腹疠痛，筋脉纵缓，阴器自强，其蒸在宗筋；眼昏泪下，时复眩晕，躁怒不常，其蒸在肝；舌焦黑，气短烦闷，洒洒淅淅，其蒸在心；唇干口疮，胸腹胀闷，恶寒不食，其蒸在脾；咳嗽喘满，吐痰咯血，声嘶音哑，其蒸在肺；耳轮焦枯，脚气酸痛，起居不得，其蒸在左肾。情想不宁，无故精泄，白物绵绵而下，其蒸在右肾；心主胞络，心膈噎塞，攻击疼痛，俯仰烦冤，其蒸在膈。诸证虽曰不同，其根多有虫，啮其心腹，治之不可不绝其根也。

劳瘵治法

取劳虫方

青桑枝　柳枝　石榴皮

桃枝　梅枝各七茎，各长四寸许　青蒿一小把

上用童便一升半，葱白七茎，去头叶，煎及一半，去滓，别入安息香、阿魏各一分。再煎至盏，滤清，调硃砂末五分，槟榔一分，麝香一字，分作二服，调下。五更初一服，五更三点时一服，至巳时必取下虫，红色者可救，青者不治。见有所下，即进软粥饭，温暖将息，不可用性，及食生冷毒物。合时须择良日，不得令猫犬孝服秽恶妇人见。

神授散

治诸传尸劳气，杀虫，方得之于清源郡王府。

川椒二斤，去目并合口者，炒出汗

上为末，每服二钱，空心米汤下。须痹闷晕，少顷如不能禁，即以酒糊为丸如梧子大，空心服三五十丸。昔人尝与病劳妇人交，妇人死，遂得疾，遇一异人云：气已入脏，遂与此方。急合服二斤，其病当去。如其言服之，几尽，大便出一虫如蛇，自此遂安。续有人服之，获其效者多矣。

润神散

治劳瘵，憎寒发热，口干咽燥，自汗，疲剧烦躁。

人参　黄芪　麦门冬　桔梗　炙草各等分

上为末，每服二钱。自汗加小麦，入淡竹叶同煎。

温金散

治积劳咳嗽，喘闷咯痰，其中有血。

杏仁去皮尖，以五味各一两，米泔浸一宿，取出晒干，略炒

麦冬一分去心　桑皮　茯神半两　防风　黄芩　甘草各五钱

上为末，每服二钱。入黄蜡一片，如指大，同煎七分，食后热服。

蛤蚧散

治积劳久嗽，失音。

蛤蚧一对，去口足，水浸，去膜，刮了血脉，用好醋炙　诃子煨，去核

阿胶炒　熟地　麦冬去心　细辛去苗　甘草炙，各五钱

上为末，蜜丸，皂荚子大，每服一丸。含化，不拘时服。

苏合香丸

治传尸骨蒸、殗滞、肺痿、疰忤、鬼气、心痛、霍乱、时气、瘴疟等方。（方见九卷九痛门。）此方盛行于世，大能安气却外邪，凡病自内作，不晓其名者，服之皆效。最治气厥，气不和，吐利，荣卫关格，甚有神效。

吴黼堂曰：瘵疾乃肺痨病之重者。我国此症最多，宜讲求消弭于未病之先。若病已深，卢扁莫何矣。

疰忤中恶证治

病者卒中恶，心腹胀满，吐利不行，如霍乱状，世所谓中恶是也。由人精神不全，心志多恐，遂为邪鬼所击。或复附着，沉沉默默，寝寐谵语，诽谤骂詈，讦露人事，不避讥嫌，口中好言未然祸福，及至其时，毫发无失。人有起心，已知其肇，登高涉险，如履平地。或悲泣呻吟，不欲见人，其状万端，如醉如狂，不可概举。此皆鬼神及诸精魅，附着惑，人或复触犯忌讳，土地神灵，为其所作，非有真实。但随方俗考验治之，方例于后。

还魂汤

治卒中恶，感忤鬼击飞尸，诸奄忽气绝，无复知觉。或已死绝，口噤不开，去齿下汤。或汤入口不下者，分病人发，左右捉踏肩引之，药下复增，取

尽一升，须臾立苏。

麻黄三两，去节煮过　桂枝去皮，二两，一方用桂心

甘草一两　杏仁去皮尖，二百五十粒

上剉散，每服四钱，水盏半，煎七分，去滓。无时服。

桃奴丸

治心气虚，有热，恍惚不常，言语错乱，尸疰客忤，魇梦不祥，小儿惊痫，并宜服之。

桃奴七枚，另研　朱砂五钱，另研　牛黄　龙脑各一分，各另研

桃仁十四粒，去皮尖，面炒，别研　生玳瑁镑，一两

雄黄桃叶煮水，飞，三分　黑犀镑，五钱　琥珀三分，另研

麝香别研，一分　安息香一两，以无灰酒洗去砂，用银器，入桃仁、琥珀熬膏

上各为末，入前膏捣，丸如芡实大，阴干，入磁器中，封闭静室安置。每服人参煎汤，研下一丸，食后临卧服。

苏合香丸

治卒中恶，忤疰。（方见九痛门）

吴鞠堂曰：桃奴方、苏和香丸皆通神辟秽之品，以治疰忤中恶，殊有用处。

蛊毒叙论

江南闽中山间，人以蛇虺、蜈蚣、蚰、虾蟆等百虫，同器畜之，使其自相食啖，胜者为灵以事之。取其毒，杂以果饮食之中以害人，妄意要福，以图富贵。人或中之，证状万端，如治百蛊说或年岁闻人多死。又有人家香火，伏侍如家先者，亦谓之蛊，能病人，世谓之蛊注。以姓类属五音，谓之五蛊。此皆边鄙邪僻之地，多有此事，中都则蔑闻也。

中蛊证治

夫中蛊毒者，令人心腹绞痛，如有物啮，吐下血，皆如烂肉。若不急治，食人五脏即死。验病人，令唾涎水中，沉者即是中蛊。有人行蛊毒以害人，

若欲知其姓名者，以败鼓皮烧作末，饮服方寸匕，须臾自呼蛊家姓名，可语令呼唤将去则愈。治之亦有方。

丹砂丸

治蛊毒，从酒食中下蛊者，方端午日合。

辰砂　雄黄各另研，水飞　赤足蜈蚣　续随子各一两　麝香一分

上为细末，糯米饮为丸，鸡豆大。若觉中毒，即以酒下一丸。蛇蝎所螫，醋磨涂之。

凡　例

凡诸蛊，多是假蛊毒，药以投之。知时宜者，煮大豆、甘草、荠苨汁饮之，通除诸药毒。

矾灰散

治中诸毒物。

晋矾　建茶各等分

上等分为末，每服三钱，新汲水调下，得吐即止。未知，再作。

解毒丸

治误食毒草，并百物毒，救人不致死。

贯仲去土　青黛研　甘草各一两　板蓝根四两，洗，日干

上为丸，蜜丸桐子大，以青黛别为衣。如稍觉精神恍惚，恶心，即是误中诸毒，急取药十五丸，嚼烂，用新汲水，送下即解。此方传自异人，京师陈道士，用水浸，炊饼为丸，尤妙。三五丸亦解暑毒。

青黛雄黄丸

治始觉中毒，及蛇虫咬。痈疽才作，即服此，令毒气不聚。

上好青黛　雄黄等分

为末，新汲水调下二钱。

料　简

凡中毒嚼生黑豆不知腥气，嚼白矾味甘者，皆中毒无疑。

蛇虫伤治法

白芷散

治恶蛇咬伤，顿仆不可疗者。
香白芷
为末，水调下。顷刻咬处出黄水，尽消肿，皮合。

白矾半夏散

治蝎螫，痛不可忍。
白矾　半夏等分
为末，酽醋调贴。
吴鞠堂曰：此风五十年来绝少，但存其方法可耳。

五绝治法

凡魇寐、产乳、自缢、压、溺五者，令人卒死，谓之五绝。

半夏散

半夏汤洗去滑，洗七次
为末，吹鼻中大豆许，立苏。但心头温者，一日可治。
此方治魔寐卒死及为墙屋竹木所压，水溺、金疮卒致闷绝，及产妇恶血冲心，诸暴绝症。

牡丹散

治产妇产后，血晕闷绝。若口噤，则拗廾灌之，必效。（刻本，方见妇人门）
丹皮　大黄　芒硝各一两　冬瓜子半合　桃仁二十七粒，去皮尖上㕮咀，每服五钱，水三盏，煎盏半，去滓，入芒硝，再煎。分二服。

救自缢法

徐徐抱解，不得截绳，上下安被卧之，一人以脚蹈其两肩，手少挽其发，常弦弦勿纵之。一人以手按胸上，数动之；一人摩，将臂胫屈伸之。若已强，但渐屈之，并按其腹，如此一炊顷，气从口出，呼吸眼开，而犹引按莫置，亦勿苦劳之。须臾可少桂汤及粥清含与之，令喉渐濡，渐渐能咽，乃稍稍止。耳外，令两人以管吹其两耳弥好。此法最善，无不活者，自旦至暮，虽冷亦可活。暮至旦，少难。

吴黼堂曰：此法不止可治自缢，凡暴病中毒，心之行血将停，皆可用之。急救善法，莫逾于此也。屈伸臂胫，可以舒展肺气，俾心经行血功用得以复元。西人用麻醉药致碍及心者，其急救亦用此法。一炊顷而气从口出，呼吸眼开，余亲见其有此效力也。此种手术，至为简便。中医舍开方而外，都不讲求，抑何医术之日陋耶？

救压死方

以死人安着，将两手袖掩其鼻口眼上，一食顷即活眼开，乃与热小便。若初觉气绝，而不能言，可急劈开口，以热小便灌之。打扑闷绝者，亦可用此。

夫压死折伤，惟礼法君子，守严堂垂墙之戒，固无是事。然安车良马，时有跌足奔轮，步砌临流未免虚舟飘瓦，况行商征贾，捕猎渔人，涉历既多，不测尤甚。其如冤仇加害，凶险劫持，打扑金疮，皆致夭枉，治之不可不急也。

鸡鸣散

治从高坠下，及木石所压，凡是伤损、瘀血凝积，气绝欲死，并久积瘀血，烦躁疼痛破肿，叫呼不得，并以此药，利去瘀血即愈。此药能推陈致新。（刻本，方见折伤门）

大黄一两，酒蒸　桃仁三四十粒，去皮尖

上研细，酒一盏，煎六分，去滓，鸡鸣时服，次日取下瘀血即愈。若气绝不能言，取药不及，即劈开口，以热小便灌之。

大岳活血丹

治男子、妇人外伤内损，狗咬虫伤，驴马扑坠，手足伤折，一切疼痛，腹中瘀血，刺胁筑心，及左瘫右痪，走注疼痛，痈肿痔漏，妇人冷气入腹，血脉不通，产后败血灌注，四肢吹妳肿痛，并宜服之。

花桑枝取臂大者，炭火煅末，烟尽，淬于米醋中，取出焙干，一斤

大黑豆一斤，去皮，焙干　乱发二斤，煅存性

京墨半斤，以一半，用萆麻子三两研细，涂墨上，涂尽，薄纸裹黄泥济合，令干，火煅通红，冷地盖去火性，以一半醋化硇砂二两涂尽，炙干

栗楔一斤，栗蒲中心扁者，薄切，晒干

乳香四两，细研，入米醋一碗，熬膏

皂角刺一斤，烧通赤，淬梁醋内，焙干

上以六味为末，入乳香膏内，和杵三千下，丸如弹子大，如膏少，加醋糊。痛甚者，一服一丸，轻者半丸，以无灰酒一盏，乳香一豆大，先磨香尽，次磨药尽，煎三五沸，临卧时温服，以痛处就床卧。如欲出汗，以被服之，仍以药涂伤损处。忌一切动风物。妇人诸疾，服者用当归一钱，依法煎服，有孕勿服。

接骨散

治跌扑手脚，胫骨脆折。

水蛀

不拘多少，于新瓦上，熬令黄香，熟勿太过，为末。每服一钱，热酒调入麝香半钱。折处不可手触，药行良久，觉痛折处渐痒，如蚁嚼之，遂要人捻揉。骨折处相接，用杉木夹缚二三日，去之，骨全矣。

花蕊石散

治一切金疮，打扑伤损，猫犬咬伤。（刻本，方见失血门）

花蕊石一斤，研细　上色硫磺四两，研细

上二味拌匀，入藏瓶中，以纸筋捣黄泥固济，候干，焙令热透。以砖衬瓶底，用白炭十斤，顶上发火，烧炭尽，候冷取出，再研极细。诸脏伤，及妇人产后，瘀血不行，并用童便湿酒，调下一二钱匕，取去瘀血即效。

吴黼堂曰：活血行瘀接骨诸方，皆奇效。方法既纯，功力亦厚。

白芨散

治鼻衄即止。(二方已见前鼻衄门,不拘多少为末,水调涂纸花上,贴鼻窾中,不赘录。)

救溺死法

灶中灰

二石,急将溺者埋灶灰中,从头至足。水出七孔,即活。

惊悸证治

夫惊悸与忪悸二证不同,惊悸则因事有所大惊,或闻虚响,或见异相,登高涉险,梦寐不祥,惊忤心神,气与涎郁,遂使惊悸,名曰心惊胆寒。在心胆经,属不内外因,其脉必动。忪悸则因汲汲富贵,戚戚贫贱,久思所爱,遽失所重,触事不意,气郁涎聚,遂致忪悸。在心脾经,属意思所主内所因,或冒寒暑,闭于诸经,令人忽忽,若有所失,恐惧如人将捕,中脘忪悸。此乃外邪,非因心病,况五饮停蓄,闭于中脘,最使人忪悸。治属因饮家,除饮悸与内外因,所治各见本门。惊悸治方,备列于后。

温胆汤

治心胆虚怯,触事易惊,或梦寐不祥,或见异物,致心惊胆慑,气郁生涎,涎与气搏,变生诸症。或短气悸乏,或复自汗,四肢浮肿,饮食无味,心虚烦闷,坐卧不安。

半夏汤洗七次　枳实　竹茹　炙草各二两　茯苓一两半　橘皮三两

上为散,每服四钱,加生姜五片,枣一枚,同煎七分,去滓。食前服。

镇心丹

大治惊悸。(刻本,方见癫痫门)

辰砂用黄松节酒煮　龙齿用远志苗,同浸醋煮

上二味,等分为末,猪心血为丸,如芡实大。每服一丸,麦冬、绿豆、灯心、生姜白蜜水煎,豆熟为度,临卧咽下。小儿磨半丸。

定志丸

治心惊胆慑。（刻本，方见健忘门）

远志姜汁盐炒　菖蒲　茯苓　茯神　人参各二两

上为末，蜜丸桐子大，朱砂为衣，米汤下五十丸。

寒水石散

治因惊心气不行，郁而生涎，涎结为饮，遂为大疾。忪悸损懮，不自胜持，少小遇惊，尤宜服之。但中寒者不宜服。

寒水石煅　滑石水飞，各一两　甘草一钱

上为末，每服二钱，热则新汲水下。怯寒则煎姜枣汤下。入龙脑少许，尤佳。小儿量年岁与之。

吴鞠堂曰：惊悸以神经衰弱及贫血病为多。而茶酒滥者次之。

自汗证治

夫自汗，多因冒风伤暑，及喜怒惊恐房室虚劳，皆能致之，无问睡醒，津津自出，名曰自汗。或醒着汗出，名曰盗汗，或云寝汗。若其饮食劳碌，负重涉远，登高疾走，因动汗出，非自汗也。人之气血，犹阴阳之水火，平则宁，偏则过，阴虚阳必凑，故发热自汗，如水之热而自涌；阳虚阴必乘，故发厥自汗，如水之溢而自流。考其所因，风暑涉外，喜怒惊恐涉内，房室虚劳，涉不内外，理亦甚明。其间如历节、肠痈、脚气、产蓐等病，皆有自汗。治之当推所因，为病源，无使混滥，如《经脉别论》所载，但原其汗所出处，初非自汗证也，不可不知。

正元散

治下元气虚，脐腹胀满，心胁刺痛，泄利呕吐，自汗，阳气渐微，手足厥冷，及伤寒阴证，霍乱转筋，久下冷利，少气羸困，一切虚寒，并宜服之。常服助阳消阴，正元气，温脾胃，进饮食。

人参　茯苓　白术各三两　甘草炙　黄芪一两五钱　乌药

山药姜汁炒　桂心五钱　川芎　干葛各一两　乌头炮，去皮脐，五钱

附子一两　红豆炒　干姜炮　橘皮各三钱

上为末，每服二钱，姜三片，枣一枚，盐少许，煎七分。食前冷服。自汗

加浮麦。

牡蛎散[①]

治诸虚不足，及新病暴虚，津液不固，体常自汗，夜卧即甚，久而不止。羸瘠枯瘦，心忪惊惕，短气烦倦。

牡蛎米泔浸，煅取粉　麻黄根　黄芪各一两

上剉散，每服三钱，浮小麦百粒，同煎。一法，为细末，每服三钱，葱白三寸，煎一盏半，分三服。

麦煎散

治荣卫不调，夜多盗汗，四肢烦疼，饮食进少，肌瘦面黄。

鳖甲二两，醋煮三五十沸，去裙，用醋涂，炙黄

秦艽二两　柴胡各二两　人参　茯苓　干漆炒，烟尽

干葛　川乌炮，去皮脐，各一两　玄参三两

上为末，每服二钱。先用小麦三七粒，煎汤一盏，去麦入药，煎七分，临卧服，或食后服。如久患后，亦宜服此，以其退劳倦，调理经络。

桂枝汤

治伤风自汗。（刻本，方见伤风门）

桂枝　芍药　甘草

加姜三片，枣二枚，煎。

却暑散

治伤暑自汗[②]。（方见伤暑门）

赤茯苓　甘草各四两　寒食面一斤　生姜一斤

上为末，每服四钱，新汲水调下。

防己黄芪汤

治伤湿自汗。（方见伤风湿寒门）

防己四两　黄芪五两　炙草　白术各三两

---

① 吴瑞甫旁注：宜加竹叶、麦冬、浮麦，功力较厚。

② 吴瑞甫旁注：伤暑自汗，亦宜以凉心为主。

上为末，每服四钱，生姜四片，枣三枚，煎服。

温 粉

止汗。

川芎 白芷 藁本各一分 米粉三粉

上为细末，绵裹，扑身上汗出处。

吴黼堂曰：自汗，除亡阳症外，大概属心经有伏火者为多。以汗为心液也，徐灵胎言之详矣。治此症，须清心热，和营血，较有实验。

消渴叙论

夫消渴皆由精血走耗，津液枯乏，引饮既多，小便亦多。真阴衰微，肌肉脱削，诸脉不荣，精髓内竭。推其所因，涉内外与不内外，古方不原病本，但出禁忌，似属不内外因。药中用麻黄、远志，得非内外兼并，况心虚烦闷，最能发渴，风寒暑湿，病能作热，入于肾经，引水自救，皆明文也。不知其因，施治错误，亦医家之大患也，不可不知。

三消脉证[①]

渴病有三，曰消渴、消中、消肾。消渴属心，故烦心，致心火散蔓，渴而引饮，经云：脉软散者，当病消渴。诸脉软散，皆气虚血虚也。消中属脾，瘅热成，则为消中。消中复分为三，有热中，有寒中，强中。寒中阴胜阳郁，久必为热中，经曰：脉洪大，阴不足，阳有余，则为热中。多食数溲，为消中。阴狂兴盛，不交精泄，则为强中。三消病至强中，亦危矣。消肾属肾，盛壮之时，不自谨惜，快情恣欲，极意房帏。年长肾衰，多饵丹石，真气既丧，石气孤立，唇口焦枯，精溢自泄，不饮而利。经云肾实则消，不渴而小便自利，名曰肾消，亦曰内消。

① 吴瑞甫旁注：此症因小便糖质过多，忌食糖及米。

三消治法[①]

真珠丸

治心虚烦闷，或外伤暑热，内积愁烦，酣饮过多，皆致烦渴。口干舌燥，引饮无度，小便或利或不利。

知母一法，一两一钱　川连同上　苦参同上　玄参一法，无此

铁粉研，各一两一分　麦冬去心　花粉各五钱　牡蛎煅，一两一分

朱砂二两，别研　银箔二百片　金箔

一法，有扁豆一两，煮去皮。

上为末，以蜜入生花粉汁少许，丸桐子大，用金银箔为衣，每服二十丸，至三十丸。先用生花粉汁，下一服，次用麦门冬热水下，病退日二服。忌炙煿酒色，次投苁蓉丸补之。

苁蓉丸

苁蓉酒浸　磁石煅，淬　熟地　山萸肉　桂心　山药　牛膝酒浸

茯苓　黄芪盐汤浸　泽泻　远志去心　石斛　覆盆子　萆薢

鹿茸去毛，切，醋炙　破故纸炒　巴戟肉酒浸，去心　五味子

菟丝子酒浸，各五钱　龙骨　附子一只，重六两，炮去皮脐

杜仲去皮，剉姜汁拌炒，去丝，各五钱

上为末，蜜丸桐子大，每服五十丸，空心米饮送下。

姜粉散

治消中，多因外伤瘅热，内积忧思，啖咸食，及面，致脾胃干燥，饮食倍常，不为肌肤。大便反坚，小便无度。

生姜研汁，拌粉　轻粉

上为末，搜匀，每服二钱，长流水调下。齿浮是效，次投猪肚丸补。

附子猪肚丸

附子　槟榔焙，各一两　鳖甲醋炙，一两　当归　知母

---

① 吴瑞甫旁注：三消病，日用冬瓜仁浓煎服之，亦能痊愈。

川楝子剉，一分　木香　秦艽　大黄酒蒸　胆草　白芍

破故纸酒浸，一分　枳壳各五钱

上为末，分作三分，将二分入猪肚内，缝定。另用童便五升，蜜酒三升，同入砂锅内，煮烂捣细。更入一分末，同搜捣为丸，桐子大，温酒、米汤下，五十丸。

乌金散

治热中，多因外伤燥热，内伤用意伤脾，饮啖肥脏，热积胸中，致食数溲，小便过于所饮。亦有不渴，而饮食自消为小便者。

黄丹炒　京墨煅，各一两

上研匀，每服三钱。食后先用水嗽口，待心中热，索水，便以冷水调下。

烂金丸[1]

治热中消渴，止后，将此补精血，益诸虚，解劳倦，去骨节间热，定心强志，安神定魂，固脏腑，进饮食，免生疮疡。

猪肚一只　黄连三两，元本三十两　蜜　生姜各二两，研

先将猪肚净洗，又以葱醋面椒等洗，控干用，前药同水酒，入银石器内，煮半日，漉出黄连，洗出蜜酒令尽，剉研为细末。再用酒调膏，入前猪肚内，缝定，入银石器中，水熬烂，研成膏，搜入下项药。

人参二两　黄芪四两　五味子　山药　杜仲去皮，剉，姜汁炒丝断

石斛　山萸肉　车前　鳖甲醋炙　熟地　新莲肉去皮

当归各二两　槐角子一分　茯苓　磁石煅碎，一两　菟丝子五两

川芎一两　沉香五钱　麝香一钱，别研

上为末，以猪肚膏搜和得所，膏少则添熟蜜，杵千余下，丸桐子大。食前，温酒及糯米汤下五十丸。一法，有白术二两，阳起石一两。

石子荠苨汤

治强中，多因耽嗜色欲，及快意饮食，或服丹石。真气既脱，药气阴发，致烦渴引水，饮食倍常，阴器常兴，不交精出。故中焦虚热，注于下焦，三焦之中，最为难治。

荠苨　石膏各三两　人参　茯苓一作神　花粉　磁石煅，淬

---

① 吴瑞甫旁注：和丸只可用黄连煮膏，不宜用蜜。

知母　干葛　黄芩　甘草各二两

上剉散，用水三盏，猪腰子一只，去脂膜，同黑豆一合，煮至一盏半，去腰子、大豆，入药四钱，煎七分，去滓食后服。下焦热则夜间服，渴止勿服，次投补药。

黄连猪肚丸

治强中消渴，先服石子荠苨汤。病若退，可服此补养。

黄连去须　粱米　茯神一作神　花粉各四两

知母　麦冬去心，各二两

上为末，用猪肚洗净极，入药末，缝定，甑中炊极烂，取去药，别研猪肚为膏。搜前药得所，干添蜜少许，杵数千下，丸桐子大。食前服五十丸。

胡桃丸

治消肾，亦曰内消。多因快情纵欲，极意房中，年少而惧不能房事，多服丹石，及失志伤肾。遂致唇口干焦，精溢自出，或小便赤黄五色浮浊，大便燥实，小便大利，而不甚渴。

茯苓　胡桃肉汤去薄皮，别研

附子一枚，去皮脐，切片，以姜汁一盏、蛤粉一分同煎

上等分为末，蜜丸桐子大，米饮下三五十丸。或为散，米饮汤下，食前服。

古瓦丸

治消肾消中，饮水无度，小便频数。

干葛　花粉　人参　鸡膍胵洗净，焙干

上等分为末，每服二钱，用多年古瓦，碓碎，煎汤下。不拘时服。

鹿茸丸

治失意伤肾，肾虚消渴，小便无度。

鹿茸去毛，切片，三分　麦冬二两，去心　熟地　黄芪　鸡膍胵面炒

苁蓉酒浸　萸肉去心　补骨脂一分　牛膝酒浸　五味子各三分

茯苓五钱　人参三分　玄参五钱　地骨皮五钱

上为末，蜜丸桐子大，空心米饮下，三五十丸。元米汤下。

远志丸

治心肾虚，烦渴引饮，胸中气短，小便自利，白浊遗精。

人参　茯苓　炮姜各五钱　牡蛎煅粉　远志姜汁炒，各一两

上为末，用苁蓉一两，酒熬成膏，搜和丸桐子大。糯米汤下五十丸。

六神汤

治三消渴疾。

莲房　干葛　枇杷叶去毛　炙草　瓜蒌根　黄芪各等分

上剉散，每服四钱，水二盏，煎七分，空心服。小便不利，加茯苓。

童子桑白皮汤

治三消渴病，或饮多利少，或不饮自利，肌肤瘦削，四肢倦怠。常服，补虚止渴利便。

童根桑白皮未移栽者，取根，去粗皮，晒干不焙。刻本谓即未多成者

茯苓　人参　麦门冬去心　干葛　山药　桂心各一两　甘草五钱

煎汤服。

玄兔丸(元本作丹)

治三消渴利神药，常服，固精，止白浊，延年。

兔丝子酒浸软透，乘温焙干，十两

茯苓　新莲肉各三两　五味子酒浸，七两

上为细末，另研山药末六两，将浸药余酒，添酒煮糊，搜和，捣千杵，丸如桐子大。米汤下五十丸，空心，食前服。

梅花汤

治三焦渴利，如神。

糯谷旋炒作爆开　桑白皮等分，厚者切细

上㕮咀，每服一两许，水一大碗，煮取半碗。渴则饮，不拘时。

猪脊汤

治三消渴疾。

大枣四十九枚，去皮核　新莲肉四十九粒，去心

西木香钱半　炙草二两

上用雄猪脊筋一尺二寸，以水五碗，于银石器中，同煎。去滓，取汁一碗，空服任意呷服。忌生冷盐藏等物，以滓减去甘草一半，焙干为末，米汤调服，无时。

八味丸

治消渴小便多，以饮水一斗利小便反倍之。

熟地八两　山药　山萸肉各四两　茯苓　丹皮　泽泻各三两

肉桂　附子制，各一两

上为末，炼蜜为丸，每服五十丸，米饮下。食前服。

文蛤散

治渴欲饮水不止。

文蛤即五倍子，最能回津，《本草》在海蛤文甚失其性，识者当自知之

上为末，以水饮任意调方寸匕，不以时服。

乌梅木瓜汤

治酒食过度，中焦蕴热，烦渴枯燥，小便反多，遂成消中。兼治瘴渴。所谓瘴渴者，北人往南方瘴地，多此疾。

干木瓜　乌梅打破，不去仁　麦冬炒　草果去皮，炒　甘草各五钱

上剉散，每服四钱，水二盏，姜五片，煎七分，去滓。不以时服。

羊乳丸

治岭南山瘴气风热毒，气入肾中，变寒热脚弱虚满而渴。

黄连不拘多少，为末　生花粉汁　生地汁

羊乳无羊乳，以牛乳人乳代，亦得

上为丸，米饮下三五十丸。一法，浓煎小麦粥，饮下。

渴疾，有人依山谷方，单用兔丝子，酒浸炒服，甚效。又方，用黄芪六两，甘草一两，作六一汤，服之尤效。又云：渴人病愈，须防发痈疽，宜服忍冬汤。

忍冬丸

忍冬花不拘多少，根花茎叶皆可用。一名老翁须，一名蜜啜花，一名金银花，以洗净用之

上以米曲酒入瓶内浸，用糠火煨。一宿取出，晒干，入甘草末少许，即以所浸酒为糊，丸桐子大，每服五十丸，至百丸。酒饮任下，不以时。此药不特治痈，亦能止渴，并五痔诸漏。

麦门冬煎

治诸渴。

麦冬去心　人参　黄芪各二两

茯苓　山萸　山药　桂心各一两　黑豆三合，煮去皮，另研

上为末，用生地汁二碗，牛乳二盏，熬为膏，丸如桐子大。每服用大麦煮饮，下五十丸。

竹龙散

治酒渴。

五灵脂五钱　黑豆五钱，生去皮

上为末，煎冬瓜仁，调下二钱。

澄源丹

治三消渴疾，神效。

牡蛎煅粉　苦参　蜜陀僧　知母　花粉一两五钱

水银以白蜡五分炒结砂子各一两　黄丹与水银炒，同研，一两

上为末，男子用雌猪肚一个，女子用雄猪肚一个，入药在内，以线缝定，用绳缚贮新砖上，别用生花粉半斤，切碎同煮。早辰至午时，取药出，不用花粉，只研烂猪肚，和药为丸，如桐子大。每服二十粒，食前米饮下，日三服，十日可去病根。

料　简

或云：渴无外所因，且伤寒脉浮而渴，属太阳，有汗而渴，属阳明；自利而渴，属少阴。及阳毒伤寒倍重，燥甚而渴，甚者有中暑伏热，累治不差而渴者。有瘴毒气染，寒热而渴者。得非外因，治法如《伤寒论》中，不复繁引。酒煮黄连丸，治中暑热渴最妙。又有妇人产蓐，去血过多而渴者，名曰血渴。非三消类，不可不审。

吴鞠堂曰：三消为糖尿病，其原因为血中滞积糖质过多。糖性热，热能

消烁肌肉，以致精血走耗，津液枯乏，引饮不休也。此症服食，当忌糖类及淀粉诸类。中医无必效方法，用药对病，亦仅宽其一时，后必再起。惟猪肚丸、澄源丹，诸家多言其效，惜余未试。

五疸叙论

古方叙五种黄病者，即黄汗、黄疸、谷疸、酒疸、女劳疸是也。观《别录》则不止于斯，然疸与黄，其实一病，古今列名异耳。黄汗者，以胃为脾表，属阳明，阳明蓄热，喜自汗，汗出，因入水中，热必郁，故汗黄也；黄疸者，此由暴热，用冷水洗浴，热留胃中所致，与诸疸不同，故用黄字目之。又云因食生黄，以气上熏所致，人或疑其不然，古贤岂妄诠也，必有之矣。酒疸者，以酒能发百脉热，由大醉当风入水所致；谷疸者，由夫发黄内热，大食伤胃，气冲郁热所致。女劳疸者，由夫大热，交接竟，入水，水流湿入于脾。因肾气虚，脾以所胜克入，致肾气上行，故有额黑身黄之证，世谓脾肾病者，即此证也。其间兼渴与腹胀者，并难治。发于阴必呕，发于阳则振寒，面微热，虽本胃气郁发，土色上行，然发于脾则为肉疸，发于肾则为黑疸。若论所因，外则风寒暑湿，内则喜怒忧惊酒食房劳，三因悉备，世医独丽于《伤寒论》中，不亦滥矣。学者宜识之。

黄汗证治①

病者身体肿，发热不渴，状如风水。汗出染衣，色正黄如柏汁，名曰黄汗。

桂枝加黄芪汤

治黄疸身肿汗出，出已辄轻，久久必身瞤，瞤动胸中痛，腰以下无汗。腰髋弛痛，如有物在皮中，剧者不能食，烦躁，小便不利。

桂枝去皮　芍药各三两　甘草二两，炙　黄芪五两

上为剉散，每服四钱，姜五片，枣三枚，煎七分，温服。仍饮热粥，以助药力。温覆取微汗，未汗再服。

---

① 吴瑞甫旁注：疸症须求秘方，徒恃煎剂，甚难愈也。

黄芪苦酒汤

治身体洪肿，发热自汗，汗如柏汁，其脉沉。

黄芪五两　芍药三两　桂枝各三两

上为剉散，每服四钱，苦酒三合，以水煎至七分。不以时服。初服当心烦，以苦酒阻故也，至六七日稍愈。

黄疸证治

病者发黄，身面眼悉黄如金色，小便如黄柏汁，名曰黄疸。

麻黄醇酒

治伤寒瘀热不解，郁发于表，为黄疸。其脉浮紧者，以汗解之。

麻黄三两，去节

上一味，以醇酒五升，煮取二升，每服一盏，温服，汗出愈。秋冬用酒煮，春夏用水煮。

谷疸证治

病者发黄内热，食则腹满眩晕。谷气不消，胃中苦浊，浊气下流，小便不通，阴被其寒，热流膀胱，身体尽黄，名曰谷疸。

谷疸丸

治胃蓄瘀热，气浊，食谷不消，大小便不利，胀满不下食，趺阳脉紧而数。亦治因劳发热，热郁发黄。

苦参三两　龙胆草一两　山栀去皮炒，五钱　人参三分

上为末，用猪胆汁，入蜜丸，大麦饮下五十丸，日三服。不知，稍加之。

红丸子

最治谷疸，用生姜甘草汤下。（刻本，方见霍乱门）。

蓬术醋煮　三棱同上　胡椒各一两　青皮三两，面炒　阿魏一分

上为米醋化阿魏，入陈米粉糊为丸，如桐子大，矾红为衣，生姜甘草汤下。

酒疸证治

五疸惟酒疸变证最多，盖酒之为物，随人性量不同，有盈石而不醉者，有濡吻而辄乱者。以酝酿而成，有大热毒，渗入百脉，为病则不特发黄，溢于皮肤，为黑为肿，流于清气道中，则眼黄鼻痈，种种不同。故方论中，酒疸外，有黑疸、肉疸、癖疸，劳溢久之，令人恍惚失常等，数证不同。

半夏汤

治酒疸发黄，身无热，清言了了。腹满欲呕，心烦足热，或成症癖，心中懊憹。其脉沉弦，或紧细。

半夏洗去滑　茯苓　白术各三两　前胡　枳壳麸炒

炙草　大戟各二两，炒　黄芩　茵陈　当归各一两

上为末，每服四钱，姜三片，水煎。空心服。

二石散

治肉疸，饮少，小便多，如白泔色。因酒所致，其脉弦细。

凝水石煅，水飞　白石脂各煅，水飞　花粉

肉桂各一两一分　兔丝子酒浸，研　知母各三分

上为末，每服二钱，大麦饮调下。

白术汤

治酒疸，因下后，久久为黑疸，目青面黑，心中如啖韭荠状，大便正黑，皮肤不仁。其脉微而数。

肉桂　白术各一两　枳实麸炒　香豉　干葛　杏仁　甘草各五钱

上为末，每服四钱，水一盏，水煎。食前服。

当归白术汤

治酒疸发黄，结饮癖在心胸间，心下纵横坚满，骨肉沉重，逆害饮食，小[illegible]。此由本虚，饮食生冷，与脾胃痰结所致。其脉弦涩。

白术　茯苓各三两　当归　黄芩　茵陈各一两　前胡　枳实麸炒

杏仁麸炒，去皮尖，各二两　半夏洗七次，二两五钱　甘草炙

上为末，每服四钱，加生姜七片，煎。食前服。

人参饮

治饮酒房劳，酒入百脉，令人恍惚失常。

人参　白芍　花粉　茯苓

枣仁　甘草炙　枳壳各一两　熟地二两

上为散，每服四钱，食后临卧服。

神　散

治饮酒毒不散，发黄，久久，黄浸渍入清气道中。宜用引药内鼻，滴出黄水愈。

苦瓠子去皮　苦葫芦子去皮，各三七个

黄黍米三百粒　安息香二皂子大

上共为末，以一字搐入鼻中，滴出黄水一二升。忌勿吹入，或过多，即以黍穰烧灰，入麝香末少许，搐鼻立止。

女劳疸证治

夫交接输写，必动三焦，上焦属心，中焦属脾，下焦属肾，动则热，热则欲火炽。因入水中，二焦热郁，故致发黄；下焦气胜，故额黑。上焦走血随瘀热行，大便溏黑，贵胜人有男女同室而浴者，多成此病。摄生之人，不可不知。

滑石石膏散

治女劳疸，身黄额黑，口哺发热恶寒，小腹急，足下热。其脉浮紧，或腹满者难治。

滑石　石膏各煅，等分

上为末，以麦粥饮调下二钱，日三四服。小便极利则差。

硝石矾石散

治女劳疸，其腹胪胀，膀胱急，欲作水状，大便黑者，非水。其脉滑，腹满者难治。

硝石煅　矾石

上为末，每服二钱，大麦汁调下，日三服。重衣覆取汗，病随大小便出。大便黑，小便黄，是效。

杂劳证治

五疸之外,有时行瘴疟风寒暑湿等症不同。

茵陈栀子丸

治时行病急黄,及瘴疟疫疠。

茵陈　栀子去皮尖　芒硝　杏仁去皮尖,各三分

豆豉三分,汤浸软,另研　常山　鳖甲醋炙,各五钱

巴豆去皮,压去油,一分　大黄一两一分,蒸

上共为末,饧糖为丸,桐子大,每三丸,饮下,吐利为度。未知,再加一丸。觉体气有异,急服之妙。

艾煎丸

治因伤风瘀热不解,发为风疸,举身皆黄。小便或黄或白,寒热好卧,不欲动。其脉阳浮阴弱。

生艾三月采一束,捣取汁,铜器煎如膏　大黄蒸　川连炒　花粉

葶苈隔纸炒　凝水石煅　苦参等分

上等分为末,以艾膏和得所,丸桐子大。初服六七丸,渐加二十丸。有热加苦参,渴加花粉,小便涩加葶苈,小便多加凝水石,小便白加黄连,大便难加大黄。所加并倍之。

五苓散

治伏暑郁发黄,小便不利,烦渴。(刻本,方见伤暑门)

肉桂　茯苓　泽泻　猪苓　白术

上为末,量用多少,茵陈汤调下。

矾石滑石散

治湿疸,始得之,一身尽疼,发热,面色黑黄。七八日后壮热,热在里,有血下如豘肝色状,小腹满者,急下之。身目尽黄,小便不利,其脉沉细。

矾石煅　滑石等分

上为末,每服二钱,大麦粥饮下,日三服。食前,便利如血者效。或汗,愈。

苦参散

治人无故，忽然振寒，皮肤曲尘出，小便赤涩，大便时秘，气无异，食不妨，服诸汤不除，因为久黄。

黄连 苦参 瓜蒂 黄柏去皮 大黄各一分 葶苈五钱，炒

上为细末，每服一钱，饮调服。当吐下，随时消息加减。

小半夏汤

治黄疸，小便色不异，欲自利，腹满而喘者。不可除热，热去必哕。

制半夏

每服三钱，姜十片，煎七分服。

养营汤

治五疸，脚弱心忪，口淡耳响，微寒发热，气急，小便白浊，当作虚劳治之。（刻本，方见虚损门）

人参 白术 黄芪 当归 熟地 白芍

茯苓 五味子 远志 甘草 肉桂 陈皮

上㕮散，每服四钱，姜三片，枣二枚，煎服。便精遗泄，加龙骨一两；咳喘，加阿膏。

吴鞠堂曰：黄疸由输胆管粘膜肿胀，胆汁不得输入于胃，溢出于皮肤而发也。胆汁入胃，以消化食物。患此病之人，胃部得食则胀，大便灰白色。其乏胆汁之敷布可证也。以仲景之圣，于《金匮》列五疸治法，徐灵胎尚以为有效有不效，由当时此病原因，尚未明了耳。闽人秘方，用些少之针砂皂矾，和肉桂、夜明砂，以消胆管之肿而行血开胃，甚著奇效。其血气大虚，属于阴黄者，用附子、干姜及大建中汤之属，往往足起危疴。余亦治疗数人矣，特附于此，以告医者。

卷十一

胀满叙论[①]

《内经》有鼓胀,《太素》作谷胀,治法虽详,而不论其所因。原其胀满之端,皆胃与大肠二阳明为二太阴之表。大抵阴为之主,阳与之正,或脏气不平,胜克乘克,相感相因,致阴阳失序[②],遂有此证。假如怒伤肝,肝克脾,脾气不正,必胀于胃,名曰胜克。或怒乘肺,肺气不传,必胀于大肠,名曰乘克。忧思聚结,本脏气郁,或实或虚,推其感涉表里言之,皆内所因;或冒寒暑风湿,随其经络,传至阳明,致胀满者,属外所因;饮食饥饱,生冷甜腻,聚结不散,或作坯块[③],鼓胀满闷,属不内外因。当知胀满该涉三因,须以人迎、气口分其内外,脉息虚实审其温利,详而调之,无失机要。不尔,则为腹心痼疾,坐受困踣,不可不谨。

胀满证治

论云:五积久而必心腹胀满,且五积以五脏气不利[④]。肝为肥气,心为伏梁,肺为息贲,脾为痞气,肾为奔豚,皆聚结坯块。所生所成之日,分推而究之,皆喜怒忧思,乘克胜克,相因相感。如此等类,从五积法治之可也。但内所因,不待成积,即为胀满,亦当随其脏气而平治之。所谓虚实补泻,太过不及,以经调治。

吴黼堂曰:鼓胀,腹有恶液也,名曰水鼓。原因为肝脏变硬,又由门脉或下行,大静脉压迫,或心肺肾诸病,血行障碍;或由疟后硬脾,血薄障碍而起。此等症,西医有对症疗法,然亦不甚大效。其穿腹术,于脐下泄水,尤为危险,愚见百治百死。《医方类编》言:有一人用针腹抽水,至十八次而愈者,此

① 吴瑞甫旁注:此症类多尿量减少,呼吸困难。至静脉怒胀,满腹青筋,则难治。

② 序:又作"度",皆可。

③ 坯块:即痞块。

④ 利:一作"平"。

幸而得免者也。后考孙真人书言：由脐下针泄其水，即不可治。因此后针亦死，不针亦死故也。愚有试验方，后当刊出。三因方以胜克立说，殊太肤廓[①]。

大半夏汤

治肝气不平，胜克于脾，脾郁不行，结聚涎沫，闭于脏气，腑气不舒，胃则胀满。其脉弦迟，故致中虚胃冷胀满。服此可下气进食。

半夏洗　肉桂各五钱　附子去皮脐　人参　炙草　厚朴姜汁炒

当归　茯苓　枳壳麸炒，各三钱　川椒八十粒，炒出汗，去合口者

上为剉散，每服四钱，姜五片，枣三枚，煎服。食前。

千金温胃汤

治忧思结聚，脾肺气凝，阳不能正，大肠与胃气不平，胀满冲咳，食不得下，脉虚而紧涩。

附子炮　当归　厚朴生用　人参　橘皮　白芍　炙草各一两

干姜一两一钱　川椒三分，去合口者，炒出汗

上为末，每服四钱，煎服。食前。

附子粳米汤

治忧怒相乘，神志不守，思虑兼并，致乱脏气，不主传导，使诸阳不舒，反顺为逆。中寒气胀，肠鸣切痛，胸胁逆满，呕吐不食。

附子去皮脐，虚人略炮　粳米各三钱　半夏洗　炙草一钱一字

干姜一分，《千金方》加此味

上剉散，每服四钱，枣三枚。水煎，温服。

七物厚朴汤

治腹满发热，以阳并阴，则阳实而阴虚，阳盛生外热，阴虚生内热。脉必浮数，浮则为虚，数则为热，阴虚不能宣导，饮食如故，以致胀满者为热胀。

厚朴一两，姜汁炒　炙草　大黄蒸，各三钱三分　枳实五钱，麸炒

肉桂一分

上为剉散，每服四钱，姜七片，枣三枚。呕者，加半夏一分；利者，去大

---

① 肤廓：言辞空泛，不切实际。

黄；寒多，加生姜片煎。

麝香绵灰散

治腹虚胀满，朝缓暮急，服诸药不痊。恶风不能宣泄，膨膨鼓胀。

寒蚕绵五钱，烧灰　麝香五分，别研

上为细末，研匀，每服一钱，浓煎薄荷汤下，酒服尤佳。不以时服。一方：有干漆，炒青烟出。量虚实用之，虚者不可用。

温中汤

治虚人老人饮啖生冷，多致腹胀，心下痞满，有妨饮食。或刺痛泄痢，气痞滞闷。

厚朴去皮，细剉甘草剉　生姜洗，切　青州枣等分切

上以上三味，捣令得所。方入生姜，再杵令匀，取出同枣焙，令浥浥[①]微燥，却入锅内，慢火炒至紫色，再焙干为细末。每服一钱，生姜少许，点汤空心服，以知为度。气味殊异，兼能愈疾，又易修合。

料　简

上件诸方，如内因与不内外因，皆可选用。若外因伤风伤寒，传至阳明经腹胀，可以大承气、杏子等汤，各见本门。湿胀，术附汤加苓、桂；暑胀，黄龙丸。皆良药也。更有脚气支满，脾横泄，及五疸石水，妇人肠覃[②]血鼓，或单腹胀之证，治之各见本门。学者当审详为治，无致混滥，失其机要也。

吴黼堂曰：肥气为脾胀，伏梁痞气为胃病，前于积聚门曾考证及此。此篇以五积久，必心腹胀满，而所用诸方多治肝胃之品，不思息贲为肺病，奔豚为肾病，息贲必喘，奔豚必悸。症属肺气、肾气，乌可混治？察所用方，均能泄满止胀，以治肝胃之病则可耳。

霍乱叙论

夫霍乱之病，为卒病之最者。以人起居无它，挥霍之间，便至变乱，闷绝

① 浥浥：湿润貌。

② 肠覃：古病名，指妇女下腹部有块状物，而月经又能按时来潮的病证。

不救，甚为可畏。临深履危，不足以喻。有生之流，不可不达其旨趣。盖其病因，涉于内、外、不内外，三种具备。而读《伤寒论》者，见有本是霍乱，今是伤寒之说，便谓霍乱即是伤寒证，殊不知因伤寒以致霍乱，只是外因一证耳。况风寒暑湿皆有此证备论，殊不知喜怒忧思、饮食饥饱，皆能致霍乱之证，故不得不备论。

霍乱诸证①

霍乱者，心腹卒痛，呕吐下利，憎寒发热，头痛眩晕，先心痛则先吐，先腹痛则先下。心腹俱痛，吐利并作，甚则转筋入腹，则毙。霍乱恶证，无越于此。此盖阴阳反戾，清浊相干，阳气暴升，阴气顿坠，阴阳痞隔，上下奔走，扶救不先。治之惟宜温暖，更详别三因，随内外以调之。不尔，则坐视困踣②也。

霍乱外因证治

诸恶风恶寒，有汗无汗，重着烦毒，皆外所因。盖伤风则恶风有汗，伤寒则恶寒无汗，冒湿则重着，伤暑则热烦。此虽常论，霍乱之间，仓卒不辨，遂致错误。乱经反常，为害不浅，岂止"本为霍乱，今是伤寒"而已哉！当随外所因治之，乃可。

理中汤③

治霍乱吐下，胀满，食不消，心腹痛。

人参　炮姜　白术　炙草各三两

上为剉散，每服四钱，水一盏，煎七分，去滓。食前服。远行防霍乱，蜜丸如桐子大，每服三五十丸。如作散，每服方寸匕，酒调服亦可。转筋，加熟石膏三两。若脐上筑者，肾气动也，去术，加肉桂四两。肾恶燥，故去术，恐作奔豚，故加桂。吐多者，去术，加生姜三两；下多者，复用术；悸者，加茯苓二两。渴欲得水，加术，合前成四两半；腹中痛，加人参，合前成四两半。若

① 吴瑞甫旁注：此症常有皮肤厥冷，声音嘶嗄，及抽搦脱力等候。危在顷刻。

② 困踣：本义困顿潦倒，此喻身陷重病。

③ 吴瑞甫旁注：此治寒霍乱之方，热霍乱为多，集中不言及，何也？

寒者，加干姜，合前成四两半；腹满者，去术，加附子。服药后，食顷，食热粥一杯，微自温覆，勿去衣被。哕，则加丁香，吐利止。身体痛不休者，审其元[①]因，以和解之。如初因伤风，用桂枝之类，所谓治有本也。

外因料简[②]

凡外所因，必自经络传入脏腑，须以脉证推其所因，随经调之，则尽善矣。假如太阴经伤寒，当用四逆汤；少阴经，当用附子麻黄汤；厥阴经，当用理中汤。若在太阳经，还用麻黄汤；阳明经，养胃葛根汤；少阳经，小柴胡汤。风暑湿亦然。风，则桂枝汤；暑，则香薷饮、五苓散；湿，则苓术汤、渗湿汤。皆可于诸门随证检用，不复繁引。

霍乱内因证治[③]

大喜伤心则气散，大怒伤肝则气激，忧伤肺则气聚，思伤脾则气结，恐伤肾则气却，惊伤胆则气乱。脏气既郁，结聚涎饮，痞隔不通，遂致满闷，随其胜复，必作吐利。当从内所因治之。

七气汤

治喜怒忧思悲恐惊七气郁发，致五脏互相刑克[④]，阴阳反戾，挥霍变乱，吐利交作，寒热眩晕，痞满咽塞。

半夏五两　厚朴　肉桂各三两　茯苓　白芍　紫苏　橘皮各二两　人参一两

上剉散，每服四钱，加生姜七片，枣一个，煎服。空心服。

胃气丸

治忧思过度，脾肺气闭，结聚涎饮，留滞肠胃。气郁于阴，凝寒于阳，阴阳反戾，吐利交作，四肢厥冷，头目眩晕。或复发热。兼治老人胃寒，大便反

① 元："原"之误字。

② 吴瑞甫旁注：此症与伤寒无涉，用伤寒法附会，殊可不必。

③ 吴瑞甫旁注：此亦非正霍乱症，以吐泻为霍乱，则失之远矣。

④ 刑克：星相术语，谓不宜而相害相克之处。

秘，妊娠恶阻，全不进食。

硫黄不拘多少，入猪脏内，缚两头，用米泔及酒、童便各一碗。煮干取出，剖脏取尽，洗净秽气，干秤十两

茯苓 人参各一两 石膏一分，一法同硫黄煮 半夏洗，五两

上为末，生姜汁和，蒸饼糊为丸，如桐子大。空心，用米汤，入少许姜汁，下五十丸至百丸。

真珠散

治喜怒不常，忧思兼并，致脏气郁结，留积涎饮，胸腹满闷。或腹疠[1]痛，憎[2]寒发热，吐利交作。

附子二只，一生一炮，去皮脐 半夏一两半，洗 滑石

炼成钟乳各五分 辰砂三分，别研

上为末，每服二钱，姜七片，藿香三叶，蜜半匙，煎七分。食前冷服。小便不利，加木香、茅根。

不内外因证治[3]

诸饱食脍炙，恣飨乳酪，水陆珍品，脯醢杂殽，快饮寒浆，强进旨酒，耽纵情欲不节。胃为五脏海，因脾气以运行，胃既填胀，脾脏停凝。脏气不行，必致郁发，遂成吐利。当从不内外因治之。

红丸子

治脾胃饮食不节，宿食留饮，聚癖肠胃。或因气不调，冲冒寒湿，忽作霍乱，吐利并作，心腹绞痛，肠胃缠刺，疲倦不胜。

蓬术 三棱各二两，并醋煮 胡椒一两 青皮三两 阿魏一分

上为末，醋化阿魏，入陈米粉为糊，丸如桐子大，矾红为衣。生姜、甘草煮汤下，一百丸至二百丸。

① 疠：腹中急也。

② 憎：原作“增”，据文义改。

③ 吴瑞甫旁注：霍乱有一种微虫随饮食而入，胃即将肠胃中米谷搅坏吐下，皆成泔样，色即其据也。若由饮食而系吐泻，乃属轻症，不得谓之霍乱，勿混视之。

胡椒汤

治霍乱吐利，极妙。

胡椒七粒　绿豆三、七粒

上为末，煎木瓜汤调下。

诃子散

治老幼霍乱吐利，一服取效。（刻本，方见九痛门）

诃子煨　炙草　厚朴姜汁炒　炮姜　草果炒，去皮　陈皮　良姜炒　茯苓　神曲炒　麦芽炒，各等分

上为末，每服二钱。候发刺痛不可忍时，煎七分，入盐少许服。如欲速，则点服。

霍乱凡例[①]

转筋者，以阳明宗筋属胃与大肠，今暴下暴吐，津液顿亡，外伤四气，内积七情。饮食甜腻，攻闭诸脉，枯削于筋。宗筋失养，必致挛急，甚则卵缩舌卷，为难治。

木瓜汤

治霍乱吐下不已，转筋入腹，则闷绝。

木瓜一两　吴茱萸五钱，泡　茴[②]香一分　炙草一分

上为剉散，每服四钱，姜三片，紫苏十叶，煎七分，去滓。

烦渴者，以阴阳反戾，清浊相干，水与谷并，小便秘塞。既走津液，肾必枯燥，引水自救，烦渴必矣。

茯苓泽泻汤

治霍乱吐利后，烦渴欲饮水。

茯苓八两　泽泻四两　炙草二两　桂心二两　白术各三两

上剉散，每服四钱，姜三片，煎七分。一法：有小麦五两。

① 吴瑞甫旁注：此则霍乱常有之候，须将静脉管注入食盐水，较捷效。

② 茴：原作“回”，径改。

水浸丹

治伏暑伤冷，冷热不调，霍乱吐利，口干烦渴。

黄丹炒，一两一分　巴豆三十粒，一作二十五粒，去皮，炒

同研匀，用黄蜡熔作汁，和为丸，桐子大。每服五丸，以水浸少顷，别以新汲水下。不以时服。

干霍乱者，忽然心腹胀满，绞刺痛疼。蛊毒烦冤，欲吐不吐，欲利不利，状若神灵所附，顷刻之间，便致闷绝。亦涉三因，或脏虚，或肠胃素实，故吐利不行。

盐　汤

治干霍乱及蛊毒，宿食不消，积冷心腹，烦满鬼气。用极咸盐汤三升，热饮一升，刺口令吐，宿食便尽。不吐更服。吐讫，复饮，三吐乃止。此法大胜诸治。俗人以田舍浅近，鄙而不用，守死而已。凡有此病，即先用之。

吴黼堂曰：霍乱症，多由暑湿中人及饮水不洁而发。素有胃肠病者，尤易感受。凡米泔样之吐泻，即其据也。此症治法，注射较捷，服药次之，鸦片、樟脑诸制剂，尤有特效。我国以盐汤热饮，与西医因下痢过多，注射盐水，用意颇合。

呕吐叙论

呕吐虽本于胃，然所因亦多端。故有饮食、寒热、血气之不同，皆使人呕吐。据论云：寒气在上，忧气在下，二气并争，但出不入，此亦一途，未为尽论。且如气属内因，有七情不同，寒涉外因，则六淫分异，皆作逆。但郁于胃则呕，岂拘于忧气而已。况有宿食不消，中满溢出，五饮聚结，随气翻吐，痼冷积热，及瘀血凝闭。更有三焦满气走哺，吐利泄血，皆有此证，不可不详辨也。

寒吐证治

病者胃中寒，心下淡淡，四肢厥冷，食即呕吐，名曰寒呕。或因伤食，多致伤胃气。或因病曾经汗下，致胃气虚冷之所为也。

四逆汤

治寒呕脉弱，小便复利，身有微热。见厥者难治。

炙草一钱　干姜三分三字　附子六钱，重生，去皮脐

上为散，每服三钱。三味以水二盏，煎取七分，温服。

生硫黄丸

治同前。

硫黄，不拘多少，以柳木槌研细，以生姜汁蒸饼，糊为丸，米汤下五十丸。食前。

灵液丹

治胃中虚寒，聚积痰饮，食不化，噫醋吞酸，大便反坚，心胸胀满，恶闻食气。妇人妊娠，恶阻呕吐，不纳食者。

硫黄打碎　附子去皮脐，切如绿豆大，各一两

绿豆四两，用水一碗。同附子煮，焙干

上为末，以生姜汁煮面糊为丸，米汤下五十丸。同前服。

热呕证治[1]

病者胃中挟热，烦躁，聚结涎沫，食入即吐，名曰热呕。或因胃热伏暑，及伤寒伏[2]热不解，湿疸之类，皆热之所为也。

小柴胡汤

治热呕。

柴胡　半夏　黄芩　人参　甘草

加生姜、枣，煎服。

治法曰：病者常发汗，令阳微，膈气虚，脉乃数。数为客热，不能消谷，胃中虚冷，故吐。当作寒呕治之，不可用此小柴胡汤。

---

① 吴瑞甫旁注：热呕，轻者用橘皮竹茹汤加煎连，重者竹叶石膏汤加生姜，所投必效。小柴胡汤未全合用。

② 伏：原作“服”，据文义改。

痰呕证治[1]

病者素盛今瘦，水走肠间，沥沥有声。食入即呕，食与饮并出，名曰痰呕。或因气郁，痰结于胃口；或因酒食甜冷，聚饮之所为也。

大半夏汤

治心气不行，郁生痰饮，聚结不散。心下痞硬，肠中漉漉有声，食入即吐。

半夏二两 人参三钱三字，切 一法，有生姜七片。

分四服，蜜二钱，和水三盏，扬令匀，入药，煎至六分。治法曰：呕家先渴，今反不渴者，以心下有支饮故也。治属饮家。

茯苓泽泻汤

治同前。（刻本，方见霍乱门）

茯苓 泽泻 炙草 桂心 白术

加生姜煎服。

食呕证治

病者胸腹胀闷，四肢厥冷，恶闻食臭，食入则呕，朝食暮吐，暮食朝吐，名曰食呕。此由饮食伤脾，宿食不化之所为也。

大养胃汤[2]

治饮食伤脾，宿谷不化，朝食暮吐，暮食朝吐。上气复热，四肢冷痹，三焦不调，及胃虚，寒气在上，忧气在下。二气并争，但出不入，呕不得食。

厚朴去皮 生姜各二两 肥枣三两，三味同蒸 白术 山药炒 人参 当归 川芎 枇杷叶刷去毛，姜汁炙 五味 藿香 甘草炙 橘皮 黄芪各一两

---

① 吴瑞甫旁注：此症用大半夏汤甚合，二陈汤加川连、竹茹续随子尤佳。

② 吴瑞甫旁注：大养胃汤，方杂不合用，既云宿食不化，应将下治中汤去炙草，加入消食暖胃止呕之品。

上剉散，每服四钱，姜三片，枣一枚，煎七分。或为细末，米饮调下，亦快。

治中汤

治同前，兼治中寒，饮食不化，吞酸哯啘[1]，食则膨脝[2]胀满，呕逆。

人参　白术　炮姜　炙草　青皮　陈皮各等分

上若大便闭，入大黄棊[3]子大两枚。

血呕证治[4]

病者心下满，食入即呕，血随食出，名曰血呕。此由瘀蓄冷血，聚积胃口之所为也。

茯苓汤[5]

治忧怒兼并，气攻血溢，停留胃脘，喉间血腥，呕吐食饮，及妊娠中脘宿冷，冷血侵脾，恶闻食气，病名恶阻。

半夏三两　茯苓　熟地各一两　橘皮　细辛　人参　芍药　川芎

桔梗　甘草　旋覆花各一两一钱

上为剉散，每服四钱，姜七片，煎服。若客热烦渴口疮者，去橘皮、细辛，加前胡、知母；肠冷下利者，去地黄，入肉桂炒；胃中虚热，大便闭，小便涩，去地黄，加大黄一两八钱，黄芩六钱。

当归汤

治三焦虚损，或上下发，泄吐唾血，皆从三焦起。或因热损发，或因酒发，悉主之。

当归　炮姜　黄芩一分　黄柏皮　小蓟　羚羊角　熟地

甘草炙，各一分　白术　白芍各五钱　阿胶炒，各三钱三字

---

① 哯啘：泛指呕吐。

② 膨脝：腹满貌。

③ 棊：同“棋”。

④ 吴瑞甫旁注：此等血确由胃出。

⑤ 吴瑞甫旁注：血呕用六君子汤加当归、木香、黑姜调胃，兼和其血，似觉谛当。若因于忧怒者，四七汤、四磨饮均可选用，以气行则血行故也。

上为剉散，每服三钱，加竹茹一团如指大，煎八分，入伏龙肝三钱，发五分，蒲黄五分，煎六分服。

气呕证治

病者心膈胀满，气逆于胸间，食入即呕，呕尽却快，名曰气呕。胃者，足阳明合荣于足，今随气上逆，结于胃口，故生呕病也。

茱萸人参汤

治气呕胸满，不纳食，呕吐涎沫，头疼。

吴茱萸五两，汤洗五次　人参三两

上剉散，每服四钱，加生姜五片，枣三枚，煎七分。不以时服。

藿香汤

治心下虚满，饮食不入，时呕吐，惙惙[1]短气。或大病后将理不复，胃气无以养，日渐羸弱。

藿香　人参　肉桂　桔梗　木香　白术各五钱　半夏一两，姜汁制　茯苓五钱　枇杷叶十片，去毛，炙

上剉散，每服五钱，入炒姜丝一分，煎服。

漏气证治

病者身背皆热，肘臂挛痛，其气不续，膈间厌闷，食则先吐而后下，名曰漏气。此因上焦伤风，开其腠理，上焦之气，剽悍滑疾，遇开即出。经气失道，邪气内着，故有是证。

麦门冬汤

治上焦伏热，腹满不欲饮食，食入胃未定，汗出，身背皆热。或食入，先吐而后下，名曰漏气。

麦冬去心　生芦根　竹茹　白术各五两　炙草　茯苓各二两

人参　陈皮　葳蕤各三两

---

① 惙惙：非常忧愁的样子。

上剉散，每服四钱，姜五片，陈米一撮，煎服。食前。

走哺证治

病者下焦实热，大小便不通，气逆不续，呕逆不禁，名曰走哺。此下焦气起于胃下口，别入回肠，注于膀胱并与胃，传糟粕而下大肠，令大小便不通，呕吐，故知下焦实热之所为也。

人参汤[1]

治下焦伏热，气逆不续，大小便不通，呕吐不禁，名曰走哺。
人参　葳蕤　黄芩　知母　茯苓各三钱　白术
橘皮　生芦根　山栀各五钱　石膏一两，煅
上剉散，每服四钱，姜五片，煎服。

厚朴汤

治干呕，呕而不逆，热少冷多，好吐白沫，清涎噫气及吞腹。此由上焦闭塞之故。
厚朴姜制　茯苓　川芎　白术　玄参　吴茱萸汤洗，各半两　桔梗
附子炮，去皮脐　人参　橘皮各三钱三字
上为剉散，每服四钱。姜五片，水煎服。

三物猪苓汤

治呕吐，病在膈上。思水者，是欲解也。
猪苓去皮　白术　茯苓各等分
上各等分为末，每服方寸匕，不以煎服。

凡　例

凡先呕却渴者，此为欲解；先渴却呕者，为水停心下，此属饮家。又伤寒差后，余热在胃，呕者依伤寒后证治之。若脚弱脾疼而呕者，此脚气内攻，宜急依脚气门治之。更有妇人怀孕，恶阻呕吐，亦各从其门类。或中毒而呕，

① 吴瑞甫旁注：此方去白术，方法较纯。

以解毒药解之；酒家呕吐，当以解醒药解之。其如三焦漏气，走哺呕吐，则上见呕吐门；泄利，则见下利门。各从其类也。然呕不得轻用利药，惟腹满则视其前后，何部不利而利之，则愈。

吴鞠堂曰：诸呕吐病情，大端毕具，他书无此详明，亦足贵也。

哕逆论证[①]

哕逆者，咳逆也，古方谓之哕。凡吐利后，多作哕，大率胃实则噫，胃虚则哕，此由胃中虚，膈上热，故哕。或至八九声相连，收气不回，至于惊人者。若伤寒久病后，哕逆声连得，此甚恶，经所谓坏府者是也。杨上善释云：津泄者，如盐器之津泄于外；脉绝者，如琴弦之绝；叶落者，如槁木之落叶。推此三者，衰坏之征，以此比哕，故知是病为最深之候也。亦有哕而心下坚痞眩悸者，以膈间有痰水所为，其他病则各有治法。

哕逆治法

橘皮竹茹汤

治咳逆呕哕，胃中虚冷，每一哕八九声相连，收气不回，至于惊人者。
橘皮二两　人参一两　炙草五钱
上㕮散，每服四钱，加竹茹一团，姜五片，枣二枚。多服，效。

羌活散

止咳逆。
羌活　附子炮　茴香炒，各五钱　木香　炮姜　丁香各一两
上㕮散，每服二钱，煎七分，点盐少许。煎数沸，空心服。

丁香散

治咳逆噎汗。
丁香　柿蒂各一分　炙草　良姜各五分
上为末，用热汤点二钱，服无时。又一方：产后咳逆方，见妇人门。

① 吴瑞甫旁注：此症久病多忌，因于热者则无害。

醋噫证治

夫中脘有饮则嘈，有宿食则酸，食后噫[1]醋吞酸，皆宿食证，俗谓之咽酸是也。

曲术丸

治中脘有宿食留饮，酸蜇心痛，呕吐清水，嗳宿腐气者。

神曲炒，三两　苍术泔浸三宿，去粗皮，晒干，切一两半，炒

陈皮一两

上为末，以生姜汁别煮神曲糊为丸，姜汤下三五十丸。

五香丸

治宿食留积，饮聚中脘，噫臭吞酸，心腹疼痛，并疗中虚积聚，及脏腑飧泄，赤白痢下。

丁香　巴豆去皮油　砂仁　胡椒　乌梅去仁

上各用一百个为末，蒸饼糊为丸，如绿豆大，热水下五七丸。食后于卧服。

吴黼堂曰：此症因胃中酸质过多而发，左金丸为特效药。齐有堂于此症，重用砂仁，开泄水饮，以香苦辛化酸，尤为切病。

谷气叙论

夫谷饪[2]之邪，从口入者，宿食也。盖五味入口，所以滋养五脏也，得之则生，不得则死，伤之则反为害，所以宿食为杂病之先。若五脏不平，食不输化，血凝气滞，群证蜂起，皆宿食所为也。治之，当量其脏腑虚实浅深为治。养生方，戒不得用巴豆，令服青木香丸。如有食癖，非巴豆不克，所谓扰乎可扰。木香丸用牵牛，其性最泻人肾，不特不能消食积，而又害于元精，识者知之。其为病，头痛恶风，憎寒，心腹胀满，下利不欲食，吞酸，噫宿腐气。若胃实热，食反留滞，其脉数而滑，宜下之，愈。若脾虚，其脉浮大，按之反涩，尺

① 噫：饱食息也。

② 谷饪：饮食。

中亦微涩，宜温药消导。

谷气治法

如神木香丸

治谷气聚积症瘕，胸膈闷痛，或吐酸水，食后噫作生熟气，腹胀泄泻，四肢浮肿。

木香　硇砂滴淋控干　蓬术醋煮　半夏　干漆　胡椒各五钱　砂仁　桂心　青皮各三钱　附子炮　三棱各一两，醋煮　炮姜

上为末，蜜丸桐子大，每服三五十丸。生姜橘皮汤下。

感应丸

治中虚，积冷气弱，有伤不能传化，心下坚满，两胁膨胀，心腹疼痛，噫宿腐气，及霍乱吐泻，或脉迟涩，久痢，赤白脓相兼，米谷不消，久病形瘦，面黄口淡，不食。

肉果　炮姜　百草霜各二两　木香二两半　三棱　荜澄茄各一两　巴豆百粒，去油　杏仁百粒，去皮尖　黄蜡四两　丁香油各一两

上除巴豆、杏仁外，并为细末。次下巴豆、杏仁泥，和匀，先将蜡油令熔化，倾在药末内，入臼中内杵千余下，旋丸如绿豆大，滚水下三五丸。餐后临卧服。小儿，如粟米大，二三丸。

吴鞠堂曰：仅一宿食，而用如此峻剂，未合。又曰：此膨胀腹痛，即胃病也。当节食调摄，于胃肠养生各法求之，徒恃汤药，无当也。又曰：果系积聚症瘕，五香丸万举万当，且不用硇砂、巴豆之峻烈。此方功力甚大，为医者宜合用之。五香丸见《验方新编》，非集中五香丸也。

泄泻叙论

方书所载泻利，与经中所谓洞泄、飧泄、溏泄、溢泄、濡泄、水谷注下等，其实一也。其所因，仍有内、外、不内外之殊。经云：寒甚为泄，春伤风，夏飧泄。论云：热湿之气，久客肠胃，滑而利下，皆外所因；喜则散，怒则激，忧则聚，惊则动，脏气隔绝，精神夺散，必致溏泄，皆内所因。其如饮食生冷，劳逸所伤，此为不内外因。以此类推，随证主治，则不失其病源也。

虚寒泄泻治法

桂香丸

治脏腑虚，为风湿寒所搏，冷滑注下不禁。老人、虚人，危笃者累效。

附子炮　肉果炮　茯苓各一两　肉桂　炮姜　木香各五钱

丁香一分

上为末，糊为丸如桐子大。每服五十丸，米汤下。

香朴丸

治肠胃虚冷，泄泻注下无度，脾虚气闭，不进饮食。

厚朴五两，姜汁炒　白术　茴香　陈皮各三两　诃子去核

赤石脂煅，研，各一两半

上为末，神曲糊为丸，如桐子大，每服五十丸，米汤下。常服暖肠胃。

健脾丸

治虚劳羸瘦，身重胃冷，饮食不消，泄泻不止。或作滞下久，变五色秽臭。

赤石脂　钟乳石各煅，各一两五钱　桂心　苁蓉　石斛酒浸

五味子　炮姜　泽泻　桑寄生　远志　人参　柏子仁

酸石榴皮　当归　龙骨　天雄　枯矾　白头翁　牡蛎

炙草各一两

上为末，蜜丸桐子大，米汤下三十丸。

豆蔻分气饮

治脏腑虚寒，泄泻瘦极，及妇人产后洞泄危笃者。

藿香叶　草蔻仁　青皮各四两　炙草　丁香各五钱

肉果煅，一两　乌梅五十个，去仁

上剉散，每服四钱，糯米一撮，同煎七分服。

羊肉扶羸丸

治脾胃不和，不进饮食，脏腑虚滑，老人、虚人宜服。

精羊肉一斤，微断血脉，焙干为末，四两　白姜炮，一两　川椒去目，炒出汗　肉果各一两　木香一分　附子　神曲各五钱，炒

上为末，煮粟米饮为丸，如梧子大。米汤下五十丸。

川椒丸

治脏虚，泄泻无度。

川椒炒出汗　川连　乌梅肉　当归　桂心　炮姜等分

上为末，米糊为丸，如桐子大。米汤下三五十丸。

实热泄泻治法

小承气汤

治下利谵语者，有燥屎故也。（刻本，方见伤寒门）

大黄一两　厚朴五钱　枳实一钱

夫泄泻却用大黄者，乃通因通用也。非大实热，勿轻用之。

冷热泄泻治法

博济香姜散

治久患脾热泄泻。

生姜四两　黄连一两

上剉如豆大，一处炒合，生姜焦赤，去姜。碾黄连为细末，臈[①]茶调下二钱，或以姜为末，米饮调下。治白痢亦效。

健[②]脾散

治五泄，或青白五色杂下，休作无时。

乌头炮，去皮尖，三分　厚朴姜汁炒　炙草　干姜各一分，炮

上为末，每服二钱，姜三片，煎七分。

① 臈：同“腊”。

② 健：原作“建”。

止泻如神丸

川乌四两，米泔浸软，去皮切片，用盐四两拌，炒黄，去盐不用　半夏　苍术米泔浸，炒，各半斤

上为末，姜汁糊为丸，米汤下五六十丸。

戊己丸

治脾胃受湿，泄利不止，米谷不化。小儿疳疾，并宜服之。

黄连　吴茱萸汤洗　白芍药等分

上同炒为末，米糊丸如桐子大，米汤下三五十丸。小儿量与之。

补脾散

治脾泄不止，食积不消，症瘕结块，脏毒下利，腹痛肠鸣。

麦芽炒　神曲炒，各二两　茴香炒　草果面裹煨熟　厚朴姜汁炒　炮姜　陈皮各一两　木香生用　炙甘草各五钱

上为末，脾泄泻，诃子汤入盐，调下二钱。脾虚肠鸣，气不和，泻不止，炒姜，酒调下。常服，盐汤点。空心，食前服。

料　简

凡治泻，须先理中焦，如理中汤丸是也；次即分利水谷，如五苓散是也。治中不效，然后断下，即用禹余粮、赤石脂等是也。《玉机真脏论》云：五虚死，谓脉细，脾虚少气，前后泄利，饮食不入，得此必死。其有生者，浆粥入胃，泄注止，则活也。又《金匮》云：六腑气绝于外者，手足寒，上气脚缩；五脏气绝于内者，下利不禁，甚者手足不仁。脉沉弦者为下重，脉大者为未止。泄利手足不温，脉不还，微喘者死。有微热而渴，自汗，脉或微弦数弱，法并当自愈。或脉沉迟而面少赤，身微热，郁冒汗出而解，必微厥。所以然者，以其面戴阳，下虚故也。泄利微腹胀满，身体疼痛者，先温其里，宜四逆汤。后攻其表，宜桂枝汤。以上《金匮》节文，虽于三因不甚分明，其脉不可不究，既用四逆汤治伤寒，不妨用桂枝加附子汤治伤风，术附加桂治伤湿，五苓散治伤暑，皆可类推。又古方泄利与滞下，共为一门，《千金》又以宿食不消，在热痢门。门类混滥，后学难明，不可不甄别也。

吴黼堂曰：泄泻，在西医每谓由肠炎或肠结核、溃疡而起。我国医家，其风寒暑湿食所感而施治，每收效果。能分别原因，则所试辄验。西洋医每谓中医专尚理想，呜呼！其然，岂其然乎？

卷十二

滞下叙论

经中所载，有血溢、血泄、便血、注下，古方则有清浓血及泄下，近世并名痢疾，其实一也。但以寒、热、疳、蛊，分为四门，未为至当，且疳蚀疮脓、中蛊下血与利脓证状大别。疳蚀虽下赤白，当在疳湿疮门；蛊利清血，当在蛊毒中门。今之滞下赤白者至多，皆是冷热相搏，非干疳湿蚀疮类。下利清血亦多，与中蛊毒者大异。临视须详，不可道听，治法差互[①]，立见夭伤。勉之勉之。

滞下三因证治[②]

病者滞下，人皆知赤为热，白为寒，而不知纯下清血为风，下如豆羹汁为湿。夫六气之伤人，无轻重者，以暑热一气，燥湿同源，收而为四，则寒热风湿，不可偏废。古方云：风停于肤腠，后乘虚入客肠胃，或下瘀血，或下鲜血，注下无度，湿毒下如豆羹汁，皆外因之明文也。古人有五泄，因脏气郁结，随其所发，使利脓血，作青黄赤白黑之不同者[③]，即内所因也。又饮服冷热，酒醴醯醢，纵情恣欲，房室劳逸，致损精血，肠胃枯溢，久积冷热，遂成毒痢[④]，皆不内外因。治之，先推其岁运，以平其外；察其郁结，以调其内。审其所伤，以治其不内外，使条然明白，不至妄投药饵也。

白头翁汤

治热痢、滞下、下血，连月不差。

白头翁二两　黄连　柏皮　秦皮各二两

---

① 差互：交错。

② 吴瑞甫旁注：滞下症，察其肠必裂，所下秽物皆由肠之裂纹渗出。琐分风湿，未合。

③ 吴瑞甫旁注：五色痢，臭秽甚者，难治。

④ 痢：原作“利”，据文义改。

上㕮咀，每服四钱，水煎服。

桃花丸

治冷痢腹痛，下如鱼脑白物。

赤石脂煅　炮姜

上等分为末，蒸饼糊为丸。米汤下三五十丸。

胃风汤

治风冷乘虚入客胃，水谷不化，泄泻注下。腹胁虚满，肠鸣疠痛，及肠胃湿毒，下如豆汁，或下瘀血，日夜无度，并宜服之。

人参　茯苓　白术　川芎　当归　白芍　肉桂各等分（刻本未录）

上为剉散，每服四钱。粟米粒煎七分，空心服。

露宿汤

治风痢、纯下清血。

杏仁七粒，去皮尖　苦木疮一掌大　乌梅两个　草果一个

酸石榴皮半只　青皮两个　甘草二寸

上㕮咀，作一剂，水二碗，姜三片，煎七分。碗露星月下一宿，次早空心服。

苦　散

治脾受湿气，泄利不止，米谷不化。

黄连去须　吴茱萸　白芍药各剉豆大，各用二两，同炒赤色

上为细末，每服二钱。不拘时，水调下。

驻车丸

治冷热下痢，肠滑，赤白如鱼脑，日夜无度，腹疼不可忍。

黄连六两　阿胶面炒　当归各三两　炮姜二两

上为末，醋煮米糊为丸，如桐子大。米饮下，五十丸至一百丸。

万金散

治冷热痢。

罂粟壳一两，用赤白各一半，白者不炙，赤者蜜炙

橘皮　甘草各一两，并如上，半生半两

上剉散，每服四钱，以百沸汤七分调。急用盏盖之，候温澄清，服。血痢，入乌梅一个。按：罂粟[1]，本草不说治痢，近用之极效，其功有不下地榆、黄柏、秦皮。但性紧涩，服之则呕，不可不知。

固肠汤

治肠虚，下痢频并，日夜无度。老幼产妇，俱可服之。

罂粟壳三两，醋煮浸微黄　枳壳面炒　白芍各二两　陈皮　当归

炙草各一两　诃子煨　木香　人参　白姜炮，各五分

上剉为散，每服四钱，煎七分服。

三圣丸

治下痢赤白，日夜无度，及泄泻注下。

厚黄柏去粗皮，切　大蒜研　罂粟壳去瓣，细切，蜜炙黄，各等分

上三物，合一处捣筛过，粗者更捣，同腌[2]一宿。次日慢火炒香熟，亦从筛取细者，余更炒。不尔，则细者焦。碾为末，粟米饮为丸，如桐子大。米汤下，五十丸。

断下汤

治下痢赤白，无问久近长幼，皆可服。

罂粟壳十四个，炙　草果一个，炒　白术　炙草半分　茯苓各一钱

上作一剂，水一大碗，姜七片，枣七枚，煎一盏。空心，分二服。或下痢纯血，紫赤加黑豆二十七粒，白则加炮姜一钱。

厚肠汤

治下痢赤白。

罂粟壳二两，炒　地榆六两　白术　紫苏叶　木瓜各三两

上㕮咀，每服四钱，姜七片，枣二枚，煎七分，去滓，服。

水煮木香汤

治肠胃虚弱，风湿进袭，泻泄水谷，滞下脓血，㽲刺疼痛，里急后重，日夜

---

① 吴瑞甫旁注：鸦片确有治痢功效，先用泻剂去肠垢，再服鸦片剂，奇效逾常。

② 腌：原作“淹”，据文义改。

无度。

当归洗　芍药　炙草　诃子各五钱，去核　厚朴姜汁，炒　青皮　陈皮各一两　砂仁　木香各一钱　罂粟壳醋浸，炒，五钱

上为末，蜜丸，以一两作五丸，每服一丸。水一盏，煎七分，空心服。

料　简

凡血得热则淖溢，故鲜；得寒则凝泣，故瘀。当审其风湿、风冷二证，与蛊利大别，外有血痔、血枯、内衄、酒利、肺疽、肠胃蓄瘀、远近血等，各有门类，不可混杂。古方云：积冷积热，及水谷实而下利者，并以大黄汤下之。《养生方》亦云：脉大则疏涤之，更不知有寒热、风湿、虚实之不同。后人寻方妄用，被害者多。吁！可伤哉。

吴黼堂曰：痢疾，西医以为肠炎，我国以为肠有湿热。初起，审其属于实热，或饮食积滞者，宜下之。轻者，亦宜清解滑利，以除肠垢。细阅诸方，大概收敛之品为多，痢门所大忌也。惟肠垢已解，积滞已去，方可用之。特为揭出，以免贻误。

秘结证治[①]

夫胃、大小肠、膀胱者，仓廪之本，营养之居也。名曰器，能化糟粕，转味入出者也。人或伤于风寒暑湿，热盛发汗，利小便，走枯津液，致伤肠胃，燥涩秘塞不通，皆外所因；或脏气不平，阴阳关格，亦能致大便不通，名曰脏结，皆内所因；或饮食燥热而成热中，胃气强涩，大便反坚，小便频数，谓之脾约，属不内外因。既涉三因，亦当审其所因而治之。燥则润之，涩则滑之，秘则通之，约则缓之，各有成法。

神功丸

治气壅风盛，大便秘塞，后重，疼痛烦闷。此药当量虚实加减。

大黄四两，面炒，蒸[②]亦可　人参二两　诃子皮四两　麻仁二两，另研

① 吴瑞甫旁注：秘结，由风燥者最居多数，老人往往犯之。有鸦片烟瘾者，十病八九，可悟此为血液槁枯之症。

② 蒸：原作“葱”，据文义改。

上为末，蜜丸桐子大，酒与米饮，皆可饮下，二十丸。食后临卧服。

麻子仁丸

治趺阳脉脉浮而涩，浮则胃气强，涩则小便数。浮涩相搏，大便则坚。其脾为约，大便坚，小便利而不渴。

麻仁五两，研　芍药　枳壳各八两，面炒　大黄一斤

厚朴姜汁炒，五钱　杏仁去皮尖，炒，别研，五钱

上为末，蜜丸桐子大，一服二十丸，温水下。未知，加至五十丸。一法，用麻仁一两半，杏仁三分，大黄一两，枳实、芍药、厚朴各半两，此依《局方》出。本是仲景方，合用大黄、枳实一斤，正得今之二两。厚朴当用六钱一字，杏仁当用六钱，麻仁一两二钱半，芍药一二两，乃均制合理，用当以理推。

半硫丸

治高年风秘、冷秘，心腹一切痃癖冷气。暖元脏，止泄泻，进饮食。

硫黄研细　半夏汤洗七次，焙干为末

上等分，以生姜汁同熬炊饼，共为末，搅匀，杵数百下，丸如桐子大。温酒、姜汤下三十丸。

胃气丸（刻本，方见霍乱门）

治老人、虚人，风秘不通，不可用凉药，服此妙。

硫磺十两　半夏三钱　茯苓　人参各一两　石膏一分

上共为细末，生姜自然汁，蒸饼为丸。米饮入生姜汤，下五十丸。

蜜兑法

用蜜三合，盐少许，煎如饧，入冷水中。捏如指大，长三寸，纳下部谷道中，立通。

吴黼堂曰：秘结症，西医以为肠塞病，谓为曲肠管筋膜痉挛，或狭窄而起。其实血液不足，肠管枯槁，乃其大原因也。我国于此症，有热者下之，无热者润血、行血、滑肠。往往奏效，无庸深求也。由湿寒而秘者，温运可通。此中自有至理，愿与明者共领之。

脱肛证治

肛门为肺主下口，大肠肺脏实则热，热则肛门闭塞。腑虚则大肠寒，寒则肛门脱出。妇人产蓐，用力过度，及小儿叫呼，及久痢后，皆使肛门滞出。

猬皮散

治肛门因洞泄，或因用力，脱出不收。

猬皮一个，烧，存性　磁石五钱，煅，研　桂心半两

上为末，米饮下方寸匕，忌举重及房室等。《肘后》治女人阴脱，加[①]鳖头一枚，烧灰研入。

香荆散

治肛门脱出，大人、小儿悉主之。

香附　荆芥穗

上等分，共为末，每服三匙。以水一盏，煎十来沸。

又方：用五倍子为末，每用三钱，水二盏，煎减半，入白矾一块，安小桶内洗之，立效。

铁粉散

治肛脱出，历年不愈。

铁粉研细

每用少许掺之，按令入，即愈。

又方：用木贼烧存性，为末，掺肛门上，按之。

水圣散子

治小儿脱肛不收。

浮萍草

晒干为细末，干掺。

又方：用磨刀水洗，亦效。

吴鞠堂曰：脱肛多由湿热下注，虚症较少。必先清其湿热，方可用收敛

① 加：原作“如”。

药。上列各方，皆良法也。

淋闭叙论[①]

淋，古谓之癃，名称不同也。癃者，罢也；淋者，滴也。今名虽俗，于意为得。古方皆云心肾气郁，致小肠、膀胱不利，复有冷淋、湿淋、热淋等，属外所因。既言心肾气郁，与夫忧惊恐思，即内外因。况饮啖冷热，房室劳逸，及乘急忍溺，多致此疾，岂非不内外因？三因备明，五淋通贯，虽证状不一，皆可类推。所谓得其要者，一言而终也。

淋证治法

诸淋大率有五：曰冷，曰热，曰膏，曰血，曰石。五种不同，皆以气为本。多因淫情交错，内外兼并，清浊相干，阴阳不顺，结在下焦，遂为淋闭。

生附散

治小便冷淋闭塞，数起不通，窍中疼痛，憎寒凛凛，多因饮水过度。或为寒泣，心虚志耗，皆有此证。

附子生用，去皮脐　滑石各五钱　瞿麦　木通　半夏各三分，洗

上为末，每服二钱，加姜七片，灯心二十寸，蜜半匙，煎七分。空心服。

石苇散

治热淋，多因肾气不足，膀胱有热，水道不通，淋沥不宣，出少起数，脐腹急痛。蓄作有时，劳倦即发，或尿如豆汁，或如沙石。

石苇去毛　木通各二两　甘草　当归　王不留行各一两　滑石

白术　瞿麦　芍药　秋葵子各三两

上为末，每服二钱，煎小麦汤调空下，日三服。兼治大病后余热不解，后为淋者。

① 吴瑞甫旁注：内经云：膀胱不利为癃，不约为遗溺，此首向未悉。此症与小肠无涉，由膀胱发肿及利尿筋麻痹而起也。初起，每见尿意频数及利尿疼痛等状。

地肤子汤

治下焦有热，及诸淋闭不通。

地肤子三两　知母　黄芩　猪苓　瞿麦

枳实　升麻　通草　葵子炒　海藻洗去腥，各二两

上㕮咀，每服四钱，但大便闭者，加大黄。女人房劳，小便难，大腹满痛，脉沉细者，用猪肾半只，水二盏，煎减半，去猪肾，下药，煎七分服。

鹿角霜丸

治膏淋，多因忧思失意，志合不宁，浊气干清，小便淋闭。或更黄赤白点，如猪脂膏状。疲剧筋力，或伤寒湿，多有此证。

鹿角霜　茯苓　秋石等分

上为细末，以糊为丸如桐子，米饮下五十丸。

葎草汁

治膏淋及尿血。

葎草

捣汁二升，醋二合和，空腹服一盏。又浓煮汁饮，亦治淋沥尿血。

立效散

治血淋，多因下焦结热，小便黄赤，淋闭疼痛，所出如血。或外挟风冷风热，或内因伤志劳神，或房劳过度，丹石发动。便鲜赤者，为风热伤心；瘀血者，为风冷伤肾，及大小便俱出血者。

瞿麦穗一两　炙甘草三分　山栀子五钱，炒

上为末，每服五钱至八钱。水一碗，入连须、葱白七个，灯心五十寸，生姜五片，同煎至七分，时时温服，不拘时。既云血寒则瘀，此药未必均治，宜煎木通汤下，如麝香鹿茸丸、菟丝子丸等。所以《养生方》云：不可专以血得热则淖溢为说，于理甚明，不复详引。（各方见后虚损门）

石燕丸

治石淋[1]，多因忧思郁气，注下焦结热，所食咸气而成。令人小便磣痛不

---

① 吴瑞甫旁注：石淋，尿管内结如石状，无论何药，皆不能愈。

可忍，出砂石而后小便可通。

石燕烧令通赤，水中淬三次，捣研，水飞焙干　滑石　石苇叶去毛　瞿麦穗各一两

上为末，以糊为丸梧子大，煎瞿麦灯芯汤下十丸。食前服，日二三。甚则石苇、瞿麦、木通各四钱，陈皮、茯苓各二钱，为末，每服三钱，水煎七分服。

瞑眩膏

治诸淋疼痛不可忍受，及砂石淋。

大萝卜

切如一指厚四片，好白蜜腌少时，安铁铲上，以慢火炙干，则再蘸蜜。取尽蜜二两，反覆炙，令香软不可焦。候温细嚼，以盐汤送下一盏，立效。

沉香散

治气淋。多因五内郁结，气不得舒，阴滞于阳，而致闭壅。小腹胀满，使溺不通，大便分泄，小便方利。

沉香不焙　石苇去毛　滑石　王不留行　当归各五钱，炒　葵子炒　白芍各三钱　炙草　橘皮各一分

上为末，煎大麦汤下二钱，空心服。

发灰散

治饮食而忍小便，或走马及房劳，致转胞，脐下急满不通。

发灰研细，用二钱，以米醋二合，汤少许，调服。

一法：与葵子等分为末，饮调二钱。服讫，即以炒黑豆叶存其上，则通。

猪苓散

治伤风感寒，脉浮发热，渴欲饮水，小便不利。

猪苓　茯苓　泽泻　阿胶炒　滑石研，等分

为散，每服四钱，无时。

五苓散

治伤暑湿，夜热，小便不利。煎茅根汤调下，甚妙。（方见伤暑门）

料　简

方书中所出淋病，证状不一，所谓诸淋，有不能尽备。若随其所因而命名，如劳如惊，如寒如湿，如风如暑，以至暴淋等，虽无定论，皆不出三因之所致也。当详此推治，无施不可。又有转胞，以胞系了戾，小便不通，证状自别，不可不辨。然治之亦当利其小便，古方令服肾气八味丸，其中有茯苓故也。

吴黼堂曰：诸淋皆可治愈，独石淋非割不可。方书虽有出方，无效力也。

遗尿失禁证治[①]

经云：膀胱不利为癃，不约为遗尿者，乃心肾气传送失度之所为也。故有小涩而遗者，有失禁而出不自知者。又妇人产蓐，产理不顺，致伤膀胱，遗尿无时。又小儿胞冷尿床，直至成人者，治之各有主方。

家韭子丸

治少长遗尿，及男子虚剧，阳气衰败，小便白浊，夜梦泄精。此药补养元气，进饮食。

韭子六两，炒　鹿茸四两，酥炙　苁蓉酒浸　牛膝酒浸　熟地
当归各二两　巴戟去心　菟丝子酒浸，各一两半　杜仲　石斛去苗
肉桂　炮姜各一两

上为末，酒和丸，梧子大，每服五十丸，加至百丸，盐汤、温酒下。小儿遗尿，多因胞寒，亦禀受阳气不足故也。别作一等小丸服。

阿胶饮

治小儿失禁。

阿胶二两　牡蛎　鹿茸酥炙，各四两

上为末，每服四钱。空心，熟汤送下。或作细末，饮调亦好。

① 吴瑞甫旁注：膀胱括约筋麻痹则小便失禁，全身衰弱及脊髓疾患者多有之。

张真君茯苓丸

治心肾气虚，神志不守，小便淋沥不禁，及遗精白浊。

赤茯苓　白茯苓各等分

上共为细末，以新汲水摇洗，澄去新沫。控干，别取地黄汁，入好酒熬膏，搜和为丸，弹子大。空心，酒盐嚼下。常服，轻身延年。

鸡内金散

治溺床失禁。

鸡肶胵[①]

一具，并肠洗净，烧为灰。男用雌，女用雄。研细，酒饮调下，方寸匕。

又方，用羊肚系盛水令满，细线缚两头，煮熟，取中间水，顿服。

又方，用猪脬胞洗净，铁铲上炙香熟，嚼细，酒下。

吴黼堂曰：膀胱利尿筋不全麻痹，发小便淋沥，括约筋麻痹，病小便失禁。方书言其然，而未悉其所以然也。此等症中，西药均有效方，上列诸方不效也。余编《中国内科学》，当即补出。

九虫叙论[②]

古方论列脏腑中九虫，虽未必皆有，亦当备识其名状。若蛔虫，则固不待言而知。其他皆由脏虚，杂食甘肥，节宣不时，腐败凝滞之所生也。又有神志不舒，精神失守，及五脏劳热，又病后余毒，气血积郁而生，或食瓜果，与夫畜兽内脏遗留诸虫子类而生，不可具载，亦犹生瘕，殆非九数可尽。姑列诸例，为学者备。

九虫例

九虫者，一曰伏虫，长四寸，为群虫之长；二曰白虫，长一寸，相生至多。其母长至四五尺，则杀人。三曰肉虫，状如烂杏，令人烦满。四曰肺虫，其状如蚕，令人咳。五曰胃虫，状如虾蟆，令人吐逆呕哕。六曰弱虫，状如瓜瓣，

① 鸡肶胵：鸡内金。《医学衷中参西录》："鸡内金，鸡之脾胃也。"

② 吴瑞甫旁注：虫病由猪肉传染者较多，所以西人猪肉非煮极烂不敢食。

令人多唾。七曰赤虫，状如生肉，令人肠鸣。八曰蛲虫，至细微，状如菜虫。居洞肠间，多则为痔漏痈疽诸疮，无所不为。九曰蛔虫，长一尺，贯心则杀人。又有尸虫，与人俱生，状如犬马尾，或如薄筋，依脾而居，长三寸许，则害人。然多因脏虚寒劳热而生，治之各有方。

九虫治法

乌梅丸[①]

治蛔厥，令病者静而复烦，此为脏寒。蛔上入其隔，故烦。须臾复止，得食而呕。又烦者，蛔闻食复出，其人自吐蛔。

乌梅一百五十枚　当归　川椒去目，炒出汗　细辛　附子炮　肉桂　人参　黄柏各三两　炮姜五两　川连八两

上为末，以苦酒渍乌梅一宿，去核，蒸之五斗米下。熟捣成泥，和药相得，纳臼中，与蜜杵一二千下，丸梧子大。服十丸，加至三十丸。

集效丸

治因脏腑虚弱，或多食甘肥，致蛔虫动作，心腹绞痛，发则肿聚，往来上下。痛有休止，腹中烦热，口吐涎沫，是蛔咬，宜服此药。若积年不瘥，服之亦愈。又治下部有虫痔瘘痒痛。

木香　鹤虱炒　槟榔　芜荑炒，研　诃子煨，去核　附子炮　干姜炮，各二钱　大黄炒，一两半

上为细末，蜜丸梧子大，陈皮汤下三十丸。妇人醋汤下。

化虫丸

治寸白虫，兼治诸虫。

硫黄一两，别研　木香五钱　蜜陀僧三分，别研　附子一枚，生用

上先以附子为末，用好醋一升熬成膏，入三味和丸绿豆大，以荆芥清茶放冷，下二十丸，虫即化为水。

---

① 吴瑞甫旁注：虫之甚者，能在肠胃结窠。余尝治一妇人吐蛔，大呕不止，以乌梅丸与之，吐一虫袋，内贮虫无数，状如菜虫，蠕蠕然动，约有千余。后以理中汤加川椒、川楝、黄连、使君肉，多服而愈。

槟榔散

治诸虫在脏腑，久不差。

槟榔一两

为末，以蜜茶汤调下，一钱至二钱。空心，食前服。

吴黼堂曰：所列九虫，有无总不足恃，唯乌梅丸杀虫化虫，功力殊伟。

咳嗽叙论[①]

人之所以滋养其身者，唯气与血，呼吸定息，卫气之常，失常则为咳嗽；津液流润，荣血之常，失常则为痰涎。咳嗽吐痰，气血已乱矣。顾世治嗽之药极多，而卒不能遍效者，盖其致病之因不一。世谓五嗽，且以五脏言，要之，内因七情，外合六淫，饮食起居，房劳叫呼，皆能单复绮互而为病。故经云：五脏六腑，感寒热风湿，皆令人咳。又微寒微热，属风所吹，声嘶发咳，热在上焦。咳为肺痿，秋伤湿，冬咳嗽，皆外所因。喜则气散，怒则气激，忧则气聚，思则气结，悲则气紧，恐则气怯，惊则气乱，皆能发咳，即内所因。其如饮食生冷，房劳作役，致咳尤多，皆不内外因。其可一法而治之乎？治之当推其三因，随脉证治疗，散之下之，温之吐之，以平为期。

外因证治

伤风咳者，憎寒壮热，自汗恶风，口干烦躁；伤寒咳者，憎寒发热，无汗恶寒，烦躁不渴；伤暑咳者，烦热引饮，口燥或吐涎沫，声嘶咯血；伤湿咳者，骨节烦疼，四肢重着，洒洒淅淅，并属外所因。诊其脉，浮为风，紧为寒，数为热，细为湿。随其部位，与人迎相应，推其脏腑，则见病源也。

内因证治

喜伤心者，咳而喉中介介[②]如梗状，甚则咽肿喉痹，名曰心咳。心咳不

① 吴瑞甫旁注：咳嗽，病因最多而最难愈。余讲求三十余年，尚无把握必效之方。惟初起，不经药误者易治，延一两月，则无论何方，取效绝少。

② 介介：状声词，形容呼吸时喉咙所发出的声音。

已，则小肠受之。小肠咳状，与气俱失。怒伤肝者，咳而两胁下痛，甚则不可以转，转则两胠下满，名曰肝咳。肝咳不已，则胆受之。胆咳之状，咳呕胆汁。思伤脾者，咳而右胁下痛，阴引肩背，甚则不可以动，名曰脾咳。脾咳不已，则胃受之。胃咳之状，咳而呕，呕则长虫出。忧伤肺者，咳而喘息有声，甚则吐血，名曰肺咳。肺咳不已，则大肠受之。大肠咳状，咳而遗尿。恐伤肾者，咳而腰背相引痛，甚则咳涎，名肾咳。肾咳不已，则膀胱受之。膀胱咳状，咳而遗尿。久咳不已，则三焦受之。三焦咳状，咳而腹满不欲食。此等皆聚于胃，关于肺，肺与肺腧相近，故内因多先有所感。世人并名肺咳嗽也，并为内所因证。其脉随其部位，与气口相应，浮紧则虚寒，沉数则实热，弦涩则少血，洪滑则多痰，以此数推，无施不可。

不内外因证治

病者咳嗽，发作寒热，寒引腰背痛，或复喘满，此因房劳伤肾。病者中满，腹胀抢心，痛不欲食，此因饥饱伤脾。咳嗽，左胁偏疼，引小腹并膝腕疼，此因疲极伤肝。病者咳嗽，吐白涎，口燥声嘶，此因叫呼伤肺。病者咳嗽，烦热自汗，咽干咯血，此因劳神伤心，并属不内外因证。诊其脉，随其证，假如尺脉浮涩而数，则知伤肾，右关脉濡，则知饮食伤脾，左关脉弦短，则知疲极伤肝。不应人迎、气口者，即是不内外因，皆可类推。

咳嗽治法

华盖散

治肺虚，或感风寒暑湿，及劳逸、郁抑、忧思、喜怒、饮食饥饱，致脏气不平，咳唾脓血，渐成肺痿，憎寒、发热、羸瘦、困顿，皮肤甲错，将成劳瘵。

甜葶苈　苦葶苈各五钱，隔纸炒　茯苓　人参　细辛　炮姜　桔梗
杏仁去皮尖，面炒　紫菀　款冬花　炙草　陈皮各一分

上为末，用羊肺一个，心血不透者。切细研烂，旋旋将药掺肺内，药尽为度。泥土墙上，以湿纸七层盖覆，每日去纸一重，七日药就。候干刮下，皆研，罗为细末。每服二钱，温酒、盐汤调下，米饮亦得，日二服。

五味子汤

治秋冬之交，皮肤为寒温所薄，寒气内折，昼夜咳嗽不已。

陈皮二两　麻黄去节　炙草　杏仁去皮尖，面炒　茯苓

五味各一两

上为剉散，每服二钱，煎七分，乘热服。食后临卧，日三度。

白术汤

治五脏伤湿，咳嗽痰涎，憎寒发热，上气喘急。

白术一两　五味　茯苓各一两　甘草一分

半夏四大粒，洗去滑，破作十六片

上剉散，分作十六服，姜五片，入半夏一片，煎七分。空腹服。

丁香乌梅丸

治膈气壅闭，外感风寒，咳嗽痰涎，白沫，胸背痛，不能俯仰，口干咽燥。

乌梅肉四两　紫苏　木瓜各二两　茯苓二两四钱　甘草三两三钱

檀香半两　人参七钱　麝香一字

上为末，用蜜一斤、蜡二两，为丸如樱桃大，含化下。不以时。

人参散

治咳嗽肺虚，不能制下，大肠泄泻，上气喘咳，服热药不效者。

人参　款冬花　罂粟壳醋炙，等分

上㕮咀，每服四钱，加阿胶一片，乌梅半个，同煎七分。睡正着时，急唤醒服。

太白丹

治肺感风寒，发热，咳嗽无度。

枯白矾　炼钟乳　寒水石煅，水飞，等分

上研匀，蒸饼糊丸，如鸡豆大。每服一丸，先嚼生姜、胡桃各一片，令细吸太阳气，和药咽，仍用清茶或温酒送下。

阿胶散

治一切咳嗽，虚人、老人皆可服。

阿胶面炒　马兜铃各一两　五灵脂研　桑皮炒，各五钱　炙草一分
上共为细末，每服一钱，通口。食后夜卧服。

平气散

治一切咳嗽，吐痰涎，恶风，不能食。
人参　白术　川芎　当归　五味　炙草一分　木瓜　苏子炒
茯神　乌药　杏仁去皮尖，面炒　肉桂　白芷等分
上为㕮散，每服二钱，姜三片，枣一枚，煎七分。温服。

杏仁煎

治暴咳，失音不语。
杏仁去皮尖，研，三两　桑白皮　生姜汁　蜜　砂糖各一两半
木通　贝母各一两三钱　紫菀茸　五味各一两
上将桑皮、木通、贝母、紫菀、五味子㕮为散，以水三升，慢火熬取一升。去滓，入杏仁、糖、蜜、姜汁，敖成膏，旋含化。

蛤蚧散

治元气虚寒，上气咳嗽，年久不差。
蛤蚧一对，炙　炼钟乳　款冬花　肉桂　白矾水飞，别研
炙甘草各五钱
上㕮细末，每服半钱，用芦管吸之。或觉咽干，用米饮调下。空心服。

款冬花散

治伤风冷咳，诸未效者。
款冬花
不拘多少，为粗末，炉上烧，以酒漏斗盖，吸咽。如觉咽干口燥，以茶清送下。

白散子

治久年咳嗽不愈者。
附子
一枚，煨熟，以新汲水浸一时久，去皮脐，焙干为末。每服一钱，白蜜二钱，煎七分，通口服。

青金丹

治肺虚壅，咳嗽喘满，咯痰血。

杏仁去皮尖　青黛各一两

牡蛎煅，研取粉，入杏仁同炒黄色，去牡蛎不用

上研匀，入黄蜡一两，镕化和为丸弹子大，压扁如饼。每日中，用干柿一只，去核，入药在内，湿纸裹煨，约药镕方取出，去火毒，细嚼，糯米饮下。

一法：名甲乙饼。治嗽出血片，兼涎内有血条，不问年久月深，但声哑者，一服效。用青黛一分，牡蛎粉二钱，杏仁七粒，去皮尖研，蜡丸子汤使并同用。

僧伽应梦人参散

治风壅，痰嗽咯血，及伤寒体热，头疼。

白芷　干葛　青皮　桔梗　白术　人参各三两　炙草一两半

炮姜一两

上为末，每服二钱，姜三片，枣二枚，煎七分。如伤寒，加豆豉数粒，同煎服，大有效。（刻本，方见疫病门）

神效散

治老少嗽喘，神效。

杏仁一两半，去皮尖　炙草　旋覆花各二两　白术　连翘一作肉

射干米泔浸　前胡　御米略炒　百合水浸，去沫　扁豆炒

川芎各一两　人参　茯苓各四两　神曲炒，五两　桑白皮炙

干葛各六两　桔梗七两

上为末，每服三钱，姜三片，枣一枚，煎七分，去滓。空心服。

吴黼堂曰：咳嗽，当以《笔花医镜》[①]分症较为简要，《叶案括要》[②]咳嗽门亦佳，此篇却亦有用处。

---

① 《笔花医镜》：又名《卫生便览》，系清代医家江秋（字涵暾，号笔花，浙江归安人）所撰著。

② 《叶案括要》：清代岭南著名温病学家潘名熊（字兰坪）所撰。

卷十三

痰饮叙论

人之有痰饮病者，由荣卫不清，气血败浊，凝结而成也。内则七情忧乱，脏气不行，郁而生涎，涎结为饮，为内所因；外则六淫浸冒，玄府不通，当汗不泄，蓄而为饮，为外所因；或饮食过伤，嗜欲无度，叫呼疲极，运动失宜，津液不行，聚为痰饮，属不内外因。三因所成，证状非一，或为喘，或为咳，为呕，为泄，晕眩嘈杂，忪悸惧㦖[①]，寒热疼痛，肿满挛癖，癃闭痞膈，如疯如癫，未有不由痰饮之所致也。

痰饮证论[②]

古方惟分四饮六证，不说三因，不知其因，病源先昧[③]。观夫治饮之法，既用大小青龙、桂枝、防己、五苓、承气，得非外因？参苓、苓术、八味、参苏，得非内因？十枣、葶苈、大小半夏、控涎、破饮，不内外因，理固明矣。以此类推，颇得伦要。今叙列诸证，以为治门，原其本因，施用汤药，学者自宜详审。所谓四饮者，即悬饮、溢饮、支饮、痰饮也。悬饮者，饮水流在胁下，咳吐引痛；溢饮者，饮水流于四肢，当汗出而汗不出，身体疼重；支饮者，咳逆倚息，短气不得卧，其形如肿；痰饮者，其人素盛今瘦，水走肠间，漉漉有声。又有留饮者，背寒冷如手大，或短气而渴，四肢历节疼，胁下痛引缺盆，咳嗽则转甚。又有伏饮者，膈满，喘咳吐呕，发则寒热，腰背痛，目泪出，其人振振恶寒，身瞤惕，故曰四饮生六证。或云五饮者，即留饮、伏饮合为一证是也，其脉皆弦，微沉滑。治之之法，悬饮当下治之，溢饮当发其汗，支饮则随证汗下，痰饮则用温药从小便去之。其间或随气上厥，伏留阳经肠胃，使人呕吐眩晕背寒，或一臂不随，其类风状，不可不知。

---

① 惧㦖：忧愁貌。

② 吴瑞甫旁注：辨证处方皆汉唐以来不易之心法，最为精粹。

③ 先昧：人卫本作“无自”。

痰饮治法

十枣汤

治悬饮咳吐，引胁下痛。又治支饮咳烦胸中痛，至百日一岁，其脉弦者。

芫花炒　甘遂　大戟炒，等分

上为末，枣十枚，煎八分，去枣，调药。壮人一钱，瘦人半钱，平旦温服。不下者，次日更加半钱，下后糜粥自养。若已下，不可再服。

大青龙汤

治溢饮，身体疼重，汗不出，拘急痛。

麻黄七钱，去节　桂枝　炙草各二钱半　石膏鸡子大

杏仁四十粒，去皮尖，炒

上剉为散，每服四钱，姜五片，枣二枚，煎七分，温服。一服汗者，勿再服；复服汗多，亡阳虚逆，恶风，烦躁不得眠也。

小青龙汤

治溢、支二饮，倚息不得卧，反喘满者。

麻黄去节　桂枝　炙草　芍药　细辛　炮姜各三钱

五味子二钱　半夏三钱

上剉为散，每服四钱，煎七分。渴者，去半夏，加花粉三钱。微利，去麻黄，加炒芫花；噎者，去麻黄，加附子一枚，炮；小便不利者，去麻黄，加茯苓五钱；喘者，去麻黄，加杏仁三钱。咳而上气，肺胀，其脉浮，心下有水气者，胸中痛引缺盆，加石膏二钱半，研。

防己桂枝汤

治膈间支饮，其人喘满，心下痞坚，面色黧黑，其脉沉紧，得之数十日，医吐下之，不愈。

防己三两　桂枝二两　人参四两　石膏六两

上剉为散，每服四钱，煎七分，温服。虚者即愈，实者三日复发。再服不愈，宜去石膏，加茯苓四两、芒硝一两半，微利则愈。

小承气汤

治支饮胸满。

厚朴四两，姜汁炒　大黄蒸，二两　枳实一两，面炒

上为剉散，每服四钱，煎七分。温服，不以时加减。

茯苓五味子汤

治支饮，手足冷，多吐口燥，气从小腹上冲胸咽，手足痹，面热，翕然[①]如醉状。因复下流阴股，小便难，时复眩冒呕肿。

茯苓四两　桂心　炙草各三两　五味二两半

上㕮咀，每服四钱，煎七分，服之。冲气即低反更咳满者，去桂，加干姜、细辛各三两。咳满止而复渴，冲气更发者，以细辛、干姜为热药。此法不当逐渴，而反止者，为支饮也。支饮法当胃[②]，胃[③]者必呕，呕者复内半夏二两半，以去其饮，饮去呕则止。其人形肿与痹者，加杏仁二两半。若面赤如醉，以胃中热气上熏，加大黄三两，须详证加减。

大半夏汤

治膈间有饮，卒呕吐，心下痞，眩悸。

半夏五两　茯苓三两

加生姜七片，煎服，为散。每服四钱。

小半夏汤

治支饮，呕吐不渴。

半夏洗七次

加姜十片，煎服。

葶苈大枣泻肺汤

治支饮，不得倚息。

葶苈炒

---

① 翕然：忽然。

② 胃：人卫本作“冒”。

③ 胃：人卫本作“冒”。

令黄，研细，丸如弹子大。（刻本，方见肺痈门）

用水三盏，煮枣十枚，至一盏，去枣入药，煎至七分。食后服。《金匮》令先投小青龙汤三服，乃进此药。

五苓散

治疲人脐下有悸者，挟痰涎沫而癫眩者，饮也。（刻本，方见伤暑门）

茯苓　泽泻　猪苓　白术　肉桂

茯苓汤

治心气不行，郁而生涎，胸胁支满，目眩，以胸中有痰饮故也。

茯苓四两　泽泻无　桂心　白术各三两　炙草二两

上每服四钱，煎七分服。小便利则愈。

参苓饮

治胸中停痰宿水，自吐出痰后，心胸间虚，气满，不能食。

人参　茯苓　白术各三两　枳实二两，面炒　陈皮半两

上为散，每服四钱。加生姜三片，煎服。

八味丸

治失志肾虚，郁而生涎，短气喘咳，当从小便去之。中有茯苓故也。（方见消渴门）

参苏饮

治痰饮，食积胸中，胸脘闭闷，呕吐痰涎，眩晕嘈杂，忪悸哕逆，及痰气中人，停留关节，手足亸[①]曳，口眼㖞斜，半身不遂，食已即吐，头疼发热，状如伤寒。

人参　紫苏　前胡　茯苓　桔梗　半夏　枳壳　陈皮　木香

甘草　呕者，加干葛，当是干姜。腹痛加白芍。

上剉散，每服四钱。加姜七片，枣一枚，煎七分。

---

① 亸：同“嚲”，下垂。

破饮丸

治五饮停蓄胸腹，结为症癖，支满胸胁，傍攻两胁，抢心疼痛，饮食不下，翻胃吐逆，九种心痛，积年宿食不消，久疟久痢，遁尸疰忤，癫痫厥晕，心气不足，忧愁思虑，女人诸疾。但是腹中诸病，悉能治疗。久服，不伤脏气。

荜茇　丁香　胡椒　缩砂仁　乌梅

青皮　巴豆去皮　木香　蝎梢各等分

上以青皮、巴豆，用浆水浸一宿，次日漉出同炒。青皮焦，去巴豆，将所浸水腌乌梅肉，炊一熟饭时，细研为膏，和诸药末为丸，绿豆大。每服五七丸，临卧姜汤下。津液下尤佳。

控涎丹

凡人忽患胸背、手脚、颈项、腰胯隐痛不可忍，连筋骨，牵引钩痛，坐卧不宁，时时走易不定。俗医不晓，谓之走注，便用风药及针灸，皆无益。又疑是风毒结聚，欲为痈疽，乱以药贴，亦非也。此乃是痰涎伏在心膈上下，变为此疾。或令头痛不可忍，或神志昏倦多睡，或饮食无味，痰吐稠粘。夜间喉中如锯声，多流涎唾，手脚重，腿冷痹，气脉不通，误认为瘫痪，亦非也。凡有此疾，但服此药数服，其疾如失。

甘遂去心　紫大戟去皮　白芥子真者，各等分

上为末，糊丸桐子大，晒干。食后临卧，淡姜汤下五七丸至十丸。如痰猛气实，加丸数不妨，其效如神。

强中丸

治胃脘虚寒，冷痰留滞，痞塞不通，气不升降，口苦无味，不思饮食。

良姜　炮姜　陈皮　青皮各一两　半夏二两

上为末，生姜自然汁，煮糊为丸，梧子大。每服二十丸至三十丸，生姜汤下。凡中满气痞，服之甚效。

凡　例

前证用药，多出汉方，但古科剂与今不同，已详酌改，从今为用。如其校定，备见前说。唯外所因，证候难明，风燥、寒凝、暑烁、湿滞皆能闭诸络，郁

而生涎，不待饮水流入四肢，而致支溢疼痛也。当以理推，无胶轨辙[1]。

吴黼堂曰：论方多宗汉法，此治痰饮之不二法门也。余谓痰饮多喘满而咳，与慢性之肺痨症相类。陈修园以饮为咳嗽之源头，识见殊超。盖咳嗽不已，痰涎壅盛，便属肺痨。痨字从火，即病久气血衰而邪火猖獗之谓也。陈无择于痰饮之结癖者，制破饮丸，于饮邪牵引筋骨钩痛，痰唾稠涎，喉声如锯者，制控涎丹，方皆特效，有功千古。宜其医名，至今为世推重也。

喘脉证治

夫五脏皆有上气喘咳，但肺为五脏华盖，百脉取气于肺，喘既动气，故以肺为主病者。右手寸口、气口以前脉阴实者，手太阴经肺实也，肺必胀。上气喘逆，咽中壅如欲呕状，自汗，皆肺实证。若气口以前脉虚者，必咽干无津，少气不足以息，此乃肺虚气乏也。

杏参散

治上气喘满，倚息不能卧。

杏仁　桃仁并面炒　桑皮米泔浸一宿，蜜炙　人参各一两

上为末，每服二钱，姜三片，枣一枚，煎服。

神秘散

定喘，补心肾，下气。

阿胶一两三分　鸡腔胵一两一钱　白仙茅米泔浸三宿，炒，各五钱

团参一分

上剉为散，每服二钱，糯米饮任下。

真应散

治年远[2]喘急不宁，不得眠卧，百药无效。

白石英四两，通明者，以生绢囊盛，用猪肚一具，以药入，线缝定。煮熟，取药出，再换雄猪肚一具，如前法。煮三枝香了，取药出，控干，研

上为末，以款冬花二钱，入药末二钱，更入桑皮二寸，姜三片，枣一枚，煎

---

① 轨辙：车轮轧过的痕迹，比喻已有人走过的道路或已有先例的事情。

② 年远：人卫本作“远年”。

七分，通口服。猪肚亦可煮服，但不用酱、醋、椒、姜等调和。

麦冬汤

治上气火逆，喘急，咽喉不利，止逆下气。

麦门冬一两　半夏六钱一字　人参一钱　炙草一分

清肺汤

治上气脉浮，咳逆，喉中作水鸡声，喘息不通，呼吸欲绝。

紫菀茸　杏仁去皮尖　诃子煨，各二两　汉防己一两

上剉散，每服四钱，煎七分，入鸡子清冲服。

神秘汤

治上气，不得卧。

陈皮　桔梗　紫苏子　五味子　人参各等分

用水煎服。

皱肺丸

贝母　知母　款冬花　秦艽　阿胶　紫菀茸　百部去心

糯米炒，各一两　杏仁四两，去皮尖

上为末，将羊肺一具，先以水灌洗，看容得水多少，即以许水更添些。煮杏仁令沸，滤过，灌入肺中，系定，以糯米泔煮捣成膏，搜和前药末，杵数千下，丸桐子大。每服一钱十丸，食前桑皮汤下。

理气丸

治气不定，动便喘咳。远行久立，皆不能住。汗出鼻干，心下急痛，苦悲伤，卧不安。

杏仁去皮尖，面炒，研　桂枝去皮，各一两

益智仁去皮　炮姜各二两

上为末，蜜丸桐子大，以钟乳粉为衣，米汤下三十丸。

黑锡丹

硫磺　黑铅各二两，先熔黑铅成汁，入硫磺在内，令烧起。候硫磺化，倾出，入于九重纸上，着地，急以盏盖，出火毒。

阳起石　木香　沉香　青皮各五钱　肉果　茴香炒　附子

葫芦巴　乌药　破故纸各一两　川椒五钱

上为末，酒糊丸梧子大。每服三十、五十丸，浓煎人参、茯苓、生姜、大枣汤下。（刻本，方见眩晕门）

白散子（刻本，方见中寒门，二药皆可用）

附子　滑石　半夏

吴黼堂曰：喘无善症，大抵由气管支生病而痰涎干之也。其中有宜用黑锡丹者，喻嘉言虽极夸其效，然病机到此，已属肝肾衰败，元气上奔，至危至急之候也。

肺痿肺痈叙论

肺为五脏华盖，百脉取气，运动血脉，卫养脏腑，灌注皮毛。将理失宜，气与血乱，皆成肺痿、肺痈矣。然五脏皆有痿痈，而独论此者，以肺属金，数尽于阳九，位最高而为五脏长，多致此病，故独论此。余如内痈及五痿说，又此病多生喘咳，故列于痰饮喘咳。

肺痿证治

病者寸口脉数而虚，按之涩，身冷内烦，多吐唇燥，小便反难，大便如烂瓜豚肝状。欲咳不咳，咳出干沫，吐中出血。心中温温液液，上气喘满，或燥而渴者，多因发汗，利小便，或呕吐消渴。数服驶药[①]，重亡津液，致热在上焦，故成肺痿。

甘草干姜汤

治肺痿，多吐涎，小便数，肺中冷，必眩；不渴不咳，必遗溺。所以然者，上虚不能制下也。

炙草四两　炮姜二两

上为末，每服四钱。枣三枚，煎七分。

---

① 驶药：人卫本作“快药”。

人参甘草汤

治肺痿，咳唾涎沫不止，咽燥而渴。
人参一两　炙草半两
加姜五片，枣三枚，煎七分。

温液汤

治肺痿，涎唾多出血，心中温温液液。
炙甘草
为散，每服四钱。

肺痈证治

病者寸口脉数而实，按之滑，咳吐浓血，口中辟辟[1]燥，胸中隐隐痛。口干喘满，咽燥不渴，多吐浊沫腥臭，时时振寒。热之所过，血为凝滞，蓄结痈脓，吐如米粥，故为痈[2]。始萌可救，脓成则难治。

葶苈大枣泻肺汤

治肺痈，胸满胀，一身并面目浮肿，鼻塞，清涕出，不闻香臭酸辛。咳逆上气，喘鸣迫塞。
葶苈炒令黄，研细，丸弹子大
枣十枚，煮汤，合前药，食后服。《金匮》令先进小青龙三服，乃进此药

小青龙汤（方见痰饮门）

如圣汤

治咳而胸满，振寒，脉数滑，咽干不渴，时出浊吐腥臭，久久吐脓若粥者，为肺痈。
桔梗一两　甘草二两，炙

---

① 辟辟：象声词，如手指弹石之声。《素问·平人气象论》："死肾脉来，发如夺索，辟辟如弹石，曰肾死。"王冰注："辟辟如弹石，言促又坚也。"

② 痈：人卫本作"肺痈"，当从。

煎饮服，无时。

苇叶汤

治肺痈。

米仁　冬瓜子　桃仁去皮尖，等分一两

上先煎苇叶汤，入药再煎，食后服。或吐脓血，勿怯。

吴黼堂曰：肺痿肺痈，寒热异治，乃方论不多，而应有尽有。盖学古而有心得也。

腰痛叙论

夫腰痛，虽属肾经，亦涉三因所致。在外则脏腑经络受邪，在内则忧[1]恐怒，以至房室堕坠，皆能使痛。方书五种之说，未为详论，但去世愈远，文籍简脱，难以计论[2]。虽是缺文，不可弃置，随其有无，提其纲目，庶几后学以类推寻，为治疗之典据耳。

外因腰痛论

太阳腰痛，引项脊尻背如重状；阳明腰痛，不可以顾，顾则如有所见，善悲；少阳腰痛，如针刺其皮，循循[3]然，不可俯仰，不可以顾；太阴腰痛，烦热，腰下如有横木居其中，甚则遗溲；少阴腰痛，痛引脊内；厥阴腰痛，腰中强急，如张弩弦状。此举六经，以为外因治备，大抵太阳少阴多中寒，少阳厥阴多中风热，太阴阳明多燥湿，以类推之，当随脉别。其如经中有解脉、散脉、同阴、会阴、阳维、衡络、直阳、飞阳、肉里、尻交等穴，皆不出六经流注。但别行皆有所主，不欲繁引，读[4]寻《内经·刺腰痛论》，以备明之。准此从所因，汗下施治。

---

① 忧：人卫本作“忧思”。
② 计论：人卫本作“讨论”。
③ 循循：有顺序貌。
④ 读：人卫本作“请”。

内因腰痛论

失志伤肾，郁怒伤肝，忧思伤脾，皆致腰痛。以肝肾同系，脾胃表里，脾滞胃闭，最致腰痛。其证虚羸不足，面目黧黑，远行久立，皆不能，尽失志所为也；腹急胁胀，目视䀮䀮[①]，所祈不得，意淫于外，宗筋弛纵，及为白淫，郁怒所为也；肌肉濡渍[②]，痹而不仁，饮食不化，肠胃胀满，闭塞腰胁，忧思所为也。准此从内所因，调理施治。

不内外因腰痛论

肾着腰痛，冷如水[③]，身重不渴，小便自利，食饮如故。腰以下冷重如带五千钱，因作劳汗出，衣里冷湿，久久得之。𦡀[④]（公对切）腰痛者，伛偻重肿，引季胁痛，因于坠地，恶血流滞，及房劳疲力，耗竭积气[⑤]，致腰疼痛。准此从不内外因，补泻施治。

腰痛治法

独活寄生汤

夫腰痛皆由肾气虚弱，卧冷湿地，当风所得。不及时速治，喜流入脚膝，为偏枯冷痹，缓弱疼重，或腰脚挛痛肿痹，宜急服此。

独活三两　桑寄生　杜仲制，炒断丝　细辛　牛膝酒浸　秦艽

茯苓　白芍　肉桂　川芎　防风　炙草　人参　熟地

当归各二两

上为末，每服四钱，煎七分，去滓，空心服。气虚下利，除地黄，并治新产腹痛，不得转动，及腰脚挛痛痹弱，不得屈伸。此汤最除风消血。《肘后方》

---

① 䀮䀮：目不明。

② 濡渍：浸泡。

③ 水：人卫本作"冰"。

④ 𦡀：腰忽痛也。

⑤ 积气：人卫本作"精气"，当从。

有附子一枚，无寄生、人参、甘草、当归。近人治历节风并脚气流注，甚效。

小续命汤

治风腰痛，最妙。（刻本，方见中风门）

麻黄　防风　人参　黄芩　肉桂　炙草　白芍　川芎　杏仁

附子　桃仁面炒，去皮尖

牛膝酒

唐筠州刺史王绍颜《传信方》云：顷年[①]，予在苏州得腰痛，不可忍，医以为肾伤风毒攻刺，即制此方，一剂服之，便减半，步履渐轻。

牛膝　川芎　羌活　骨皮　五加皮　米仁各一两　甘草

生地十两　海桐皮各二两　一法，有杜仲一两，姜汁炒

上㕮咀，帛裹，入无灰酒二斗浸，冬七日，夏分数服，浸三五日。每服一杯，日三四杯，长令酒气不绝为佳。

杜仲酒

治风冷伤肾，腰痛不能伸屈，并补肾虚。

杜仲去皮，一斤姜汁炒

用无灰酒三升，浸十日。每服二三合，日四五服。

肾着汤

治肾虚伤湿，停着为痛，身重腰冷，如水洗状，不渴。小便自利，饮食如故，腰以下冷痛，重如带五千钱。

炮姜　茯苓各四两　炙草　白术各二两

上㕮咀，每服四钱，煎七分。又治体虚自汗，甚效。

鹿角丸

治肾虚伤冷，冷气入肾，其痛如掣。

附子二两，炮　肉桂三分　上鹿角屑一两，酥炙黄

上为末，酒糊丸，如桐子大。每服三五十丸，盐酒下。

---

① 顷年：近年。

安肾丸

治肾虚腰痛，阳事不举，膝骨痛，耳鸣口干，面色黧黑，耳轮焦枯。

补骨脂炒　葫芦巴炒　茴香炒　川楝子炒　川续断各三两，炒

桃仁面炒，去皮尖，别研　杏仁如上法　山药炒　白茯苓各二两

上为末，蜜丸桐子大，盐酒下五十丸。

青娥丸

治肝肾虚，腰腿重痛，并治风湿脚气。常服，壮筋骨，补虚填精益髓。

杜仲一斤，姜汁炒　生姜十两，晒干　破故纸一斤，炒

胡桃肉一百二十枚，去皮，研膏

上为末，用胡桃肉膏同蜜搜匀，丸如桐子大，盐酒任下。食前服。

神应丸

治肾经不足，风冷乘之，腰痛如折，或引背膂，俯仰不利，转侧亦难。或劳役[①]过度，劳伤肾经。或卧冷湿伤腰，或坠堕伤损，并宜服之。

威灵仙二两　桂心　当归各一两

上为末，酒糊丸，如桐子大，煎炒茴香汤下三五十丸。凡妇人，煎官桂[②]汤下，妊娠忌服。一法：加破故纸、桃仁、地肤子，等分。

立安丸

治五种腰痛，常服补肾，强腰脚，并治脚气。

破故纸生　川断　木瓜　牛膝酒浸

杜仲各一两，姜汁炒　萆薢各二两

上为末，蜜丸桐子大，盐酒任下五十丸。

五积散

治感寒湿，与脾胃气闭腰痛，最效。

苍术　桔梗　陈皮　白芷　炙草　当归　川芎　白芍　茯苓

半夏　麻黄　干姜　枳壳　桂心　厚朴

① 役：原为“疫”，据文义改。

② 官桂：人卫本作“桂心”。

若太阴经，加桃仁。

上㕮咀，每服四钱，加姜枣煎服。（刻本，方见伤寒门）

熟大黄汤

治坠堕闪朒[1]，腰痛不可忍，不能伸屈。

大黄　生姜各五钱，炒

同炒令焦黄，水浸一宿，煎去滓，五更服。天明所下如鸡肝者，即恶物也。

橘子酒

治打扑腰痛，恶血蓄瘀，不可忍。

橘子炒，去皮，研为末

每服二钱，酒调下。未效，再作。或用猪腰子一只，去筋膜，破开入药末，加葱白、茴香、青盐。湿纸裹，煨煮，细嚼，温酒下。

桃仁酒

治肾虚，风劳所伤，毒肿掣痛，牵引小腹连痛。

桃仁麸炒，去皮尖，研

每服四钱，热酒调下，即汗，愈。

吴黼堂曰：腰痛有由死血者，有由湿痰、溢饮、凝滞者。此症最多，本书独不言及，真缺点也。

虚损证治

《难经》论损，从皮毛至于筋骨者，此乃辨气脉浅深次第也。原其所因，属不内外。或大病未复，便合阴阳。或疲极筋力，饥饱失节，尽神度量，叫呼走气，所以诸症蜂起，吐血衄血，便血泻血，遗泄白浊，冷滑洞泻，自汗盗汗，呕吐咯哕，涎沫痰饮，遂至荣卫失调，虚劳损伤，皆由此始。盖原于痰毒干肺，背常理而致然也。况妇人产蓐，过于大病，虚损尤多，不可不知。列而论之，证状非一，姑举数条，以为治备。要当考寻脉理，推其元气胃气，资始资

---

① 朒：折伤。

成，扶助阴阳，别辨[①]标本，亦不可随证冷热，妄行施治。《要论》[②]云：粗工嘻嘻[③]，以为可攻。治热未已，寒病复始，同证异形，迷气乱经。学者谨之，精思有灵。

正元散

大治元气虚弱，脐腹胀满，心胁刺痛，泄利呕吐，自汗，阳气渐微，手足厥冷，及伤寒阴症，霍乱转筋，久下冷利，少气羸困，一切虚寒。

人参　茯苓　白术　黄芪　炙草　乌药　山药　附子　川芎
干葛各一两　乌头　肉桂　红豆　炮姜　陈皮各三钱

上㕮咀，每服□钱，加姜、枣、盐少许，煎服。（刻本，方见自汗门）

麝香鹿茸丸

治精血耗散，血少不增，阳道不兴。服此调荣卫，利腰脚，补精血，主诸虚百病。

鹿茸酥炙，一两　熟地二两　沉香三分　麝香一钱，别研

上为末，入麝香研匀，蜜丸桐子大。温酒、盐汤任下三十丸。

大山芋丸

治诸虚百损，五劳七伤，肢体沉重，骨节酸疼，心中烦悸，唇口干燥，面容少色，情思不乐，咳嗽喘乏，伤气伤血，夜多异梦，盗汗失精，腰背强痛，脐腹弦急，嗜卧少起，善惊多忘，饮食减少，肌肉瘦悴。又治风虚，头目眩晕，心神不宁。又病后气不复常，渐成劳损。久服，补不足，愈风气百病。

山芋七两半　当归　肉桂　神曲炒　熟地　大豆黄卷各二两半
防风各两半　川芎　白芍　白术　杏仁　麦冬去心　柴胡　茯苓
桔梗各一两一　阿胶面炒，一两七钱半　人参一两七钱　炮姜三分
款冬花五钱　大枣一百枚，煮，去皮核　甘草

上为末，蜜与枣肉同杵和丸，如弹子大。每服一丸，温酒、盐汤任嚼下。虚劳、遗泄、白浊，加龙骨二两。又内加琥珀一两，远志一两，茯苓二两半，即是养心丹。

---

① 别辨：人卫本作“辨别”。

② 《要论》：即《素问·至真要大论篇》。

③ 嘻嘻：亦作“唏唏”，喜笑自得貌。

羊肉丸

治真阳耗竭，下元伤惫，耳轮焦枯，面色黧黑，腰重腰弱，阳事不兴。常服壮元阳，补真气，益精驻颜。

补骨脂炒　葫芦巴炒　茴香炒　川楝子以上各炒　川续断
川附子炮　茯苓各三两　桃仁麸炒，去皮尖，研　杏仁同上法
山药炒，各二两

上为末，以精羊肉四两，酒煮，研细入面，和丸如桐子大，盐酒汤任下三五十丸。

大神补丸

治元脏虚惫，血气不足，白浊遗泄，自汗自利，口苦舌干，四肢羸瘦，妇人诸虚，皆主之。

木香炮　附子炮　茴香炒　苁蓉酒浸　川椒炒出汗，各十两
牛膝酒浸　桃仁炒，去皮尖　巴戟去心　黄芪　泽泻　葫芦巴
五味子各五两　羌活　槟榔　天麻　肉桂各二两　川芎
白蒺藜炒，去刺

上剉末，蜜丸梧子大，盐汤、温酒任下三五十丸。

菟丝子丸

治肾气虚损，五劳七伤，小腹拘急，四肢酸疼，面色黧黑，唇口干燥，目暗耳鸣，心忪气短，夜梦惊恐，精神困倦，喜怒无常，悲愁不乐，饮食无味，举动乏力，心腹胀满，腰膝缓弱，小便滑数，房室不举，股内[①]湿痒，水道涩痛，小便出血，时有遗沥。

菟丝子酒浸　桂心不焙　鹿茸去皮，切，酥炙　泽泻　炮附子
石龙芮各一两　苁蓉酒浸　杜仲姜汁炒　茯苓　熟地　巴戟去心
山茱萸　荜澄茄　沉香　茴香炒　补骨脂炒　石斛　牛膝酒浸
川断　川芎　五味子　覆盆子　桑螵蛸酒浸，炒，各五钱

上为末，酒糊丸如桐子大，每服三十丸，温酒、盐汤任下。脚膝无力，木瓜汤下；淋闭，木通汤下。

---

① 股内：原作“服肉”，据文意应为“股内”。

妙应丹

治脾元虚弱，久积阴冷，心腹满痛，面色青黄，肢体瘦弱，怠惰嗜卧，食少多伤，噫气吞酸，哕逆恶心，腹中虚鸣，大便泄利，胸膈痞塞，食饮不下，霍乱呕吐，肌冷转筋，及五膈五噎，久痛久利。

附子四只，六七钱重者，生，去皮脐，剜作孔，入硇砂一两七钱，面裹煨热，去面。（刻本，方见症痛门）

荜拔　木香　青皮各二两　破故纸三两

上为末，面糊为丸，桐子大，生姜陈皮汤下三十丸。

增损乐令汤

治诸虚不足，小腹急痛，胁肋䐜胀，脐下虚满，胸中烦悸，面色萎黄，唇干口燥，手足逆冷，体常自汗，腰背强急，骨肉酸痛，咳嗽喘乏，不能饮食，或因劳伤过度，或因病后不复。

黄芪　人参　橘皮　当归　桂心　细辛　前胡　甘草炙　茯苓

麦冬去心　芍药各二两　附子炮　熟地各一两　半夏二两半

远志三分，去心

上㕮咀，每服四钱，姜五片，枣二枚，煎七分服。若腹满食少，去枣；下焦虚冷，不甚渴，小便数者，倍人参、当归、附子；烦渴引饮，加花粉；遗泄白浊，加龙骨、白蔹；小腹急，引心痛者，加干姜。

人参养荣汤

治积劳虚损，四肢沉滞，骨肉酸疼，吸吸[①]少气，行动喘咳，小便拘急，腰背强痛，心虚惊悸，咽干唇燥，饮食无味，阴阳衰弱，悲忧惨戚，多卧少起，久者积年，急者百日。渐至瘦弱，五脏气竭，难以振复。又治肺与大肠俱虚，咳嗽下利，喘促少气，呕吐痰涎。

黄芪　人参　当归　桂心　甘草炙　陈皮　白术各一两

芍药三两　熟地　五味　茯苓各三分　远志去心，炒，五钱

咳嗽，加阿胶二两。

上㕮咀，每服四钱，加生姜大枣，煎七分。遗精，加龙骨一两。

① 吸吸：呼吸急促貌。

十补丸

治真气虚损，下焦伤竭，脐腹强急，腰脚疼痛，亡血盗汗，遗精白浊，大便自利，小便滑数。或三消[①]渴疾，饮食倍常，肌肉消瘦，阳事不举，颜色枯槁。久服补五脏，行荣卫，益精髓，进饮食。

附子炮　炮姜　肉桂　菟丝子酒浸　厚朴姜汁炒　巴戟

远志去心，姜汁炒　破故纸炒　赤石脂煅，各一两

川椒炒去汗，去合口者，一两

上为末，以酒和丸如梧子，温酒、盐汤任下。

远志丸

治心肾气不足，惊悸健忘，梦寐不安，遗精，面少颜色，足胫酸疼。

远志去心，炒　山药炒　熟地　龙齿煅，水飞　天冬去心

麦冬去心，各六两　五味　车前炒　茯苓　茯神　骨皮

肉桂各五两

上为末，炼蜜丸，桐子大，温酒下三十丸至五十丸。酒米汤任下。

张走马家秘真丹

治房室过度，或用意思维，或精泄自出，腰背酸弱，不能屈伸，食不生肌，两脚疼痛，不能步履。

草乌或用川乌，以牡蛎同炒，裂去皮脐，去牡蛎不用，一两

五倍子五钱

上为末，糯米饭和丸桐子大，盐汤下三五十丸。

莲子丹

治真气虚惫，口苦舌干，心常惨戚，夜多异梦，昼少精神。或梦与鬼交，遗泄白浊。小便余沥，阳事不举，目暗耳鸣，面色黧黑。

新莲肉四两，去心皮　白龙骨四两，醋煮　甘草一分

上为末，用车前草汁入面少许，煮和丸，如绿豆大，盐汤酒任下三五十丸。

---

① 三消：中医诊断指饮水多而小便如常为上消，饮水多而小便短赤为中消，饮水多小便浑浊为下消，总称为三消。

家韭子丸方证见遗尿门。

威喜丸

治精气不固，余沥常流，小便白浊，梦泄，及妇人血海久冷，白带、白漏、白淫，身常湿，小便如米泔，或无子息[1]。

白茯苓四两　猪苓一分，去皮，煮茯苓数十滚　黄蜡四两

上只用茯苓一味，为末，熔黄蜡为丸，如弹子大，空心，细嚼，令口生津液，徐咽。兼治两耳虚鸣，口干。

锁阳丹

治脱精，泄不禁。

龙骨　茯苓各一两　桑螵蛸二两，瓦上焙燥黄

上为末，面和丸，如桐子大，煎茯苓汤下七十丸，盐汤下，食前。一方，用茯苓、猪苓、木馒头和皮子切，等分为末。一方：用破故纸、青盐，捶碎等分，同炒香为末，并服二钱，米饮调下。

十四友丸

补心肾虚，怔忡[2]昏聩，神志不宁，睡卧不安，故经曰：脏有所伤，情有所倚，人不能悬其病，则卧不安。

人参　熟地　茯苓　茯神　当归　黄芪　阿胶　蛤粉炒　枣仁炒
柏子仁别研　紫石英别研　远志　肉桂各一两
辰朱砂一分，别研

上为末，别研五味，蜜丸桐子大，以大枣汤下三十丸。

宣和赐芪丝丸

治少年色欲过度，精血耗竭，心肾气惫，遗泄白浊，腰背疼痛，面色黧黑，耳聋目昏，口干脚弱，消渴便利，梦与鬼交，阳事不举。

当归酒浸，焙干，半斤　菟丝子酒浸，煮捣晒干，一斤　米仁
茯苓一用神　鹿角霜　石莲肉去皮　熟地各四两

---

① 子息：子嗣。
② 怔忡：惊悸貌。

上为末，用黄芪二斤，捶碎，以水六升浸一宿，次早挼[①]水洗味淡，去渣。于银石器中熬汁成膏，搜和捣数千杵，丸桐子大。每服五十丸至百丸，米汤酒任下。常服守中安神，禁固精血，益气驻颜，延年不老。

参香散

治心气不宁，诸虚百损，肢体沉重，情思不乐，夜多异梦，盗汗失精，恐怖烦悸，喜怒无时，口干咽燥，欲饮水浆，饮食减少，肌肉瘦悴，渐成劳瘵。常服补精血，调心气，进饮食，安神守中，功效难尽。

人参　黄芪　茯苓　白术　山药　莲肉各一两，去心

砂仁　乌药　橘红　炮姜各五钱

木香　檀香　丁香各一分　炙草三分　沉香二钱

上㕮散，每服四钱，加姜、枣，煎七分。一法，有熟附子五钱。

吴黼堂曰：类集诸方，皆用补养之品，而用以治病者仅见一二。为虚人外感者立法，则可耳。

温脾丸

治久病虚羸，脾气弱，食不消，气噫。

黄柏　大麦芽炒　吴茱萸　桂心　炮姜　细辛　附子炮，去皮脐

当归　川连各一两　神曲炒　大黄各一两

上为末，蜜丸桐子大。每服三十丸，空腹，酒饮任下。

① 挼（ruó）：揉搓。

卷十四

水肿叙论

夫肾主元气，天一之水生焉。肺主冲化，地四之金属焉。元气是水中之火，所以太阳合少阴，主精髓以滋血。冲化乃土中之金，所以太阴合阳明，主肌肉以养气。今肾虚则火亏，致阳水凝滞，肺满则泛溢，使阳水沉潜。沉潜则气闭，凝滞则血淖，经络不通，上为喘急，下为肿满。故经曰：肾为少阴，肺为太阴，其本在肾，其末在肺，皆至阴以积水也，所以能聚水而生病者。盖以肾为胃关，关键不利，枢机不转，水乃不行，渗透经络，皮肤浮肿。诸证不同，广如经说。治法曰"平治权衡"者，察脉之浮沉也；去菀陈莝者，疏涤肠胃也；开鬼门、洁净府者，发汗、利小便也。原其所因，则冒风寒暑湿属外；喜怒忧思属内；饮食劳逸，背于常经，属不内外。皆致此病。治之当究其所因及诸禁忌而为治也。

水饮证治脉例

古方水肿[①]证候，以短气不得卧，为心水；两胁疼痛，为肝水；大便鸭溏，为肺水；四肢苦重，为脾水；腰痛足冷，为肾水；口苦咽干，为胆水；乍虚乍实，为大肠水；腹急肢瘦，为膀胱水；小便秘涩，为胃水；小腹急满，为小肠水。各随其经络，分其内外，审其脉证而甄别之。然此十水，谓之正水，外有风水、皮水、石水、黄汗。以义考之，风合归肝，皮合归肺，黄汗归脾，石合归肾，虽名理不逾，奈证候少异，古方备列，不可不辨。但风水，脉浮，必恶风；皮水，其脉亦浮，跗肿，按之没指，不恶风；石水，脉沉，腹满不喘；黄汗，脉沉迟，发热胸满，四肢头面肿，久而不愈，必致痈脓，又曰不恶风。小便利，上焦口多涎，为黄汗；正水，寸口脉浮而迟，浮则热，迟则潜，热潜相搏，名曰沉。趺阳脉浮而数，浮即热，数即止，热正相搏，名曰伏。伏沉相搏，名曰水。沉则络

---

① 吴瑞甫旁注：水肿，由肾肿者居多，西医名之曰肾盂炎。其次即心肺亦能致之，但不如肾病之肿势浩大耳。多分名目，适令学者心迷目眩，不可训也。

脉虚，伏则小便难，虚难相搏，水走皮肤，即为水矣。此《金匮》节文，所以用寸口、趺阳二脉者，盖水气不在一经也。大抵浮脉带数，即是虚寒潜止于其间，久必沉伏，沉伏则阳虚阴实，为水必矣。要知水脉必沉，论曰：脉出者死，与病不相应也。诸唇黑则伤肝，缺盆平则伤心，脐出则伤脾，足心平则伤肾，背平则伤肺。凡此五伤，决不可疗也。治法曰：腰以上肿，宜发汗；腰以下肿，宜利其小便。学者当知之。

复元丹[①]

治水肿病。夫心肾真火，能生脾之真土，今真火之气亏，不能滋养真土，故土不能制水。水液妄行，三焦不泻，气脉闭塞，枢机不通，喘急奔息；水气盈溢，渗透经络皮肤，溢满足胫，尤甚两目下肿。腿股间冷，口苦舌干，心腹坚胀，不得正偃[②]，偃则咳嗽。小便不通，梦中虚惊，不能安卧。

附子炮，二两　木香煨　茴香炒　川椒炒，出汗　独活
厚朴去皮，姜制　白术略炒　陈皮　肉桂　泽泻　吴茱萸一两半
肉果　槟榔各五钱

上为末，糊丸桐子大，紫苏煮汤下，无时。此药世传屡验，未尝示人。其间君臣佐使与造化同妙，服者自知。要当屏去诸药，一日三服。先此旋利如倾，次序肿消喘止。盖药能助真火，以养真土，更运动枢机，平安必矣。法当禁欲，并绝盐物半年后，始不再作。

当归散治同前

当归洗　木通　赤茯苓　肉桂　槟榔　赤芍　陈皮　丹皮
木香煨　白术各等分

上为末，脚膝头面肿，大小便不通，每服二钱，水一盏，紫苏叶二叶，淡木瓜一片如指大，同煎八分。温服，日三服。知[③]已愈，早晚二服。觉气下，或小便快，是效。脏寒，去槟榔；脐已出，添大腹皮、猪苓各一两。忌乌鸡肉、盐酸、海味。

正阳丹

治水肿。

---

① 吴瑞甫旁注：诸药皆温肾行气，虚寒者宜，湿热肿则不合。

② 偃：仰面倒下。

③ 知：人卫本作“如”，当从。

宣木瓜四两重一枚，剉，用童便、酒各三升，煮烂绞汁　人参一两
大豆煮去皮，晒干十两　附子五钱　银朱二钱，另研
上为末，入银朱研匀，以木瓜膏和丸梧子大，米汤下五十丸。

消肿丸

治水肿喘满，小便不利。
滑石　木通　白术　茯神　茯苓　陈皮　黑丑炒　半夏
通脱木各一分　丁香　木香各半分　瞿麦一分
上为末，酒糊丸梧子大。食前，灯芯麦门冬汤下三十丸。

消肿散

治水气浮肿，喘呼不得睡，烦热躁扰，渴燥，大小便不利。
大黄蜜蒸　黑栀　甘草炙　干葛　陈皮　麻黄去节，汤泡　川芎
马牙硝等分
上为末，每服二钱，蜜调下。

枣仁散

治水气浮肿，无问新久老少，悉可服。惟禁盐，必效。
枣仁　赤茯苓　肉桂等分
为末，每服二钱，米饮调下。

禹余粮丸

治十种水气，凡脚膝肿，上气喘满，小便不利，但是水气，悉皆主之。

蛇含石大者三两，以新铁铫盛，入一秤炭火中，烧蛇黄石与铫子一般通赤，以钳取铫子出，倾石入酸醋二升中。候冷，出蛇石，研极细，方止。

针砂五两，水淘净，干之，更以铫子炒干，同禹余粮和用米醋二升，就铫子煮醋，干为度。入一秤炭火内，烧通赤，倾净砖上。候冷，取研无声。

禹余粮三两

以三物为主，其次量人虚实，入下项药。治水多是取转，惟此三物，既非大戟、甘遂、芫花之比，又有下项药扶持，故虚人、老人皆可服。

羌活　木香　茯苓　川芎　牛膝酒浸　白豆蔻炒　茴香炒
蓬术炮　三棱炮　肉桂　炮姜　青皮　白蒺藜　附子炮
当归酒浸一宿，各五钱

虚人、老人全用五钱，壮实人减之。

上为细末，拌极匀，以神曲和药，再杵极细，煮糊为丸，桐子大。食前，温酒下三十丸至五十丸。惟忌盐，虽毫末，不得入口。若无以为味，即水病去后，且以醋少许调和食。不能忌盐，勿服。果欲去病，切须忌盐。但试服药，即于小便内旋去，不动脏腑，病日去。每日二三服，兼以温和调补气血，用药以助之，真神方也。

第一退水丸

能化气，退水肿，去菀莝陈，利湿，通小便。

蓬术炮　三棱煨　肉桂　青皮　益智仁各五钱

巴豆二两，去皮油，研

上为末，面糊丸梧子大，用黄栀十个劈破，荆芥、黑丑、酸浆草各少许，煎汤下二三十丸。

第二退水饼

服前药未效，即服此方。

甘遂　大戟

上为末，入面和水为饼，如棋子大。以火煨熟，五更时，以淡茶汤嚼下一饼。

第三大腹子散

取转后，调正胃气，进饮食。

大腹子炒　肉桂　茴香炒　陈皮各五钱

上为末，每服二钱，米饮调下。

桃红散

治正水胀急，大小便不利，逆闭欲死方。

甘遂五钱，半生半炒　杯十文，另研

上为末，研匀，每用一钱，以白面四钱，水调入药，搜和，切作棋子大，白水煮浮。更不得使盐料物，只淡食。候大小便利，去五六分，用后药调补。

平胃散一两

药料一剂，将后药加入。此药继前药服。

附子炮　白术各一两　丁香五钱

上为末，和匀，每服二钱，姜七片，枣三枚，煎七分，日三五服。若脚肿未退，可灸三阴交及风门穴，肿退必矣。

大　丸

治遍身肿满，及痰气食积，伤寒感风，脾气横泄。

羌活　白术各五钱　陈皮　木通　黄芪　桑白皮各三分

木香一分　黑丑十两，半生半炒

上为末，蜜丸弹子大，治风痰，散腹胁壅滞，清头目，浓煎姜汤下。取食伤，止赤白痢，煎枣汤下。小便不利，灯芯汤下。伤寒，葱茶下。如未快，以稀粥投之，用热茶汤下亦可，须七日后方可服。已得泻，急欲止之，投冷白粥，即自止。妇人产后(一作前)，并宜服之。服此药，须住他药三日，并不得吃生冷荤腥滋味。一日只吃软饭淡粥，次日早进千金散。

藿香　炙草　炮姜　神曲　茯苓各一两　人参　肉桂各五钱

陈皮　厚朴制，各二两

上为末，姜三片，盐一捻，每服二钱。一方，有厚朴，姜汁炒。

葶苈大丸

治肿满腹皮，四肢枯瘦，小便涩浊。

甜葶苈隔纸炒　荠菜根等分

上为末，蜜丸弹子大，每服一丸，陈皮汤嚼下一二丸。只三丸，小便清利；数丸，腹当依旧。

料　简

病有风水、皮水、石水、黄汗，皆与正水同，为治自别。

大豆汤

治风水，通身肿，骨节疼，恶风自汗，眼合不得，短气欲绝。其脉浮。

大豆　杏仁炒，去皮尖　麻黄去节　防风　猪苓各四两　泽泻

黄芪　乌头各三两，炮　茯苓　白术各五两　甘遂炒　炙草各三两

半夏五两，洗　防己四两

上㕮咀，每服五钱，水二盏，酒半盏，姜七片，煎七分。以大小便利而肿消，则停药。未利，加生大戟五两、葶苈二两，隔纸炒香，无不快利。甘遂、甘

草，似不当用之，然却效，非人情所可测也。

五皮饮

治皮水，四肢头面悉肿，按之没指，不恶风（一作寒）。其腹如鼓，不渴不喘，脉亦浮。

大腹皮炙　桑白皮炙　茯苓皮　生姜皮　广陈皮

上各等分，每服四钱。煎好，入木香汁少许，服效。

泽漆汤

治石水，腹肿，四肢肿，不喘。其脉沉。

泽漆五两，洗去腥　桑皮六两，炙　射干泔浸　黄芩一作芪　茯苓　白术各四两　防己　泽泻各二两

上㕮咀，每服五钱，水三盏，乌豆一合，同煎七分。日三服。

黄汗，依五疸法。治之，用黄芪酒。

黄芪五两　芍药三两　肉桂二两

上为末，每服四钱，苦酒三合，水一盏半，煎七分。

料　简

病有水肿相类者，曰肤胀、鼓胀、肠覃、石瘕、脾气横泄五种。治法亦复不同，除鼓胀见肿满门，肠覃、石瘕见妇人门，今具肤胀及脾气横泄于后。

附子绿豆汤

治寒客皮肤，壳壳[①]然而坚，腹大身肿，按之陷而不起，色不变，病名肤胀。一剂未快，再作。

附子不炮，大约八钱重，去皮脐，劈破两半　绿豆二两

上加生姜一两，水二碗，煎至一碗，绞去滓，分三服。空心温服。次日，将前附子破作四片，再用绿豆二两，姜一两，如前煎服。第三次后，将附子作八片，再如前煎法。共用附子三枚，姜三片，然前云破附子两半，后破四片，第三次破八片，则一枚而三次用之。

① 壳壳：中空貌。

无碍丸

治脾气横泄，四肢浮肿，心腹胀满，喘不得卧。

蓬术煨　三棱各一两　大腹皮三两，炙　木香炮　槟榔生，各一分

上为末，以炒麦芽为粉，糊丸桐子大，姜汤下二十丸。

三棱煎

治如前。（方见症瘕门）

茯苓分气饮

治脾胃不和，胸膈噎塞，腹胁疼痛，气促喘急，心下胀满，饮食不进，呕吐不止，兼脾气横泄，四肢浮肿。

五味　桔梗　茯苓　甘草　陈皮　桑皮　大腹皮

苏叶各二两五钱

上为剉散，每服四钱，姜三片，盐少许，煎七分。

麻黄甘草汤

治气急久不瘥，遂成水肿。如此者，众诸皮中浮以水攻也。面目身体，从腰以上肿，当以此汤发汗。

麻黄二两，去节　甘草一两

共为散，每服四钱，煎七分。空腹温服。

茯苓苏子丸

治面肿，小便涩，小腹胀满。

茯苓　苏子　杏仁各二两，去皮尖　陈皮　防己

葶苈各一两一分，隔纸炒

上为末，蜜丸小豆大，以桑皮汤下三十丸。食后服。

料 简

夫浮肿，门类极多，自正水之余，有风水、皮水、石水、黄汗等诸症，入水肿门[①]。如脾气横泄，脚气支满，肤胀、鼓胀、肠覃、石瘕，与夫造作干犯土气，皆作浮肿。属血属气，理自不同，奈外证相类，未易甄别，若不预学，临病必迷，错乱汗下，皆医杀之。更有气分、血分，亦入肿门，治之甄别，岂可不学？古方类例虽明，多见不学者。抄写数方，一道施治，倘非其病，妄投其药，盛者致困，困者必死。况有饮食禁忌，种种不同，学者勉之，不可轻玩。以病试药，甚为不仁，戒之戒之。（血分见妇人门，气分附方论后）

气分证治

气分与胸痹、中满皆相类，但胸痹属气实，中满为气虚。气分则挟痰饮所隔，荣卫不利。腹满胁鸣相逐，气转膀胱，荣卫俱劳。阳气不通则身冷，阴气不通则骨疼；阳气前通则恶寒，阴气前通则痹不仁。阴阳相得，其气乃行。大气转，其气乃散，实则失气，虚则遗溺，乃知气挟痰饮之所为也。其脉寸口迟而涩，迟为气不足；涩为血不足，趺阳脉微而迟，微则为气，迟则为寒。斯证也，名曰气分。

桂附汤

治心下坚大如盘，边如旋盘，水饮所作，名曰气分。

肉桂三两　炙草　麻黄去节，汤焙干　细辛去苗，各二两

附子四只，炮

上㕮咀，每服四钱，姜七片，枣三枚，煎七分，温服。汗出如虫行皮中，即愈。

枳术汤

治同前。

枳实两半　白术三两

① 吴瑞甫旁注：水肿大症，愈而复发者居多，古人惟肾气丸、真武汤最为获效。其挟湿热而发者，须苦辛法乃合。然徒用煎方，往往不愈，须广求秘法，方效。

上㕮咀，每服四钱，煎七分，温服。腹中软，即当散也。

吴黼堂曰：陈无择水肿治例，根据《金匮》及《内》《难》诸说，历代名医无以易之。但其所分十水，虽本于古法，黼堂不信也。考西洋医水肿，原因有三：一肾盂炎，二肝漏液，三心房失功用。而心之水肿，肿势不甚，独肾炎肿因溺道失调，水肿浩大。昔医用肾气丸，从肾施治，所以奏效独多。审其蕴有湿热者，取用清润之法，王孟英治案具在，余曾屡仿用之而屡效矣。

阴㿗叙论

夫阴㿗，属肝系宗筋，胃阳明养之，世多不识，谓之外肾，非特名义差错，亦使内脏不分，其可不辨乎？古方虽出四证，但曰阳㿗、气㿗、水㿗、卵胀，殊不别其所因。如肠㿗，则因房室过度，元脏虚冷，肠边膋[①]系不收，坠入㿗中，上下无定，谓之肠㿗，属不内外因。病者久蓄忧思，恐怒兼并，随脏气下袭，阴㿗肿胀急痛，名曰气㿗，属内所因。病者久坐冷湿，湿气下袭，致阴肿胀，名曰水㿗，属外所因。病者劳役无节及跨马坐车，致卵核肿胀，或偏有大小，上下无常，名曰卵胀，亦属不内外因。有小儿生来便如此者，乃宿疾也。卵胀、肠㿗，皆难治；气㿗、水㿗，皆易治。又寒疝下注，入注于㿗中，名曰狐疝，亦属㿗病。世人因此并以㿗病为疝气，不审之甚也。妇人阴门挺出，亦称㿗病。名义不分，有如此者。

阴㿗证治

凡㿗病，惟肠㿗无问贵贱，多有之。有睡卧膋系延入胁下者，有坠入囊中者，或遇役劳，及天色变动，逼上囊根，肿急作痛，过于寒疝，得暖即下。其如卵胀，有作热生脓为痈溃烂者，比比有之。

茱萸内消丸

治阴㿗偏大，上攻脐腹，疞痛。肤囊肿胀，或生疮疡，时出黄水。腿股沉重，足胫肿满，行步艰难，服之内消，不动腑脏。

肉桂二两　大腹皮　五味子　海藻洗　玄胡索各二两五钱

茴香二两　川楝子二两，炒　陈皮　桃仁面炒　枳实各一两

---

① 膋(liáo)：肠上的脂肪。

木香一两半　川乌　吴茱萸　石茱萸　白蒺藜　桔梗　青皮
山茱萸以上各二两
上为末，酒糊丸梧子大，温酒下三十丸。

大戟丸

治阴㿉肿胀，或小肠气痛。
大戟五钱，去皮，炒黄　葫芦巴四两，炒　槟榔　附子炮　舶上茴香
诃子煨　木香各一两　川楝子五两，后入　麝香五分，另研
上为末，以川楝子入好酒二升，葱白七茎煮，去皮核取肉，和末为丸梧子大，姜汤下五七丸至十丸。潮热疼痛，炒姜酒下十五丸。

炼阴丸

治阴器下坠肿胀，卵核偏大，坚如石，痛不可忍。
玄胡索微炒，去壳　海藻洗　昆布洗　青皮　茴香炒
马兰花各一两　木香五钱　川楝子一两，去核
大戟一分，酒浸三宿，切片，焙干
上为末，别用硇砂、阿魏、安息香各一分，以酒、醋各一升，淘三物。去砂石，熬成膏。入麝香一钱，没药一分，入前药末，和丸绿豆大，绵灰酒下十丸至十五丸。

抵圣丸

治膀胱有热，多因天气热而发阴㿉。肿满赤痛，大便秘，欲饮水。按之脐下腹痛。
续随子　米仁　郁李仁　茵芋　白牵牛各一钱，略炒
上为末，滴水丸梧子大。每服五丸，用《博济方》香姜散为引，煎服。黄昏服，五更利下恶物。

兼金丸

治热入膀胱，脐腹上下及胁肋疼痛，便燥，欲饮水，按之痛者。
大黄八钱，煨热　硝石　桂心　炙草各四两　桃仁四十粒，去皮尖
上为末，蜜丸梧子大，米饮下五七丸至十丸。妇人血闭疼痛，亦宜服之。

应痛丸

治败精恶物不去，结在阴囊成疝，疼痛不可忍。久服去病。

阿魏二两，醋和，荞麦面作饵，厚三指，裹阿魏，慢火煨

槟榔大者二枚，剉作瓮子满盛的着，将来与荞麦面，拌作饼子煨，慢火

上同研为末，入硇砂末一钱，赤芍末一两，共搜面糊成丸，桐子大，温酒、盐汤下十丸至二十丸。食前服。

蒺藜丸

治囊核坚大，行动艰辛，发作牵引偏坠疼痛。

白蒺藜去刺，炒　海藻洗去盐　泽泻各一两，炒　茴香炒，一两五钱

桂心　木通　牛膝酒浸　北五味　木香煨　槟榔各二两　茯苓

人参　远志姜汁炒，各三两　川楝子去核，面炒　桃仁去皮尖，别研

赤芍　川续断　山茱肉　肉苁蓉酒浸　青皮各四两

上为末，蜜丸梧子大，温酒、盐汤下三五十丸。

三白散

治膀胱蕴热，风湿相乘，阴癞肿胀，大小便不利。

白牵牛二两，略炒　白术　桑白皮　广陈皮　木通各五钱

上为末，每服二钱，姜汤调下。未觉再进。此药不损脏气，只导利滞留。大率疝方，多用热药，此方惟导壅，热证宜服之。

蜘蛛散

治阴狐癞。气偏有大小时，时上下胀人。

蜘蛛十四枚，熬焦　桂心五钱

上为末，蜜丸桐子大，米饮下十丸。

牡丹散

治癞偏大，胀不能动，坐卧不安。

牡丹皮　防风等分

上为末，酒服方寸匕。《小品》有桂枝豉铁精，共五味。小儿以乳汁调下一字许。

香附散

治癞胀。

香附

不拘多少为末，每用酒一盏，煎海藻一钱，至半盏。先吃海藻，再取前酒，调香附末二钱。

雄黄散

治阴囊胀肿如斗，核痛，人所不能治。

雄黄二两　矾二两，各研　甘草半两

以水五升，煎洗之。

吴黼堂曰：阴癞，即俗所云小肠气也。西医亦无治法，惟系以电带。陈无择引用诸方，殊有意义，惜未经试验，效否，不敢妄断耳。

痈疽叙论

发背痈疽者，该三因而有之。论云：痈疽瘰疬，不问虚实寒热，皆由气郁而成。经亦云：气宿于经络，与血俱涩而不行，壅结为痈疽。不言热之所作而后成痈者，此乃因喜怒忧思有所郁而成也。又论云：身有热，被风冷搏之，血脉凝泣不行，热气壅结而成。亦有阴虚，阳气凑袭，寒化为热，热成则肉腐为脓者，此乃外因寒热风湿所伤而成也。又有服丹石及炙煿酒面、温床厚被所致，或尽力房室，精虚气结所致者，此乃因不内外所伤而成也。故知三因备矣。又论云：疖者，节也；痈者，壅也；疽者，沮也。如是但阴阳不平，有所壅节，皆成痈疽。又曰：阴滞于阳则发痈，阳滞于阴则发疽。以此二毒，发无定处，当以脉别之。浮洪滑数则为阳，微沉缓涩则为阴，阴则热治，阳则冷治。治之之要，虽有四节八事，所谓初觉，则宣热拔毒；已溃，则排脓止痛；脓尽，则消恶肉；恶肉尽，则长肌傅痂。次序固明，若不别其因，施治亦昧。故治法中，有用远志宣热者，得非内因乎？至于外因，则用大黄；不内外因，则用甘草。世医但泥方书，多用五香连翘与漏芦二汤，更不知三因所自，其可守一法而普攻之？既得其因，又须观病之浅深与证候吉凶，寒则温之，热则清之，虚则补之，实则泻之，导以针石，灼以艾炷，破毒溃坚，以平为期，各有成法。近胡丞得一法方，宝秘之，特以献洪丞相，与之作序，书重于世，已遍行矣。其方乃《千金》内补散，添黄芪、人参，减桂。间有轻重者，服之稍效，若真痈疽，为害反甚。内补散当用在第四节，当先服内消等药，俟脓尽方得投之。苟专用之，亦所谓守一法也。孔子不尝未达之药者，良有旨哉！士大夫当深味斯言，无[①]轻信医方，以误天下后世，谨之谨之。

痈疽证治

病者脉数，身无热，而反洒淅[②]恶寒，若有痛处，背发痈肿。欲知有脓无脓，以手掩肿上，热者为有脓，不热为无脓，此亦大略说也。自有脉数不热而疼者，发于阴也。不疼者是恶证，不可不知。凡热盛脉数，即用漏芦并单煮大黄等汤；不甚热，脉缓弱，只投五香连翘汤。其他依四节八事次序，及推三因以用药，未有不全济也。

远志酒

治一切痈疽发背、疖毒恶候，浸有死血，阴毒在中则不痛，敷之则痛。有忧怒等气，积而内攻，则痛不可忍，敷之即不痛。或蕴热在内，热逼人手，不可近，敷之即清凉；或气血冷清而不敛，敷之即敛。此本韩大夫定，用以救人，极验。若七情内郁，不问虚实寒热，治之必愈。

远志去心

一味为末，每服三钱，酒一盏调。少顷，澄清饮之，以滓敷病处。

单煮大黄丸

大黄一味

孙真人云：缓急单煮一味为汤，服即快利。此要法也。

独圣汤

治服金石，及食炙煿、饮酒、房劳为痈疽，及诸恶疮疼痛。

甘草半斤

以水一斗，浸一宿，煎至五升以下，去滓，入银石器中，熬为膏。分二服，温酒临卧下一服，次日五更一服。取下恶物为效。

---

① 无：通“勿”。

② 洒淅：寒颤貌。

通圣双行汤

治伤风寒暑湿，或泣或散，使气血滞凝，肉腐为脓，壅结成痈疽，随处发作。

大黄一两，蒸　木鳖　防风　枳壳　桔梗　甘草各一两

上㕮咀，每服四钱，水一盏，煎七分，去滓，入朴硝二钱，溶化热服。得疏转一二次，即服万金汤。若阴证，只服万金，不可用通圣双行也。

万金汤

治痈疽发背、发肩、发髭须、发脑及妇人乳痈等，定痛去毒。

甘草五钱　没药一分　瓜蒌一只，去皮

上以无灰酒三升，煮至一升，随量饮尽。或出血，或出黄水，效。

五香连翘汤

治一切恶核、瘰疬、痈疽、恶毒等病。

青木香　沉香　乳香　丁香　麝香　升麻　桑寄生　独活

连翘　射干　木通各二两　大黄三两，蒸

上㕮咀，每服四钱，水二盏，煮一盏以上，去滓，取八分清汁热服。半日以上未利，再转服，以利下恶物为度。未生肉前服，不妨，以折去毒热之气。本方有竹沥、芒硝，恐泥者不能斟酌，故缺之。知者量自入之。

漏芦汤

治痈疽发背，痃恶肉，时行热毒，发作赤肿，及眼赤生疮。

漏芦　白芨　黄芩　麻黄去节　白薇　枳壳麸炒　升麻　炙草

白芍各二两　大黄三两，蒸

本方有芒硝，可去之，只加大黄作两五。上㕮咀，每服四钱，煎七分服，以快利为度。

忍冬酒

治痈疽肿毒，甚效。

忍冬草取嫩苗，或有花更妙　炙甘草八钱

上同研，入酒一升半，以瓶口塞煮，温服。仍以渣敷肿毒上。及用木莲叶四十九片，揩去毛，研细，酒解，温服，功与忍冬草不相上下。又龙鳞薜荔

一握，细研，以酒解汁，温服，亦能泻下恶物，去其根本。

转毒散

治发背痈疽，不问浅深大小，利去根本，不动元气，神效。

车螯紫背光厚者，一名昌炽蛾　甘草一分　轻粉五分

上以盐泥固济车螯，火煅，研取末一两，入轻粉、甘草，研匀浓煎，瓜蒌酒调下四钱。五更初服，转下恶物为度。未快再作，瓜蒌汤每用一只，酒一碗，煎一盏为一剂。

灵宝膏

治发背，痈疽，宣拔热毒，排脓止痛。

瓜蒌三十只，取仁，炒香，细研　乳香二两

胡桃大十枚，取肉去皮，同瓜蒌仁，研　白蜜二斤

上以银石器内，慢火熬成膏。每服二匙，温酒调下，无时。

托里散

治痈疽欲发未溃及已发，服之内托，不便透膜。

神异膏方

瓜蒌子　鬼腰带皮　皂角刺　射干即仙人掌根，细红花者是

天罗瓜取子，各一个　茴香　木鳖五个，去壳　汉椒一两

上为末，酒洗焙干，薄糊调作饼，炙干为末，酒调下二三钱，不饮酒，以木香汤下。

白玉膏

治收缩痈疽，令不蔓衍[①]，切忌用冷药外贴，逼毒入里，杀人。

杏仁二十一粒，别研，去皮尖　川椒四十九粒，去目，炒出汗为末

清油一两　酒蜡半两

上㕮咀，文武火熬，柳青枝搅紫黑色，绵滤过，再熬。滴水成珠，拉净器内，看疮大小，作新月样纸花团圆贴。候晕收，更促小疮头聚，用后药敷。

① 蔓衍：蔓延，滋生演变。

槟连散

治痈疽疮肿，未溃已溃，皆可敷。

槟榔　川连各五钱　穿山甲十片，烧存性

上为末，先点好茶，以翎毛刷过疮，仍以茶清调敷疮上。如热甚，则鸡子清调敷。脓已溃，则用长肌药。未快，则用替针散。

替针丸

治痈疽虽溃而脓不出，用之必快。

雄雀粪二十七枚，直者是　硇砂一字匕，别研　陈仓米

没药各一字，研

上研匀，以米饮丸如粟米。每用一粒，贴在疮头，或疮中，即溃而脓出。

生肌散

敷痈疽疮毒，即生肌。

黄狗头骨烧，存性，二两　腻粉一钱　桑白皮一两

上为末，用生麻油调敷。自通圣、万金、神异、白玉、槟连、替针、生肌，凡七方，是一家行用，均济三因，皆良药也。

瞿麦散

治痈疽已溃，排脓止痛，利小便。

瞿麦一两　芍药　肉桂　赤小豆酒浸炒　川芎　黄芪　当归

白蔹　麦冬各二两，去心

共为末，酒调下二钱。

内塞散

治痈疽热退，脓血不止，排脓止痛。

防风　茯苓　白芷　桔梗　远志　甘草　人参　川芎　归身

黄芪各一两　肉桂五钱　附子一枚，制　厚朴姜汁炒，一两

赤小豆二两半，酒浸炒

上为末，每服二钱，温酒米汤调下。

千金内补散

治痈疽发背，恶肌不尽。服此，生肌消毒。

当归　肉桂各二两　人参　川芎　厚朴姜制　防风　炙草　白芷　桔梗各一两

上为末，每服二钱，酒调下。不能饮酒，以木香汤调下。

善应膏

治痈疽溃后，长肌敷痂。

白芷　黄芪各一两　甘草二钱　黄蜡二两　黄丹二两半

上以前三味，为粗末，春秋用麻油四两、半夏四两、麦冬五两，熬药紫色。绵滤去滓，再入黄蜡、黄丹，以柳枝不住手搅，滴水成珠即止。用如常法。

猪蹄汤

洗发背①痈疽。

猪蹄一具，治如食法　黄芪　川连　白芍各三钱三字　黄芩一分　蔷薇根　狼牙各一两

上㕮咀，以水二斗，煮猪蹄熟，澄清，得汁半斗许，入药。煎至三盏，去滓，洗疮，以帛拭干，日二。如疼痛，加当归、甘草各一分。

外食散

治痈肿，恶肉不尽，脓水淋漓，敷此能消肌长肉。

白矾银锅内用瓦盖煅，令性尽，一两　好坯　血竭各一两

上研细，用桑浆旋搜为膏，量疮大小贴之。忌鲫鱼、酒、面、毒物等。

疮漏脉例

经云：陷脉为漏，留连肉腠，脉得寒即下陷，凝滞肌肉，故曰留连肉腠。肉冷亦能为脓，故为冷漏，须用温药。方如后。

陷脉散

治漏疮及二三十年瘿瘤，或大如杯盂，久久不瘥，致有漏溃，令人骨消肉尽。或坚，或软，或溃，令人惊惕，寐卧不安，体中掣痛，愈而复作。

炮姜　琥珀　大黄　附子炮，各一两　丹参三钱　石硫黄　白石英

① 发背：背上生的疮。

钟乳粉　乌贼骨各五钱

上为末，贮磁盒，韦囊，勿令泄气。若疮湿即敷，无汁，煎猪油和敷之，以干为度。或死肌不消，加芒硝二两，亦佳。一法，有胡燕尿一枚。

桂附丸

治气漏、冷漏诸疮。

肉桂　附子炮裂，投米醋中。后再炮，再投，三五次，去皮尖

厚朴姜制　炙草　白术各一两　木香一分　乳香二钱，别研

上为末，蜜丸桐子大，米饮下二三十丸。

痈疽灸法

夫痈则皮薄肿高，疽则皮厚肿坚。初发并宜灼艾，惟痈成则宜针，疽成则宜烙。若能审其名证，早早施治，仍用药以攻利其根，补托其里，不必告医，自料亦瘥，但世人忽之尔。医方所以冠痈疽于杂病之先者，知为大病也。世医失治疗之序，颠倒错乱，多致夭枉，良可叹息。故备集得效灸法以贻学者，庶不致妄投也。

治初生痈疽发背，神效灸法，累试有验。江宁府紫极观载之，因掘地得石碑，所载而得。

凡人初觉发背，欲结未结，赤热肿痛，先以湿纸覆其上，立视观之，其纸先干处，即是结痈头也。取大蒜切成片，如三大钱厚薄，安其头上，用大艾炷灸之，三壮即换一蒜片。痛者，灸至不痛；不痛者，灸至痛时方止。最要早觉早灸为上。一日二日，十灸十活；三日四日，六七活；五六日，三四活。过七日，则不可灸矣。若有十数头作一处生者，即用大蒜研成膏，作薄饼铺头上，聚艾于蒜饼上烧之，亦能治也。若背上初发赤肿一片，中间有一片黄粟米头子，便用独头蒜切片，去两头者，取中间半寸厚薄，正安于疮上，却用艾于蒜上灸十四壮至四十九壮。

吴黼堂曰：痈疽须分阴阳，王洪绪《全生集》[①]辨别特详。此篇列所验方虽多，仍属未备。又曰：我国治痈疽，多有家传秘法，非有传授，不能精也。

---

① 《全生集》：《外科证治全生集》（1740 年），清代医家王维德（字洪绪，别号林屋散人，又号定定子）撰著。全书四卷，系总结其家传及生平所得之效方而成，堪称清代较有价值的一部外科专著。

卷十五

瘰疬病[①]证治

夫九漏形疹，皆瘰疬于项腋之间，发作寒热，其根在脏腑。《千金》所叙，虽名九漏，别录方证，其名更多。狼漏根于肝，得之忧怒；鼠漏根于胃，得之食鼠毒；蝼蛄漏根于大肠，得之食果；蜂漏根于脾，得之饮流水有蜂毒；蚍蜉漏根于肾，得之食中有蚍蜉毒；蛴螬[②]漏根于心，得之喜怒哭泣；浮蛆漏根于胆，得之思虑；瘰疬漏根于肾，得之新沐发；转脉漏根在小肠，得之惊卧失枕。此等因证，文义不明，未知所始。若以理例较之，怒根在肝，鼠毒在胃，食瓜果在大肠，蜂水在脾，姑且通俗易晓。如转脉因惊，根当在胆，却云在小肠；浮蛆因思虑，根当在脾，却云在胆。瘰疬因沐发，亦不当在肾。名义不通，似难考据。又况哭泣得蛴螬之名，思虑则浮蛆之名，此尤不可晓也。其外更有风漏、冷漏、蝎漏、蜣螂漏、蚯蚓漏、虾蟆漏等，名状不一，谅皆出于土俗，随象命名耳，难考据。治之法，观其未着于肌肉，而外为脓血者，从本引末，可使针之、灸之、敷之、解之。从其所因，宣通本脏，皆有成法。《千金》又有决死生法，反其目，视其中，有赤脉从上下贯瞳[③]子，见一脉一岁死，见一脉半一岁半死，二脉二岁死，三脉三岁死。赤脉不下贯瞳子，可治。虽有是说，验之病者，少有是证，亦难考据。此往往是三阳传诸阴经，方有之。若本脏发，未必有是，学者知之。

必胜丸

治瘰疬，不以年深日近，及脑后两边有小结连复数个，劳瘵腹中有块。

鲫鱼一尾，去肠肚及子，入雄黄一块，如鸡子大，硇砂一钱，在腹中。仰安鱼于炭火上烧，烟尽取出，以全蜈蚣一条、蓬术半两、栀子五个、皂角二挺

① 吴瑞甫旁注：肺结核则项腋结瘰疬，乃为肺病也。古人不知病源，随意定名，殊为冒昧。

② 蛴螬：金龟子的幼虫，长寸许，体肥色白，以背滚行，触物即蜷曲。其生活于土中，以植物的根茎为食，常危害农作物。

③ 瞳：原作“童”，通假。据人卫本改。

并烧之。蓖麻子五个，去皮，灯上烧。更用黄明胶二条、皂角二挺，去皮，酥炙为末。别用皂角二挺，去皮，槌碎。以水三碗，揉汁去渣，煮精羊肉四两，烂软，又入轻粉五匣，女子乳汁半两，同研为膏，共和药末为丸，如桐子大，朱砂为衣。元本如绿豆大。温酒，于清晨下十丸，日一服，至晚，下肉疙瘩子。若项有五个，则以五服药取之，视其所生多少，以为服数。既可，更进数服。如热毒疮疖，未有头脑者，一服亦须消散。

白花蛇散

治九漏瘰疬，发于项腋之间。憎寒发热，或痛或不痛。

白花蛇酒浸软，去皮骨，去胞，二两　生犀角镑，半钱

黑牵牛半两，半炮，半生用　青皮半两

上为末，每服二钱，腻粉[①]半钱，研匀。五更时，糯米饮调下。巳时，下恶物，乃疮之根也。更候十余日，再进一服。忌发风壅热物。如已成疮，一月可效，用之神效。

四圣散

治瘰疬，用白花散取效后，须用此补之，永去其根。

海藻洗　石决明煅　瞿麦穗　羌活各等分

上为末，每服二钱，米汤调下，日三服。下清水，尽为度。

蜗牛散

治瘰疬已溃未溃，皆可贴。

蜗牛不拘多少，竹索串，瓦上晒干，烧存性

上为末，入粒粉[②]少许，猪骨髓调，用纸花量疮大小，贴之。一法：以带壳蜗牛七个，生取肉，入丁香七枚于七壳内。烧存性，与肉同研成膏，用纸花摊贴之。

旱莲子丸

治少长脏气不平，忧怒惊恐，诸气抑郁，结聚瘰疬，滞留项腋，及外伤风寒燥湿，饮食百毒，结成诸漏，发作寒热，遍于项腋，无问久近，悉主之。

---

① 腻粉：细致、滑润的脂粉。

② 粒粉：人卫本作“轻粉”。

旱莲子　连翘子　威灵仙　何首乌　蔓荆子

三棱醋浸，湿纸裹，煨　赤芍药各一两　木香二两

大皂角三挺，去皮，酥炙，或用羊脂代之

上为末，糊丸梧子大，以茶清下三十丸至五十丸，日三服。小儿量与之。食后服。

吴黼堂曰：瘰疬为痨病之根，乃肺病牵引，而吸核胀大也。此与肢节生疮，即生炎核相类。凡见此等瘰者，宜早治之。

瘿瘤证治

夫血气凝滞，结瘿瘤者，虽与痈疽不同，所因一也。瘿多着于肩项，瘤则随气凝结，此等皆数年深远，浸大浸长。坚硬不可移者，名曰石瘤；皮色不变，即名肉瘿；筋脉露结者，名筋瘿；赤脉交络者，名血瘿；随忧愁消长者，名气瘿。五瘿皆不可妄决破，决破则脓血崩溃，多致夭枉。瘤者有六，曰骨瘤、脂瘤、肉瘤、脓瘤、血瘤，亦不可决溃。血瘤尤不可治，治则杀人。惟脂瘤破而去其脂粉，则愈。

破结散

治石瘿、气瘿、劳血瘿、忧瘿等证。

海藻洗　龙胆　海蛤　通草　昆布　枯矾石　松罗各三分

麦曲四分　半夏

上为末，以温酒服方寸匕，日三。忌鲫鱼、猪肉、五辛、生菜，诸杂毒物。十日知，二十日愈。

白　膏

治一切风热毒肿及脏气郁结，丹石发动，结为痈疽、瘰疬诸疮肿，未破即令消散。九漏浸淫，脓汁淋漓，诸治不瘥者，悉主之。

白薇　白蔹　白芨　甘松

薤白各半两，剉，洗，以清油一斤，煎至半斤，去滓，入后药　黄芪

当归各半两，再入油煎火滤去渣，再入后药，滤用棉　藿香　零陵香

防风各半两　定粉　寒水石煅，水飞，研细，各二两　黄蜡三两

白芷半两

上再煎，滴水成珠，瓷器盛之，以脑子少许掺其上。煎时忌铁器，以柳青

枝搅。

附骨疽证治

附骨疽，与白虎飞尸、疬风皆相类。历疖则走注不定；白虎飞尸痛浅，按之则便止；附骨疽痛深，按之无益。又一说，白虎飞尸亦能作脓，着骨而生，及其腐溃，碎骨尽出方愈。如是则附骨疽与白虎飞尸是一病，但深浅不同耳。白虎飞尸，又俗名风煞。然病附骨疽，少有骨出者，宣拔毒热，不可一向泥五香连翘、漏芦之属，当先温肾，如灵宝膏乃神药，惟在针烙浅深，刺拔其毒根则易愈。不尔，则顺脉流走，遍体红肿，卒致不救。

吴黼堂曰：此症若蛀骨则难愈，西洋医必刮去之。

蟾蜍膏

治附骨疽久不瘥，脓汁败坏，或骨从疮口出。

大虾蟆一只　乱发一团，如鸡子大　猪脂油

上三物同煎，略尽，滤去渣，凝如膏，贴之。凡欲贴疮，须先以桑白皮、乌豆煎汤，淋洗。拭干，以龙骨煅为粉，掺疮四边，令易收，然复方用药贴。

黑鲫膏

治附骨疽肿热，未破、已破，或脓出不愈。

黑色鲫鱼一头，去肠肚，入白盐令满，以线缝煎

用铜石器，煮水一盏尽，鱼干焦为末，脂油调敷。已久破，则干掺，少有痛意，勿怪。

赤术丸

治附骨疽，脓出淋漓，久久不瘥。已破未破，皆可服。

赤术一斤。米泔浸一二宿，或三宿，洗净晒干，再以天麻腐干，水浸十日。入川椒二十一粒、葱白七根，煮黑豆，出洗净，焙干，秤一斤。

破故纸炒　川楝子剉炒　茯苓　舶上茴香　杜茴香　白芷

桃仁去皮，炙炒，各半斤

上为末，炼蜜丸梧子大。每服五十丸，温酒、盐汤任下。

一方，用蜜陀僧为末，以猪脊骨髓调敷之，兼治痔漏不愈。

疔疮[①]证治

世医治诸伤寒，在诸风之前，痈疽冠杂病之首。言此二证，重大急切。然方论疔疮，又在痈疽之先，其意谓急切甚矣。但江左见此病少，医者不以为事。病源既有，不可不知，且依《千金》类例，具列于后，既不能究其源，亦不敢妄有改作。

一曰麻子疔，肉上起头，如黍米，色稍黑，四边微赤，多痒。忌食麻子及麻衣，入麻田中行。二曰石疔，皮肉相连，色乌黑，如黑豆，甚硬，刺之不得入肉，隐隐微痛。忌瓦砾、砖石之属。三曰雄疔，疱头黑体，四畔仰，疮疱浆起，有水出。色黄，大如钱孔。忌房事，四曰雌疔，疮头稍黄，向里黡黑，亦似灸病，四畔胞浆起，似钱孔口，色赤。忌房事。五曰火疔，状如汤火烧灼，疮头黑黡，四边有胞浆起，如赤粟米。忌火烁炙。六曰烂疔，色稍黑，有白斑，疮中溃，溃有脓水流出。疮形大小如匙面，忌沸热，食烂帛物。七曰三十六疔，头黑浮起，形如黑豆，四畔起赤色火，今日生一，明日生二，三日生三。若满三十六日，药所不治，俗名黑疱。忌嗔怒、蓄积愁恨。八曰蛇眼疔，疮头黑，皮上浮生，形如小豆，状似蛇眼，大体硬。忌恶眼看之，并嫉妒人及见诸毒。九曰盐肤疔，状如匙面，四边皆赤，有黑粟粒起。忌咸食。十口水洗疔，状如钱，或如钱孔大，疮头白里黑黡，汗出中硬。忌饮浆水，水洗，渡河。十一曰刀镰疔，疮阔狭如薤叶大，长一寸，左右侧肉黑如烧烁。忌刺及刀镰切割、铁刃所伤，可以药治。十二曰浮呕疔，疮体曲圆，少许不合，长而狭，如薤叶大。内黄外黑，黑处刺不痛，内黄处刺之则痛。十三曰牛狗疔，肉胞起，掐不破。此十三证，初发必先痒后痛，先寒后热，热定又复发寒，四肢沉重，头痛心惊，眼花大，重者呕逆则难治。麻子疔始末唯痒，所录忌者不得犯，犯即难治。浮呕、牛狗疔无甚忌，纵不治，亦不杀人。欲知触犯，但脊强疮痛极甚不可忍者，是犯之状也。学者宜潜心焉。

治三十六疔患，以此方治之。

以绯帛一片裹药，取匝为限，乱发鸡子大，摊布上。牛黄如梧子大，及钩棘针二十一枚，赤小豆七粒，为末，并布发上，卷绯帛作团，外以发作绳，十字

① 吴瑞甫旁注：疔疮，急症也。其毒重者，往往朝发夕死，急救之良方亦甚多。余家世代相传之法，多可起死回生，容后陆续刊出。是篇所列多黑疔之类，疔疮中恶症也。恐后列诸方不能愈此重症，真憾事也。

缚之。熨斗中急火烧灰，研筛细，以枸杞或子或根皮枝叶，随得为末，用枸杞末二匕，绯帛灰一匕，共成三匕，研匀，分二服，空心，酒调下。

苍耳散

治一切疔肿，神良方。

苍耳根茎苗子，但取一色，便可用

烧为灰，醋泔淀和如泥，涂上。干即换之，不过十度，即能拔根出矣。

吴黼堂曰：苍耳子，治疔良药，其虫尤神效。读《冷庐医话》[①]自知。

肠痈证治

痈疽初无定处，随其所发以命名。在外则为发背、发脑，在内则为肠痈、内痈、心痈、肾痈、肺痈、脐痈等。治得其法则生，失其法则死。外证易识，内证难明，不可不备述也。肠痈为病，其身甲错[②]，腹皮急，按之濡如肿状，腹无积聚，身无热，脉数。此为肠内有脓，久积阴冷所成也。故《金匮》用附子温之。小腹肿痞，按之痛如淋，小便自调，发热，身无汗，复恶寒，其脉迟紧者，脓未成，可下之。有血脉洪数者，脓已成，不可下，以内结热所成也。故《金匮》用大黄利之。甚者腹乃胀大，转侧闻水声，或绕脐生疮，或脓从脐出，或大便出脓血，不治必死。其如五内生疮，亦止分阴阳利而已，不比外痈，须依四节八事之次第也。《千金》引官羽林妇病，医诊之，其脉滑数，滑则为实，数则为热；滑则为荣，数则为卫。卫数下降，荣滑上升，荣卫相干，血为败浊，小腹痞坚，小便或涩，或复汗出，或复恶寒，为脓已成。设脉迟紧，即为瘀血，血下即愈。更《内经》所载，有息积病[③]，比见有得之二三年，遍身微肿，续乃大肠与脐连日出脓，遂致不救。此亦肠痈之类也，不可不审。

---

① 《冷庐医话》：晚清医家陆以湉撰著，成书于1858年。全书五卷，其一、二两卷论述医务道德、保生慎药和诊法、用药等项，以及古今医家、古今医书足资取法者。卷三至卷五系摭拾历来名医对多种病证的治验医案等，间附己意，加以发明，推究原委，详其利弊，言多中肯。

② 甲错：表皮干枯皱缩或粗糙不平。《医宗金鉴》："肠痈之为病，其身甲错，腹皮急，按之濡，如肿状。"

③ 息积病：胁下胀满，气逆息难，或有形块的病症。《素问·奇病论》："病胁下满，气逆，二三岁不已，是为何病？岐伯曰：病名曰息积，此不妨于食。"《证治准绳·杂病》："息积，乃气息痞滞于胁下，不在藏府荣卫之间，积久形成。气不干胃，故不妨食。"

薏苡仁附子败酱散

治脉数，身无热，腹无积聚，按之濡。此为肠痈。

米仁二两半　附子炮，半两　败酱一两一分

上㕮咀，每服四钱，水二盏，煎七分，去渣，空心服。小便利，为效。

大黄牡丹汤

治肠痈，小腹肿痞，按之即痛如淋。小便自调，时时发热，自汗出，复恶寒。其脉迟紧者，脓未成，可下之，当有血。脉洪数者，脓已成，不可下。

大黄蒸半两　牡丹皮一钱　桃仁去皮尖，半两　瓜子三分　芒硝二分

上㕮咀，为一服，水三升，煎八分。去渣，入芒硝，再煎沸。顿服无时。

薏苡仁汤

治肠痈，腹中疞痛，烦毒不安，或腹满不食，小便涩。妇人产后虚热，多有此病，总[①]非痈，但疑是，便可服。就有差误，亦无害。

薏苡仁五两　牡丹皮　桃仁各三两　瓜瓣仁四两

上为剉散，每服四钱，水一盏半，煎七分，去渣。服无时。

五痔证治

经云：肠癖为痔，如大泽中有小山突出为峙，于人于九窍中，凡有小肉突出者，皆曰峙。不特于肛门边生也，亦有鼻痔、眼痔、牙痔等。肛中证状不一，方书分出五种：曰牡、曰牝、曰脉、曰肠、曰气。牡痔者，肛边肿痛，突出一枚，五六日后，溃出脓血，自愈；牝痔者，肛边发瘟[②]数个，如鼠乳状；脉痔者，无头，脉中并小窍，注下清血；肠痔者，生在肠内，更衣时，非挼搦不入；气痔者，遇忧怒则发，肛门肿痛，气散则愈。治之之法，切勿用生砒，毒气入腹，反至奄忽[③]。近见贵人遭此，痛不忍言，因书以戒后学。

五灰散

治五痔，不问内外、牡牝、寒温、劳湿，悉主之。

---

① 总：通“纵”，虽。

② 瘟：皮起也。

③ 奄忽：倏忽、忽然。

鳖甲治牡痔　蝟皮治牝痔　猪左足悬蹄甲治肠痔　蜂房治脉痔　蛇脱治气痔，各等分

上烧存性，随证倍一分为末，井花水调二钱。空心，临卧时一服。

熏　法

猬皮方三指大，切　熏黄枣大，研　熟艾鸡子大

上为末，用瓶器，以灰实一半，如烧香法，安长桶内，坐其上，熏之。烟气从口出为佳。凡三度熏，永瘥。勿犯风冷，忌鸡肉毒物。

洗　法

海桐皮剉　蛇床子各一两　香南藤剉　葱白切，各三两

上用水一斗，入药五两，煎减半，去滓。候温，着手轻轻洗，以绢拭之干。一方：止用槐白皮煎汤，淋渫最妙。

贴　药

蜀葵子半两　蝉蜕五个　槟榔一枚

上为末，用枣肉三枚，研细，和药末。如觉硬，滴少蜜，研成膏，量大小，贴病处。

吴黼堂曰：诸痔久者，皆有漏管，余家传有灵验之药，可以脱管。若西医用割法，外科用药枪，痛苦万状，非法之善者。

辨肠风论[①]

夫有五痔人，登圊[②]则下血，或点滴，或并箭，或清或浊，唇白面黄，心忪脚弱，头目眩晕，此因饱食坐久，肠澼[③]所为，亦有饮酒、房室过度所致。世医多指此为肠风脏毒，然肠风脏毒，自属滞下门。脏毒即是脏中积毒，肠风即是邪风入脏，纯下清血，谓之风利。今五痔下血，乃是酒痔、脉痔。其血自肛门边别有一窍，如针孔大，滴淋而下，与泄物不同道，不可不知。

---

① 吴瑞甫旁注：肠风与血痔，自是两病，血痔下血无甚苦，肠风则有害。

② 圊：茅厕。

③ 澼：肠间水。

乌连汤[①]

治脉痔下血不止，量冷热加减。

黄连　乌头炮，去皮尖，等分

上剉散，每服二钱，水一盏半，煎七分，去滓。空心热服。热，加黄连；冷，加乌头。

酒连丸

治酒痔下血，伏暑久治不效者。

黄连不拘多少，燎去须，酒浸于银器中，重汤煮。滤出连，晒干，添酒再煮，七次乃止

为末，以余酒为丸，如梧子大。每服五十丸，米汤下。

加味四君子汤

治五痔下血，面色萎黄，心忪耳鸣，脚弱气乏。口淡，食不知味。

人参　白术　茯苓　炙草　黄芪　扁豆蒸，各等分

上为末，每服二钱匕，汤点服。此方人未知之，信服者颇效，所谓看上手面，自有奇功。

荆芥散

治脉痔下血。

荆芥穗　槐花灼焦，各一两　石菖蒲一两半

上为末，米饮调下二钱。空心服，日三服。

白玉丹

治久年肠痔下血，百药不效者。

凝水石不以多少，煅红，研细，水飞。再入煅窝中，更煅之

上以糯米糊为丸，如梧子大。每服五十丸，陈米饮下。只一服，愈。又方：单服白梅，亦效。

---

① 吴瑞甫旁注：病列肠风，而方专治痔，何也？

疮疥[①]证治

疮疥虽不至害人，浸淫不已，亦有数年不愈者。多因心肾不宁，伤神失志，或饮食不节，积滞肠胃，致气血凝留，发于肌肉、皮膜之间，色自[②]极异。所谓马疥、恶露、反花、瘑疮，肿状不同，或痒或痛，浓汁淋漓，愈而复发，诸治不瘥。要当调养心肾，去肠间菀莝，理无不愈。

升麻和气饮

治疮疥发于四肢臀髀，痛痒不常，甚致憎寒发热，攻刺疼痛，浸淫浮肿，及癞风入脏，阴下湿疮痒，耳鸣眼痛。

苍术二两，米泔水浸三宿　桔梗　升麻　干葛各一两　陈皮六钱

甘草　芍药各三分　半夏制　当归三钱　白芷　茯苓各二分

大黄　枳壳　厚朴姜制　干姜各半两

上剉散，每服四钱，水一盏半，姜三片，灯芯十五茎，煎七分，去渣。空心服。

天麻煎

治风毒入胃及心肾经络攻注，百节疼痛，头目虚肿，痰涎不利，下注腰脚，弱缓，生疮。妇人血风，男子癞风及风湿脚气，攻注皮肤，瘙痒瘾疹，偏正头风。

川乌头洗净，灰炒，去皮尖，各四两　荆芥穗半斤

草乌头水浸三日，洗，去皮，四两　干薄荷五两

杜当归水浸三日，晒干，一斤

上为末，醋糊丸梧子大，茶清下三十丸。此方与瘾疹门之加味乌荆丸相类，但此方入草乌并制过，不同耳。

杀疥药

羊蹄根生切，一两　姜　硫黄各一分　矾半分　草乌一个

上以米泔腌一宿，研极细，入酽醋和匀。入浴，抓破疮，敷之。迟顷，以

① 吴瑞甫旁注：此症传染为多，乃皮肤病也，所列病情未确

② 自：人卫本作“目”，待考。

温汤洗去，绝妙。

百草膏

治一切恶疮，不问干湿痛痒，日近年深，百药不瘥者。

羊屎不拘多少

将此一物，上下以瓦盛盖，木柴烧，令烟尽。末之，麻油调敷。痒者，入轻粉少许；痛者，入麝香少许，神效。一法：用杏仁、轻粉，最杀虫。

吴鞠堂曰：疥癣为皮肤病，须用杀虫药，仍以戒酒为要。

癞风证治

男子精血不调，外为风冷所袭，致阴下湿痒，搔之不已。流注于脚，悉生疮疡，名曰癞风。世谓肾脏风者，乃认癞为肾也。癞属宗筋，系于肝胃，阳明养之。阳明主肌肉，循经流入四肢，故使四肢生疮，正谓之癞风，非肾脏风也。

四生散

治癞风上攻下注，耳鸣目痒，鼻赤齿浮，或作口疮，下注阴湿，四肢搔痒，遍体生疮，及妇人血风。

白附子　沙苑　蒺藜　黄芪　羌活等分

上为末，每服二钱，盐酒调下。有人将猪肾破开，入盐并掺药于其间，煨服，亦佳。癞属宗筋，阳明胃养之，故有是证。

乌头煮盐丸

治元脏气虚，癞风入胃上攻，头疼眼赤，眵[1]泪昏涩，口干咽燥。下注四肢，疼痛历节，重者阴下湿痒，足胫腰膝遍生疮疡，及风水浮肿。

川乌头洗净，大者破开，小者全用　苍术　吴茱萸各四两

京三棱半两　白盐十二两，水煮四味，候乌头透，捏干洗净，盐之

上为末，米糊丸梧子大，每服五十丸。空心，温酒、盐汤任下。凡水病，必忌盐。此药用盐，无所忌。

---

① 眵：眼屎。

升麻和气饮

治如前。

天麻煎

治如前。（方并见疮疡门）

癣证门

凡癣种类亦多，所谓苔癣、瓦癣、荷叶癣，虽以皮肤血气凝滞所为，或有风湿搏而成者，或为人传染得之者，种状不同，治之各有方。

昨荷叶草散

治一切癣，无问风湿气血，与夫相染而生者。

昨荷叶草即瓦上松晒干，一两　枯矾一钱　雄黄半钱

上为末，以羊蹄草根先蘸醋揩癣上，令痒破，即以药末乘湿涂敷。不过三两次，即愈。

妒精疮证治

夫逻欲，人多患妒精疮者，以妇人阴中先有宿精，男子与之交接，虚热即成。初发在阴头如粟，拂之则痛甚矣。两日出清水，脓作臼孔，蚀之大痛。妇人亦有此病，生在玉门内，正似疳蚀疮，不痛为异耳。

吴黼堂曰：此即俗所谓下疳也，由花柳毒得来。所录诸方，未必效。

麝香散

治妒精疮。

麝香　黄矾　青矾等分

上为末，小便后，敷之。

白散子[①]

治妒精疮痒不可忍者，及皮肤诸疮，手抓疽疮。

晋矾不拘多少，煅　轻粉每用，入少许

上研匀，掺疮上，亦瘥。如治漏疮，每挑一钱，入黄柏末一钱，铅粉半钱。

津调散

治妒精疮脓汁淋漓，臭烂。

黄连　款冬花等分

上为末，以地骨皮、蛇床子煎汤洗[②]，用软帛挹干，以津调药敷之。最忌者，不得用生汤洗，诸疮皆然。

蒲黄散

治阴蚀疮。

蒲黄三两　水银一两

上研匀，先以猪肉汤浸洗，挹干，以药掺上。又方：治男子女人阴疮，以硫黄末敷之。

大风叙论

经所载疠风[③]者，即方论中所谓大风，恶疾癞是也。虽名曰风，未必皆因风，大率多是嗜欲劳动气血，热发汗泄，不避邪风冷湿，使淫气与卫气相干，致肌肉愤䐜。气有所凝，则肌肉不仁；荣气泣浊，则胕肉不利。故色败，皮肤疡溃，鼻梁塌坏。《千金》所谓自作不仁，极猥之业，虽有悔言，而无悔心，良得其情。然亦有传染者，又非自致，此则不谨之故。气血相传，岂宿孽缘会之所为也？原其所因，皆不内外涉外所因而成也。证候多端，并见于后。

大风治法

凡治大风，皆当推其所因，况因风寒湿热，劳逸饮食，与夫传染，不可混

① 吴瑞甫旁注：晋矾止痒，轻粉杀毒，黄柏收干，掺方却佳。

② 吴瑞甫旁注：洗方佳，以治阴蛆、发痒尤验。

③ 吴瑞甫旁注：疠风，血中有大毒也，难治。

滥。散寒风，清湿热，调和气血，颖然不同。若例以泻风药治之，则失其机要矣。昔见一僧得病，状如白癞，卒不成疮，但每旦起白皮一升许，如蛇蜕。医者谓多啖炙煿所致，与《局方》解毒雄黄丸，三四服而愈，岂非得其因而治之欤？

第一浴法[①]

麻黄根　地骨皮　草乌头各二两

上为研散，研朴硝二两，和匀。每用药二两，水一桶，椒一合，葱三十茎，艾一两，同煎十沸，入米醋一盏，打匀，去渣。坐温室中，先用手巾搭四肢，候汤可浴即浴，令汗透面上如珠流。更坐室中，或睡片时，尤佳。候汗解，方着衣避风而出。五日再浴，如此两三浴，便服换骨丹。

换骨丹[②]

九肋鳖甲去裙　海蜈蚣细剉，各半两

上以盐泥固济，候干，火煅，存二分性，为末。巴豆半两，去皮膜，顺手研。青州枣七枚，去核，入巴豆膏在枣中，火烧令焦，存巴豆五分性，将枣、巴豆烂研如泥，入前二味末，同研匀，以醋煮为丸，如绿豆大。每服七丸，虚者四五丸，用温荠汁下。候利恶物如脓血、烂鱼肠，即止。即此三两服，未利，更加一二丸，次进遇仙丹。

遇仙丹[③]

人参　紫苏各一两　苦参　白僵蚕去觜[④]，各二两

上为末，白面糊丸，梧子大。每服三十丸，盐汤吞下。空心，日二服，次服疏风散。

疏风散

栀子一两半　大黄　滑石　熟地　悬豆酥炙焦黄，各二两

上为末，入朴硝半两，令研匀，每服一钱。食后，淡茶清调下。次以佛手

① 吴瑞甫旁注：方以透达肌腠，为大毒之出路有法。
② 吴瑞甫旁注：此攻风毒之方，是有魄力。
③ 吴瑞甫旁注：解余毒之清疏法，方只四味，表里两治。
④ 觜：同“嘴”。

膏去疮。

佛手膏[1]

去黑紫疮核。

班猫七个,去翅足　巴豆七粒,去皮　杏仁二十七粒,去皮尖
红娘子去翅足,二七个　砒另研,一钱　盆硝各一钱　黄蜡　韶粉
沥青研,各半两　硫黄　黄丹各三钱　腻粉炒,二两　绿豆一合
槐角三条　麻油四两　乱发一两

上以油煎令发化,次下红娘子、班猫,次下巴豆、槐角等。逐味下,焦者漉出,方下硫黄、盆硝及丹粉等,以篦子不住手搅至匀,自滴水成珠为度。用时,先将针轻手刺破疮核,用药一粟米大,放针处。次日挤疮,有黑臭脓血出,三两日,血渐少。次服去毒丹。

去毒丹

赤芍药　甘草　滑石各等分　巴豆去皮尖,另细研,入后药内
大黄　朴硝各一分　黑牵牛一两,一半生用,一半炒熟用

上为末,面糊丸绿豆大,临卧时服十五丸,金银花、薄荷汤下,加至二十丸。次服甘草散。

甘草散

甘草　滑石各半两　山豆根一两,生　大黄一钱,生

上为末,每服一钱,热蜜水调下,日二服。次服解毒丸。

解毒丸[2]

瓜蒌根三两　甘草半两,炒　大黄一分,生　朴硝一分,研

上为细末,面糊丸如绿豆大,每服二十丸至三十丸,白汤下。次服福神丹。

福神丹

诃子四个,炮　巴豆炒　黑牵牛生,各半两　甘遂生,一钱

---

① 吴瑞甫旁注:此正所谓腐肉药用之能烂疮核,以毒血不去,则大病不除,故用是法。

② 吴瑞甫旁注:依前诸方,治法由汗下以为出路,其疮必消。最后用解毒清血之品,常服,当可渐愈。如福神丹功力太峻,似非善后万法。

赤小豆生，四十九粒

上为末，面糊丸如绿豆大，每服十丸至十五丸，薄荷汤下。次用水膏药。

水膏药

敷贴破处，及面足上疮，令生新肉。

陈皮去垢，半斤，炒紫　陈米半升，炒紫色　马蹄香　藿香各一两

麝香一钱，另研

上同为末，入麝香，用冷水调，扫敷疮上有脓处。如损破，煎槐枝汤洗，再上药。此十方乃倪处士秘传，曾用有验，大要病人能如法将息理会，敬信而用之。

通天再造散

治大风恶疾。

郁金半两，生　白牵牛六钱半，炒，半生　皂角刺炮，经年黑大者

大黄炮，各一两

上用为末，每服五钱，日未出，面东，以无灰酒下，尽量为度。脱利黑头小虫，病稍轻者，止利如鱼肠臭恶物。忌毒半月，但食稠粥软饭，渐生眉毛，皮肤如常。甚者，不过三两次，须将理，不可妄有劳动，及终身不得食牛、马、驴、骡等肉并犬肉，犯者死不救。

三济丸

治如前。

当归　熟地　川芎　荆芥穗各二两　防风　细辛各一两

桂心一分

上㕮咀，先以醋一升浸一宿，漉出，焙干。再以生地黄一斤捣汁，浸一宿，焙干，酒一升浸一宿，焙干。旋入乳香半两，以所余酒醋地黄汁，释蒸饼为丸，如桐子大。用川乌一个，炮烈，剉荆穗半两，浸酒三升。旋温，下药五十丸。

八叶汤

治淋漓大风疮。

桑叶　薄荷叶　地黄叶　芍药叶　苍耳叶　菖蒲叶　何首乌叶

皂角叶等分

上晒干，烧存性，为末。如洗面，以药汁洗，并手面身体。

料　简

大风恶疾，疮痍荼毒，脓汁淋漓，眉须堕落，手足指脱，顽痹痛痒，颜色枯焦，鼻塌眼烂，齿豁唇揭，病证之恶，无越于斯。有此病者，百无一生，犹且爱恋妻孥，复着名利不仁之行，仍复更作，死而无悔，深可悲伤。凡遇此疾，切须断盐及一切口味，公私世务，悉宜屏置。能去俗事，绝其庆吊，幽隐林泉，依法治疗，非但愈疾，亦能因是而至神仙。所谓因祸而得福者此也。

吴黼堂曰：疠风，大疾也。宜疏风解毒，节次下之，以除血毒。近世科学发明，注射法略有验。特此病须戒色欲，不然，虽愈必再发。

卷十六

斑疮[1]证治

夫斑疮病，《内经》与张仲景皆不载，寻摭方论，盖自魏朝，方有以白头赤根者，俗呼为豌豆，即斑疮也。细粒如粟如麻者(如麻二字，非衍文，即是传写误)，俗呼为麻，即肤疹也。又有大者，俗呼为芋为萍，此皆轻重不齐，故令名异耳。《百问》云：毒不得转利，以疮疹发于表。利之，则毒气入里。庞安常云：身疼壮热，须少解散，藏闭毒攻，非利不愈，必令汗下乃和。虞世亦云：疮疹发于肌肉，属阳明，古人治法，皆以承气利之。诸说矛盾，不无疑误，今皆存之，要当分其未发已发为治。若其始发，必作寒热，如伤寒状，方证所载，耳冷、尻冷、咳嗽者，皆疮疹证。又小儿初得，手足搐搦如风痫者，亦疮疹证候，便可与宣热拔毒，必须利之。《千金》治豌豆疮初发欲发者，单煮大黄服之，即明文也。若其已发，只须解肌，用升麻、紫草辈是也。如是分之，诸说自判。又此病多是伤寒失于汗下，或时气胜复，岁主客气，及时天行疫病，长幼相染者，当随时因，辨症治之。其间惟倒靥最危，宜早为治。

三豆饮子[2]

治天行豆疮，但觉有此症，预服则不发。

赤小豆　黑豆　绿豆各一升　甘草半两

上净淘豆，入生甘草，以水煮豆熟，逐日空心，任性食豆饮汁。七日，疮自不发。

升麻汤

治大人小儿伤风寒瘟疫，头痛，寒热，体疼，斑疮已发未发，并可服。

升麻　葛根　甘草　芍药等分

---

① 吴瑞甫旁注：痘疹、麻疹乃专科，病变最速，非素有经验者，临证辄多误人。

② 吴瑞甫旁注：痘症病变最多，治法亦千头万绪，险逆之症，尤为不少。落落数方，不足尽病情之变也。

上剉散，每服五钱重，水二盏，煎七分，去滓，热服。小儿量与。一法：加紫草茸煎。

鼠粘子散

治伤寒斑疮毒气，咽膈不利，声不出，疼痛。

鼠粘子炒　丹参　甘草　干薄荷　升麻等分

上㕮咀，每服三钱，水一盏半，煎七分，去滓，服无时，小儿量与之。

龙脑膏

治斑疮倒靨。

猪心血调脑子成膏，以紫草茸煎汤，解开，稀稠得所服。如无脑子，用辰砂。一法：白蒻叶烧成灰，为末，每服三钱。入麝香少许，沸汤调下。

仙灵散

治斑疮入眼。

仙灵脾　威灵仙等分

上为末，每服二钱。食后，米汤调下。

豆皮饮子

治小儿因出豆疮，毒入眼，生翳。

真绿豆皮　白菊花　真谷精草去根，各等分

上为末，每服一大钱，干柿一个，粟米泔一盏，同煎泔尽，只将干柿去核。日服三次。

吴鞠堂曰：温热疫疠，均能发斑疮，乃传染症也。当随气候而施治。若小儿出痘，与时行斑疹不同，须分别之。

丹毒叙论

经云：诸病疮痒皆属心，心虚寒则痒，心实热则痛。丹毒之病，曰心实热也。心生血，主于脉，血热则肌浮，阴滞于阳，则发丹毒。方论有云：以其色如丹砂涂，故得丹名。然又有水丹、白丹、五色油丹，岂专以赤为名也？又有赤硫、夭火、殃火、尿灶、废灶、野火等。古方以为小儿出入游行，触犯所致，此因容或有之。若小儿在襁褓中，未能出入，亦患此者，岂因触犯耶？大率皆血热之所为也，叙列于后。

丹毒证治

夫火丹者，肉中忽赤，如丹涂之色。痛痒不定，甚至遍身白丹者，肉中肿起，痒痛如吹。其状鸡冠丹者，亦名茱萸丹；肉上粟起，如鸡冠丹者，遍体热起，黄色，如水在皮中。五色油丹者，亦名油肿、赤硫丹肿，亦赤色流入四肢。以上皆不问大小，如天火、骨火、殃火、尿灶、米田、坤火等丹，多着少小。但自腹内生出四肢者，则易愈；自四肢生入腹者，则难治。

香栾皮汤

治诸肿丹毒，发于四肢、腹背、头面，或赤或白，或痒或痛，或寒或热。
香栾皮一两，以水一碗，用翎毛拭患，神妙

伏龙肝散

治少小诸肿丹毒。
用伏龙肝为末，以鸡子清和，敷之。日三次。

金花散

治一切丹毒。
郁金　黄芩　甘草　山栀　大黄　黄连　糯米各一两
上七味，生为末，蜜和，冷水调，以鹅毛刷上患处。

料　简

治丹毒方，《千金》《外台》甚多，无出用至冷物。凡至冷物，无过藻菜，如有患丹毒、热肿等，取渠中藻菜，细切熟捣，敷丹上，厚三寸。凡干则易之，最良。

吴黼堂曰：丹毒，血毒也，小儿染之最多，成人则绝少。此症惟外治易愈，内服如银花、丹皮、竹叶、旱莲草、板蓝根，皆良药也。陈无择诸外治法亦良。

瘾疹[①]证治

世医论瘾疹，无不谓是皮肤间风，然既分冷热，即寒暑之症。又有因浴出凑风冷而得之者，岂非湿乎，则知四气备矣。经云：诸疮痒痛皆属于心，心实热则痛，虚寒则痒。又阳明主肌肉，属阳，胃与大肠亦有以冷热分痛痒，不可不察也。世人呼白者为婆膜，赤者为血风，名义混淆，当以理晓。内则察其脏腑虚实，外则分其寒暑风湿，随证调之，无不愈矣。

加味羌活饮

治风寒暑湿，外搏肌肤，发瘾疹，憎寒发热，遍身瘙痒。随脏气虚实，或赤或白，心迷闷乱，口干咽苦。

羌活　前胡各一两　人参　桔梗　甘草炙　枳壳面炒　川芎
天麻　茯苓各半两　蝉蜕去头足　薄荷各三分

上为末，每服二大钱，水一盏，姜三片，煎七分。无时服。

加味乌荆丸

治瘾疹上攻，头面赤肿。搔痒之，皮便脱落，作疮、作痒、作痛，淫液走注，有如虫行。

川乌汤浸，洗三五次，去皮尖，焙干，秤　荆芥各半斤
杜当归水浸三日，焙干秤，一斤　薄荷五两

上为末，醋煮米粉为丸，桐子大。每服五十丸，温酒茶清下。

曲术汤

治因浴出凑风冷，遍身瘾疹，搔之随手肿突，及眩晕呕哕。

白术一两　神曲二两，炒　甘草一分

为末用，每服二钱，米调下。一方：以土沙研炒，冷酒调下二钱。不饮酒者，以茶调下。

敷　药

景天一斤，细捣，取汁敷上。热炙手摩之，再三度，瘥。

---

① 吴瑞甫旁注：此症外治法用槐花、明矾、苦参子、苍耳子煎洗，皆良。

吴黼堂曰：此症须改[1]血毒，润血、清血、行血，自然速愈。

胡臭漏腋证治

胡臭与漏腋，虽不害人性命，而害人之身，奉亲事居，乃至交游，皆非所宜。修身之士，务令清净者，或得此患，不可不思有以去之。夫胡臭，多因劳逸汗渍，以手摸而臭[2]之，致清气道中，受此宿秽，致传而为病。方论有天生之臭一说，恐未必皆然。多见为人相染者，盖其气吸入上元宫，遂散百脉，多相沾染，忌之为得。漏腋者，亦由腋下挟汗，致污衣数重皆透，然未必臭，以二症致[3]之，其病自别，古方共作一病，未为至论。

蜘蛛散

治胡臭熏人，不可向迩者。

大蜘蛛一个

以黄泥入少赤石脂，捣之极细，入盐少许，杵烂为一窠，蜘蛛在内。渐以火近烧，令通赤，候冷剖开。上一味，研细，临卧服轻粉一字，酽醋调成膏，敷腋下。明早登厕，必泻下黑汁，臭秽不可闻。于远僻处倾弃埋，无致染人，神良。

六物散

治漏腋，腋下、足心、手掌、阴下、股里，常如汗湿污衣者。

干枸杞根　干蔷薇根　甘草各半两　商陆根　胡粉　滑石各一分

上治下筛，以苦酒少许和匀涂，当微汗出，易衣，更涂之。不过三次，便愈。或一岁复发，又再涂之。

头痛[4]证治

头者，诸阳之会，上丹产于泥丸宫，百神所会。凡头痛者，乃足太阳受

---

① 改：疑“攻”之误字。
② 臭：同“嗅”。
③ 致：疑“考”之误字。
④ 吴瑞甫旁注：头痛多由脑积血，方书未明。以萝卜绞汁，滴少许入鼻中，多验。

病，上连风府眉角而痛者，皆可药愈。或上穿风府，陷入于泥丸宫而痛者，是为真头痛，不可以药愈，夕发旦死，旦发夕死，责在根气先绝也。原其所因，有中风、寒、暑、湿而疼者，有气、血、饮、食、厥而疼者，有五脏之气郁结而疼者。治之之法，当先审其三因，三因既明，则施治无不中矣。

芎辛汤

治伤风寒生冷，及气血虚痰，头疼如破，兼眩晕欲倒，呕吐不定。

附子生用，去皮脐　乌头生，去皮尖　天南星　干姜　炙草　川芎　细辛等分

上㕮咀，每服四大钱，水二盏，姜五片，茶芽少许，煎七分，去滓。食后服。

藿香散

治伤风挟涎饮，上厥头疼，偏正、夹脑诸风。

藿香半两　川乌汤洗七次，去皮尖，一两　乳香皂角子大，三钱　草乌头炮，去皮尖，半两

上为末，每服一钱，薄荷茶清调下。食后服。

惺惺散

治伤寒发热，头痛脑痛。

石膏　甘草　麻黄去节，等分

上为末，每服二钱，水一盏，茶半盏，葱白三寸，劈开碎，煎三五沸。先嚼葱白，细咽下去，枕安仰卧。如发热，再投一服，出汗即愈。

玉屑散

治伤寒发热，涎潮上厥，伏留阳经，头痛眩晕不可忍。

石膏煅，研

上细研，每服二钱，葱白茶调下。小儿量大小，加减与之。

芎术汤

治着湿头重，眩晕苦极，不知食味。暖肌补中，益精气。

川芎　白术　附子生，去皮脐，各半两　甘草　桂心一分

上㕮咀，每服四大钱，水二盏，姜七片，枣一枚，煎七分，去滓。空心服。

救生散

治外伤气冷,内积忧思,气郁涎聚,随气上厥,伏留阳经,头疼壮热眩晕。或胸膈塞痞,兼服宽中丸,并攻之。

菊花蒂　川芎　石膏煅,各一两　炙草一分

上细剉,晒干为末,每服三钱,煎葱汤调下。如觉胸痞,即调此下宽中丸,服无时。

宽中丸

治气滞不快,饮食不消,胸膈痞塞,凝痰聚饮,状如伤寒,头疼,胸痞。

大附子炮　木香煨　青皮　大黄湿纸裹煨,等分

上为末,醋煮,丸梧子大,每服十丸,姜汤下。头疼甚,则调救生散送下。

天南星丸

治肾厥头疼,不可忍。

天南星炮　石膏　硫黄　焰硝等分

上为末,糊丸梧子大,每服三十丸。空心,温酒下。

硫朱丸

治肾厥痰厥头疼,诸药不效。

朱砂水飞,二两　硫黄　川乌各半两,炮,去皮

天南星一两,制,炮

上为末,姜汁和丸,梧子大。每服十五丸,生姜、薄荷汤下。

葫芦巴散

治气攻头疼如破。

葫芦巴炒　三棱剉,醋浸一宿,各一两　干姜炮,一分

上为末,每服二钱,生姜汤或酒调下。

雄黄丸

治八般头风,及眩晕恶心吐逆,诸药不治。

通明雄黄一两　川乌头生去皮尖,两半

上二味为末,滴水丸如梧子大,每服十丸,煨葱白茶清下。即用后搐

鼻药。

搐鼻药

荜茇　良姜各一分　白芷一钱　细辛半分

上为末，每服用一小字，先含水一口，搐鼻内吐水，即止。

大附丸

治元气虚壅上攻，偏正头疼不可忍。

大附子一枚，炮，去皮脐，为末，葱汁糊丸绿豆大。每服十丸至十五丸，茶清下。一法：以川乌头炮，去皮尖，为末，用韭叶自然汁和丸。治风虚痰涎头疼。

如圣饼子

治气厥上盛下虚，痰饮风寒，伏留阳经，偏正头疼，痛连脑巅。吐逆恶心，目瞑耳聋。常服，清头目，消风痰，暖胃气。

川乌头生，去皮　南星　干姜各一两　甘草　川芎各二两　天麻

防风　半夏制，各半两

上为末，汤浸，蒸饼和为丸，鸡豆大，捻作饼子，晒干。每服五丸，同荆芥三五穗，细嚼，茶酒任下，熟水亦得。无时服。

吴黼堂曰：头痛由积血、郁血而发，用针法以泻其郁，立效。此症针法最灵，服药尤其次也。又曰：真头痛，由脑膜发肿而发，我国医学以为死症，近世科学发明用冰罨法、冷水灌注法，并服甘汞等泻剂，以减其热。鸡那及沃度加里，亦能有效。

眼叙论

夫眼为五脏之精华，一身之至宝，如天之有日月，其可不保护之？然骨之精为瞳子，属肾；筋之精华，为黑眼，属肝；血之精，为络里，属心；气之精，为白眼，属肺；肉之精，为约束，属脾。契筋骨血气之精，与脉并为系，系上属于脑，后出于项中，故六淫外伤，五脏内郁，饮食房室，远视悲泣，抄写雕镂[①]，刺绣博奕，不避烟尘，刺血发汗，皆能病目。故方论有五轮、八廓、内外障等，

① 雕镂：雕琢刻镂。

各各不同。当分其所因及脏腑阴阳，不可混滥。如目，决其面者为兑，此属少阳；近鼻上为外眦，属太阳；下为内眦，属阳明。赤脉从上下者，太阳病；从下上者，为阳明病；从外走内者，少阳病。此三阳病，不可混也。按色赤，病在心；色白，病在肺；色青，病在肝；色黑，病在肾；色黄，病在脾；色不可名者，病在胃中。此五脏三阳病，不可混也。仍叙三因于后。

三因证治

病者喜怒不节，忧思兼并，致脏气不平，郁而生涎，随气上厥，逢脑之虚，浸淫眼系，荫注于目，轻则昏涩，重则障翳，眵泪胬肉，白膜漫睛，皆内所因。或数冒风寒，不避暑湿，邪中于项，乘虚循系，以入于脑，故生外翳。医论中所谓青风、绿风、紫风、黑风、赤风、白风、白翳、黄翳等，随八风所中，变生诸风证，皆外所因。或嗜欲不节，饮食无时，生食五辛，热啖炙煿，驰骋田猎，冒涉烟尘，劳动外精，丧明之本，所谓恣一时之游泆[①]，而为百岁之固愆，不内外因。治之各有方。

千金神曲丸

明目，百岁可读细字，常服，益眼力。

神曲四两　光明砂一两　磁石二两，煅，醋淬，七二次

上为末，炼蜜丸梧子大，米饮服五丸。空心，日三服。

羌活散

治风毒气上攻，眼目昏涩，翳膜生疮，及偏正头痛，眼小黑花累累者。

羌活　川芎　天麻　旋覆花　青皮　南星炮　藁本各一两

上为末，每服二钱，水一盏，姜三片，薄荷七叶，煎七分。食后服。一法，以牵牛末二两，入姜汁煮，糊为丸桐子大，酒下二三十丸。

白蒺藜散

治肾脏风毒上攻眼目，赤肿热泪，昏涩，胬肉攀睛。

防风　甘草生　直姜蚕炒，去丝嘴，各一两　白蒺藜炒，去角，一两

南星两半，以黑豆二合、青盐半两用水煮透，取出焙干秤之，不用盐豆

① 游泆：谓放纵不守规范。

甘菊花生，三两

上为末，每服二钱，煎甘草汤调下。食后服，忌炙煿。

洗肝散

治肝热，赤脉贯睛，涩痛，冲风泪下，兼治热血攻心。

白蒺藜一两半，炒，去角　防风　羌活各半两　甘草一分

马牙硝二两

上为末，每服二钱，白汤调下。食后服。

椒红丸

明目，暖水脏，补虚方。久服驻颜，缩小便。

川椒取红，四两　巴戟去心　茴香炒　附子制　金铃子制炒，各一两

上为末，以山药三两为末，酒煮糊，搜为丸，桐子大。空心，盐汤下三五十丸。

煮肝散

治眼赤耳痒症，用四生散。（方见癞风门）

每服四钱，盐酒入羊子肝煮，空心温服。羊子肝，即羊肝上小片子也。

驱风散

治风毒上攻，眼肿痒涩，痛不可忍，上下睑眦赤烂，翳肉侵睛。

五倍子一两，去尘土　蔓荆子一两半，洗

上㕮咀，每服三钱，水二盏，铜石器内煎至一盏，澄清，热洗。留滓，二服再煎。

立胜散

治风毒攻眼，及时眼隐涩、羞明、肿痛。

黄连　黄柏　秦皮去粗　甘草等分

上㕮咀，每服四钱，水一盏，枣一枚，灯芯七根，煎数沸，去滓，以羊毛笔蘸刷眼。候温，即用手沃[1]之。一法：不用黄柏、甘草，有黄芩、防风。

---

① 沃：荡涤、洗濯。

神仙照水膏

治障[1]翳。

黄丹水飞　蜡各一两　蛇蜕一分，炼烧　水银一钱

乌鸡壳一个，初生者

用柳木槌研细，滴水葛为饼，临卧用之。候天明，将水照眼，堕水中，膜尽去。

檗竹沥膏

治一切障翳赤眼。

慈竹一段，去两头节，炙　黄柏去粗皮，刮细末，满填竹内

上用砖对立，置竹砖上，两头各安净碗，以干竹火烧，令沥出尽。收之，以钗股铜箸点。

通利膏

治眼赤涩，翳膜遮障，时多热泪。

杏仁二十一粒，炮，去皮尖　乳香皂子大　轻粉一字

上旋入口中，都嚼，候津液满口，吐出磁器中，置火上，令四边沸。以绵滤别盏中，入生脑子如皂子大，研匀。再滤过，以铜箸点之。

通神膏

治眼生翳膜，赤脉胬肉，涩痒疼痛有泪。

沙蜜四两　青盐　麝香各一字　乳香　硇砂滴淋过　枯矾各半字

当归半钱　黄连一钱

上用乳钵内研破，同蜜入青竹筒内，密封阁[2]定。煮半日，厚绵滤，点眼。

蛤粉丸

治雀目，不拘久近，但日落便不见物。

上色蛤粉细研　黄蜡等分

上熔蜡，搜粉为丸，如枣大，每用猪肝一片，二两许，披开裹药一丸，麻线

---

① 障：原作“瘴”，据文义改。

② 阁：同“搁”。

缠，入瓮器，内[①]水一碗。煮熟，取出，乘热熏眼，至温吃肝，以效为度。

吴鞠堂曰：眼科为专科，名目颇多，治法亦种种各异。又必须有通灵之药水、药粉以作点药，除云翳[②]护膜。尤须手法，用煎剂及点药，仅可愈轻浅之疾耳。

鼻病证治

肺为五脏华盖，夫百脉取气于肺，鼻为肺之开合，吸引五臭，卫养五脏，升降阴阳，故鼻为清气道。或七情内郁，六淫外伤，饮食劳逸，致清浊不分，随气壅塞，遂为清涕[③]，鼻洞浊脓，脑丝、衄血、息肉，久而为鼻痈。虽种种不同，未始不涉三因，有致泥丸汩乱，变生诸症。

羊肺散[④]

治肺虚壅，鼻生息肉，不闻臭。

羊肺一具，洗　白术四两　苁蓉　木通　干姜

川芎各为细末，一两

上以水量入，打稀稠得所，灌肺中煮熟，细切焙干为末。食后，米饮服一二钱匕。

细辛膏

治鼻塞脑冷，清涕出不已。

细辛　川椒　干姜　川芎　吴茱萸　附子生，去皮脐，各三分　皂角屑，半两　桂心一两　猪脂六两

上煎猪脂成油，先一宿，以苦酒浸前八味。入油，煎附子黄色乃止，以绵裹，塞鼻孔。

通草散

治鼻痈气息不通，不闻臭香，并有息肉。

---

① 内：同“纳”。

② 云翳：眼球角膜因患凝脂翳等一类疾病而留下的一层不透明组织，因如云如雾，故称为云翳。

③ 涕：原作“气”，据人卫本改。

④ 吴瑞甫旁注：鼻瘜须用吹鼻药，方能化净。虽用散方，难取效也。

木通　细辛　附子炮，去皮脐，各等分

为末，蜜和，绵裹少许，纳鼻中[1]。一法：以瓜蒂为末，绵裹纳鼻中，或吹入亦可。一法：以枯矾研为末，面脂和，绵裹少许，纳入鼻中。数日，息肉与药消落。

粉黄膏

治肺热，鼻发赤瘰，俗谓酒皶[2]。

硫黄一分，为末

萝卜切去盖，剜作瓮子，入硫黄在内，以竹针盖定正，安糠火上煨一宿，取出研细

轻粉　乌头尖为末，各少许

上研匀，以面油调，卧时敷，早晚洗去，以酥调尤佳。一法：用乳香、硫黄、细辛、轻粉，等分为末，水调卧时敷。一法：栀子为末，以蜡丸小弹子大，茶酒任下一丸。凡鼻头微白者，亡血也；赤者，血热也，酒客多有之。若时行衄血，不宜断之，或出一二升不已，即以龙骨为末，吹入。凡九窍出血，皆用此法，最良。（余衄血方，见失血门）

唇病证治

唇者，脾之外候也。意舍之所荣，燥则干，热则裂，风则瞤动，寒则揭，气郁则生疮，血枯则沉而无色。治之之法，内则随证调其脾，外则当以药敷之。

清脾汤

治思意过度，蕴热于脾，口干唇燥，沉裂无色。

黄芪　白芷　升麻　人参　炙草　半夏炮，去滑，等分

上㕮咀，每服四钱，水盏半，姜五片，枣二枚，小麦三十粒，煎七分，去渣。服无时。

羌活散

治风温入脾，致唇口瞤动帬[3]揭，头疼目眩，及四肢浮肿，如风水状。

---

① 吴瑞甫旁注：纳鼻药妙，尚有较此方为效者。

② 皶：同“齇”。

③ 帬：同“裙”。

羌活三两　茯苓　薏苡仁各一两

上为末，每服二钱，水一大盏，煎七分，入淡竹沥一匙许，再煎服。

菊花丸

治脾肺气虚，虑思过度，荣卫枯耗，唇裂沉紧，或口吻生疮，容色枯悴，男子失精，女子血衰，悉主之。

甘菊花　枸杞子　巴戟肉去心　肉苁蓉酒浸，去鳞，等分

上为末，蜜丸桐子大。每服三五十丸，米汤下。

青灰散

治唇紧燥裂，生疮，面无颜色。

青布烧灰，研细

以猪脂调，夜敷之睡。一法：以头垢敷之。

凡沉唇紧唇，唇口上生疮、唇裂，并以甲煎，敷之弥良。

吴鞠堂曰：唇疔、茧唇，为此症之较重者。集中不采入，何也？

口病证治

夫口乃一身之都门，出入荣养之要道，节宣微爽，病必生焉。故热则苦，寒则咸，宿食则酸，烦躁则涩，虚则淡，疸则甘。五味入口，藏于脾胃，行其精华，分布津液于五脏。脏气偏胜，味必偏应于口，或胃热则口臭，凝滞则生疮。不可失睡，失睡则愈增。

龙石散

治上膈壅毒，口舌生疮，咽嗌肿痛。

寒水石煅，三两　辰砂二钱半，研　脑子半字

上为末，以少许掺患处，咽津。日夜数次。凡小儿疮疹攻口，先以五福化毒丹扫之，却用此药掺，立效。

赴筵散

治口疮疼痛。

五倍子一两，洗　黄柏蜜炙，紫色　滑石各半两，研

上研细末，用半钱许，掺患处。咽津不妨，便可饮食。

绿云膏

治口疮臭气瘀烂，久而不瘥。

黄柏半两　滑石二钱　一作螺青二钱

上研细末，临卧置一字在舌上，不妨咽津。迟明，瘥。一法，以铜绿易螺青。

兼金散

治蕴热上攻，或下虚邪热，病口生疮。

细辛　黄连等分

上为末，先以热水揾帛揩干净，掺药患处。良久，有涎出，吐之。

杏粉膏

治口疮，以凉药敷之不愈者。

杏仁十粒，去皮尖　轻粉一字

上研杏仁细，调匀，临卧敷疮上。少顷，吐之，勿咽。

生香膏

治口气热臭。

甜瓜子

上一味，去壳研细，蜜熬调成膏。食后含化，勿染，染在(再)齿间。一法：以香附去毛，炒为末，早晚揩少许牙上。

吴黼堂曰：治口疮不外掺药敷药，甚易得愈。余尝见一人上腭破，一窍通于鼻，不久即死。未识何症，附录之，以俟知者。

齿病证治

齿为关门，肾之荣，骨之余也。肾衰则齿豁，精固则齿坚。又大肠交脉在牙，龈主灌注于牙，大肠壅则齿为之浮，大肠虚则宣露，挟风则攻目头面，疳䘌则龋脱为痔，皆气郁而生。诸症不同，治之各有方，安肾丸、八味丸，并治虚壅，牙齿痛疼浮肿。

安肾丸(方见腰疼门)

八味丸(方见脚气门)

西岳莲华峰神传齿药方

猪牙皂角及生姜，西国升麻熟地黄。木律旱莲槐角子，细辛荷叶要相当（荷叶用蒂）。青盐等分同烧煅，揩齿牢牙髭鬓黑。细研将来使最良，谁知世上有仙方。

常用齿药

牢牙，去风冷、蚛蝺、宣露，不问老少，用之甚效。

槐枝　柳枝各长四寸，一握，切碎　皂角七茎，不蛀者

盐如钱四十文重

上同入瓷瓶内，黄泥固济，糠火烧一夜，候冷，取出研细，如常法。有石佛庵主，年七十余，云祖上多患齿疼脱落，得此方效，数世用之，齿白齐密，乃良方也。

玉池散

治风蚛[①]牙疼，肿痒动摇，牙龈溃烂，宣露、出血、口气等证。

地骨皮　白芷　升麻　防风　细辛　川芎　槐花　当归　藁本

甘草等分

上为末，每用一字许揩牙。或大段痛，即取二钱，水一盏半，黑豆半合，姜三片，煎至一盏，稍温，漱口。候冷吐之，殊效。或用金沸草散熏漱，亦佳。

吴鞠堂曰：齿痛属热者多，仅列虚壅一条，已属不合。齿病以走马牙疳为最重，仅出蚛蝺两方，诸多未备，岂作书者故引而不发乎，殊所不解。

舌病证候

舌者，心之苗，主尝五味以荣养于身，资于脾。以分布津液于五脏，故心之本脉系于舌根，脾之络脉系于舌傍，肝脉循阴器，络于舌本。凡此三经，或为风寒湿所中，使人舌卷缩而不能言；或忧虑思恐所郁，则舌肿满而不得息。心热则破裂生疮，肝壅则出血如涌，脾闭则胎白如雪。证虽异，治之各有方。

---

① 蚛：虫咬。

升麻柴胡汤

治心脾虚热上攻，舌上生疮，舌本强，颊两边肿痛。

柴胡　升麻　芍药　栀子仁　木通各一两　黄芩　大青　杏仁去皮，各三分　石膏煅，二两

上㕮咀，每服四钱，水一盏，姜五片，煎七分，去滓。食后服。

金沸草散

治风寒伤于心脾，令人憎寒发热，齿浮舌肿。

荆芥穗四两　旋覆花　前胡　麻黄去节，各三两　炙草　赤芍　半夏制，各一两

上㕮咀，每服四大钱，水盏半，姜七片，枣一枚，煎七分，去滓。漱口，吐一半，吃一半。世医用此发散风寒，及加杏仁、五味子治咳嗽，皆效，独未知治舌肿牙疼。辛未年，有人患舌肿，如吹满塞口中，粥药不入，其势甚危。煎一剂，乘热以纸笼气熏之，遂愈。又一妇人牙痛，治疗不瘥，致口颊皆肿。亦以此药熏漱而愈，故特记之。

烙肿法①

凡治舌肿，舌下必有噤虫，状如蝼蛄、卧蚕，有头尾，头小白。可烧铁烙，烙头上，即消。

黑散子

治舌忽肿破。

用釜底煤研细，以醋调，敷舌上下，脱去更敷。能先决出血竟，敷之弥佳。一法：用盐等分调。

薄荷蜜②

治舌上白胎燥、干涩，语话不真。

薄荷自然汁龙脑者佳　白蜜等分

上先以生姜片蘸水，揩洗净，敷之良。

---

① 吴瑞甫旁注：此症用黑蒲黄为末，掺之即消，曾试有效。

② 吴瑞甫旁注：此即百草霜也，以杂草作爨者为佳，口内症多能治之。

文蛤散

治热壅舌上，出血如泉。

五倍子洗　白胶香　牡蛎粉等分

上为末，每用少许掺病处，或用热铁篦烙孔上。

矾石散

治风湿寒，舌强不能语。

矾石　桂心各等分

上为末，每用一钱，安舌下，或用正舌散治之。（方见中风门）

吴鞠堂曰：舌卷缩不能言，此脑筋之病也。本书于病原，似未明了。又曰：舌上出血如泉，此血箭疔也。用蒲黄掺之，亦效。又曰：舌破，用中西药俱不效者，以甘仔蜜磨醋涂，即愈。此药出外洋，闽广药铺多有之。愈后多服六味地黄丸，则除其根矣。

料　简

凡失欠颊单蹉，但开不能合，以酒饮之，令大醉。睡中吹药搐其鼻，嚏透，即自正。

咽喉病[1]证治哽附

夫喉以候气，咽以咽物，咽接三脘以通胃，喉通五脏以系肺气。气管食管，皎然明白，有为水喉、谷喉之说者，谬说也。《千金》复云：喉咙候脾胃，咽门候肝胆，亦非至论，智者当以理推，不可强存乎人也。诸脏热则肿，寒则缩，皆使喉闭，风燥亦然。五脏久嗽则声嘶，嘶者，喉破也，非咽门病。咽肿则不能吞，干则不能咽，多因饮啖辛热，或复呕吐咯伤，致咽系干枯之所为也，与喉咙门自别。又有悬痈暴肿，闭塞喉咙，亦如喉闭。但悬痈在上腭，俗谓之莺翁，又谓之鹅聚。俗语声误，不可不备识。

① 吴瑞甫旁注：咽喉名目繁多，病变亦不一，即虚实亦确有辨法。又须有生草药方，屡试屡验者，方能起死回生于俄顷。由花柳而致者难治，由肺痨而病及喉者，尤危在顷刻，下列各方不能取效。陈无择非喉症专科，无怪论证处方，犹有模糊不清之处也。

小续命汤

治卒喉痹不得语。外加杏仁七粒，去皮尖，甚效。（方见中风门）

玉钥匙

治风热喉痹及缠喉风。

焰硝一两半　硼砂半两　脑子一字　白僵蚕一分

上为末，研匀，以竹管吹半钱许入喉中，立愈。

神效散

治喉闭舌肿，语声不出。

荆芥穗另研末　蓖麻生，去皮另研，各等分

上入生蜜少许，丸如皂子大，以绵裹含化。急则嚼化。一法，用朴硝，不用荆芥。

蜜附子

治腑寒，咽门闭，不能咽。

大附子去皮脐，生，切作大片

蜜涂，炙令黄，含咽津。甘味尽，更蜜炙用。

玉屑无忧散

治缠喉风，咽喉疼痛，语声不出，咽物有碍。或风涎壅滞，致舌口生疮，大人酒症，小儿奶癖。或误吞骨屑，以致咽塞不下。

玄参　贯众　滑石　缩砂仁　黄连　甘草　茯苓　山豆根

荆芥穗各半两　寒水石煅　硼砂各三钱

上为末，每服一钱，先抄入口，以新汲水咽下。此药除三尸，去八邪，杀九虫，辟瘟疗渴。

荆芥汤

治风热肺壅，咽喉肿痛，语声不出，喉中如有物哽，咽之则痛甚。

荆芥穗半两　桔梗二两　甘草一两

上㕮咀，每服四钱，水一盏，姜三片，煎六分，去滓。温服。一法，去荆芥，名如圣汤。

雄黄解毒丸

治缠喉风及急喉痹，卒然倒仆，失音不语，或牙关紧急，不省人事。或上膈壅热，痰涎不利，咽喉肿痛。

雄黄飞　郁金各一分　巴豆去皮油，七粒

上为末，醋糊丸绿豆大，热茶清下七丸。吐出顽涎，立省。未吐，再服。如未至死，心头尚温，灌药下喉，无有不治。

干姜散

治悬痈壅热，卒暴肿大。

干姜　半夏汤洗，去滑，等分

上为末，以少许着舌上，咽津。一法：用盐抹箸头，张口炷之，日五六次。

麻仁散

治谷贼尸咽，咽喉中痒。此因误吞谷芒，抢刺痒痛。

脂麻炒，不拘多少

为末，汤点服。凡谷贼属咽，马喉风属喉，不可不分。

马鞭草散

治马喉痹，洪肿连颊，吐气数者。

马鞭草根

上捣自然汁，每用咽一合许。一法：用马衔铁汁，服亦妙。

凡治哽之法，皆以类推，如鸬鹚治鱼骨哽，磁石治针哽，而发灰治发哽，狸虎治骨哽，亦各随其类也。

蜜绵薤白

通治诸哽。

煮薤白半熟，线系定，手提线，少嚼薤白咽之。度薤至哽处，牵引，骨即出矣。一法，绵一小块，以蜜煮，用如食薤法。

玉屑无忧散

治一切物哽。（方见前缠喉风下）

吴鞠堂曰：喉症名目繁多，其大要只骤起非火，缓起非寒了之。西洋医近以注射血清治白喉，亦多见效。究之喉症，非止白喉一种也。吾邑精于喉症者颇众，类能取效俄顷，转危为安。黼堂尝征求其秘法，未及十中之三四，至为憾事。倘天假之缘，得其善本，当即急为刊出，以见我国医学之精，特未知此愿何日偿耳。又曰：三因喉症诸方，有可用，有不可用，非曾讲求科学者，未可尝试。

耳病证论

肾虽寄窍于耳，当知耳为听会之主，纳五音，外则宫商角徵羽，内则唏嘘呵吹呬。内关五脏，外合六淫，故风寒暑湿，使人聋聩耳鸣，忧思喜怒，多生内塞。其如劳逸，不言而喻。复有出血、生脓、聤耳、底耳，或耵聍不出，飞走投入，诸证既殊，治各有法。

菖蒲丸

治耳卒痛及聋塞不闻声。
菖蒲　附子炮，去皮脐，等分
上为末，醋和丸，如杏仁大。绵裹，纳耳中，日二易之。

补肾丸

治肾虚[①]耳聋，或劳顿伤气，中风虚损，肾气升而不降，耳内虚鸣。
山茱萸　干姜　巴戟　芍药　泽泻　菟丝子酒浸　远志肉
桂心　黄芪　石斛　干地黄　细辛　当归　附子炮　牡丹皮
蛇床子　甘草　苁蓉酒浸　人参各二两　菖蒲一两　防风一两半
茯苓半两　羊肾二枚
上为末，以羊肾煮，捣烂，酒曲糊为丸，桐子大。煎盐汤或酒任下三十丸至五十丸。

蜡弹丸

治耳虚聋。
白茯苓　山药炒，三两　杏仁去皮尖，炒，两半　黄蜡二两
上以前三味研为末，熔蜡和末为丸，如弹子大。盐汤嚼下。有人止以黄

① 吴瑞甫旁注：耳聋不专虚，肺热亦能致之。

蜡细切嚼之，点好建茶送下，亦妙。

干蝎散

治耳聋肾虚所致，十年内，一服效。

干蝎黄而小者，并头尾，用四十九个，切生姜如蝎大者四十九片，以二味入银石器内，炒至干，为细末

上于向晚不食，初夜以酒调一服。至二更以来，徐徐尽量饮。五更耳中间，如闻百十攒笙响，便自此闻声。

解仓饮子

治气虚热壅，或失饥冒暑，风热上壅，耳内聋闭，彻痛，脓血流出。

赤芍药　白芍药各一钱　当归　炙甘草　大黄蒸

木鳖子去壳，各一两

上㕮咀，每服四钱，水一盏，煎七分。食后卧服。

麝香散

治聤[①]耳、底耳，耳内脓出。

桑螵蛸一个，慢火炙及八分，存性　麝香一字，别研

上为末，研令匀，每服半字，掺耳内。如有脓出，先以绵捻纸卷，以药吹入。一法：用染坯、枯矾等分为末，以笔管吹入耳中，即愈。或加入麝香，更佳。

诸百虫入耳，麻油灌之，即效。

诸耳中出血，龙骨煅为末，吹入即止。

吴鞠堂曰：诸耳病皆有可愈，耳聋为顽疾，不易愈也。

---

① 聤：耳窍化脓性疾病。

卷十七

妇人论

夫天地造端于夫妇，乾坤配合于阴阳，虽清浊动静之不同，而成象数法之有类。原兹妇人之病，与男子不同者，亦有数焉。古方以妇人病比男子十倍难治，不亦言之深乎。但三十六病，产蓐一门，男子无之，其外伤风暑寒湿，内积喜怒忧思，饮食房劳，虚实寒热，悉与丈夫一同也。依源治疗，安可不得而知之？

求子论

夫有夫妇，则有父子。婚姻之后，必求嗣续，故圣人谓不孝有三，无后为大者，言嗣续之至重也。凡欲求子，当先察夫妻有无劳伤痼害之属，依方调治，使内外和平，则夫妇乐有子矣。

荡胞汤

治妇人立身以来，全不产育，及断绪[1]久不产三十年者。

朴硝　大黄蒸　归身　桃仁炮，去皮尖，面炒　牡丹皮各半两

细辛去苗　厚朴去皮，姜汁炒　桂心去皮　赤芍　桔梗　人参

茯苓　炙草　牛膝酒浸　陈皮各三钱　附子炮，去皮脐，一两

虻虫去嘴翅，匀炒焦　水蛭匀炒，四十枚

上㕮咀，每服四大钱，水、酒各盏半，煎取六分，去滓。空心服，日三夜一。温覆，得少汗，必下积血，及冷赤脓，如小豆汁，斟酌下尽。若力弱大困不堪者，只一服止，然恐恶物不尽，不得药力，能尽服至好。不尔，着坐导药。

坐导药

治全不产及断绪，服前荡胞汤，恶物不尽，用此方。

---

① 断绪：又称断续，指不孕。

皂角去皮子净　吴茱萸　当归各一两　细辛去苗　五味子

炮姜炮，各二两　大黄蒸　矾石枯　戎盐　蜀椒各半两

上为末，以绢袋盛，大如指，长三寸余。盛药满，缚定，纳妇人阴中，坐卧任意，勿行走，小便时去之。更安，一日一度易新者，以下清黄冷汁，汁尽止。若未见病出者，可十日安之。本为子宫有冷恶物，故令无子，值天阴冷，则发疼痛。须候病出尽方已，不可中辍，每日早晚，用益菜煎汤熏洗。

秦桂丸

治妇人无子，昔金城范守进此方，见《经验》。

秦艽　桂心　杜仲去皮，姜汁炒，净丝　厚朴去皮，姜炒　防风

附子生，去皮脐　茯苓各两半　白薇　干姜炮　牛膝酒浸　沙参

半夏炮，各半两　人参一两　细辛去茴，一两一分

上为末，炼蜜丸赤豆大，每服五十丸。食前，温酒、醋汤下。未效，更加丸数，觉有胎则止。神效如彼说，不繁引。

探胞汤

断经三月，不知是胎，验之之方。

川芎

不拘多少，为末，浓煎艾汤，调二丸，空心服。微动，是有胎。

脉　例

经云：阴搏阳别，谓之有子。搏者，近也，阴脉逼近于下，阳脉别出于上，阴中见阳，乃知阳施阴化，法当有子。又少阴脉动甚者，妊子也。手少阴属心，足少阴属肾，心主血，肾主精，精血交会，适投于其间，则有娠。又三部脉浮沉正等，无病有妊也。余并如《脉经》说。

恶　阻

妇人中脘，宿有风冷痰饮，经脉不行，饮与痰搏，多善病阻。其状颜色如故，脉理顺时，不知病之所在，但觉四肢沉重，头目眩晕，恶闻食臭，喜啖咸酸。至四月，则大剧吐逆，不胜自持，多卧少起。此由经血既闭，水渍于脏，脏气不得宣通，头目愦闷，经脉秘涩，使四肢沉重，挟风则头目眩晕，留饮则

呕吐无时。

竹茹汤

治妊娠择食，呕吐，头疼，颠倒痰逆，四肢不和，烦闷。

人参　橘皮　麦冬去心　白术各一两　炙草一分　茯苓

厚朴姜制，各半两

上㕮咀，每服四大钱，水盏半，姜五片，竹茹一团如指大，同煎去滓。空心服。

半夏茯苓汤

治妊娠恶阻，心中愦闷，头目眩晕，四肢怠惰，百节烦疼，痰逆呕吐，嫌闻食气，好啖咸酸，多卧少起，不进饮食。

半夏炮，三两　茯苓　熟地炙，各一两　陈皮　细辛　苏叶　川芎

人参　芍药　桔梗　甘草各一两二

上㕮咀，每服四大钱，水二盏，姜七片，煎七分，去滓。空心服。有客热烦渴，口生疮者，去陈皮、细辛，加前胡、知母。腹冷下利者，去地黄，加桂心炒。胃中虚热，大便秘，小便涩，加大黄一两八钱，去地黄，加黄芩六钱。

茯苓丸

治妊娠阻病，心中烦闷，头目晕重，憎闻饮食，气滞呕逆，吐闷颠倒，四肢重弱，不自胜持，服之即效。要先服半夏茯苓汤两剂，后可服此药。

茯苓　人参　桂心炒　干姜　半夏泡，制　陈皮各一两　白术

葛根　枳实面炒　炙草各二两

上为末，蜜丸桐子大，每服三五十丸。米饮下，日三服。

小地黄丸

治妊娠酸心，吐清水，腹痛，不能食。

人参　干姜炮，等分

上为末，用生地黄汁，丸如桐子大，每服五十丸，米汤下。空心服。

吴黼堂曰：恶阻由怀孕后经事不行，机能障碍，反射胃之迷走神经而起。我国医学家每谓喜病[①]无关性命，不知病之重者，呕吐日甚，衰弱渐加，体重

① 喜病：妇人怀孕之后出现的各种病症。

日减，起卒中饥饿性谵妄，视力减弱，听觉阻碍，驯致濒于死亡。此症轻者不药可愈，重者宜速理之。三因所列各方，有验有不验，黼堂另有《妇科学》，容后续出。

养胎大论

夫养胎，须分所能，母为能养，子为所养，名义既殊，致养亦别。故为之重身父母交会之初，子假父母精血，投识于其间，然后成妊，元气资始之谓也。一月血聚，谓之始胚；二月精凝，谓之始膏；三月成形，谓之始胎。亦无中之次第也。道生一，一生二，二生三，三生万物，既以三而成行，故不得不数月而分也。成形之后，阴阳化施，男女始分，故见外象而有感于内。四月始受少阴君火气以养精，五月受太阴湿土气以养肉，六月受少阳相火气以养气，七月受阳明金气以养皮，八月受太阳水气以养血，九月受厥阴木气以养筋。十月脏腑俱备，神明已全，待时而生。此皆所以养胎息之成始成终也。若能养者，惟在乃母，依经所载，随时养之。无妄服食、针灸、劳逸等，不特伤胎，亦能自伤，不可不备学也。为保子母，尤宜熟识之。谨备列母之能养及避忌诸法，以继于后。

避忌法

一月足厥阴脉养，内属于肝。肝藏血，不可纵欲及疲极筋力，并冒触邪风，亦不可妄针灸其经。二月足少阳脉养，内属于胆。胆合于肝，共荣于血，不可惊动及针灸其经。二月手心主脉养，内属右肾。肾主精，不可纵欲及悲哀，并触冒寒冷，亦不得针灸其经。四月手少阳脉养，内属三焦。三焦精府，合肾以养精，不可劳逸及针灸其经。五月足太阴脉养，内属脾。脾养肉，不可妄思及饥饱，触冒卑湿，亦不可针灸其经。六月足阳明脉养，内属于胃。胃为脏腑海，合于脾以养肉，不得杂食及针灸其经。七月手太阴脉养，内属于肺。肺以养皮毛，不可忧郁及叫呼，触冒烦躁，亦不可针灸其经。八月手阳明脉养，内属大肠。合肺以养气，毋食燥物致气涩，及不得针灸其经。九月足少阴脉养，内属于肾，以养骨，不可怀恐及房劳，触冒生冷，亦不得针灸其经。十月足太阳脉养，内属膀胱，以合肾。太阳为诸阳主气，故使儿脉续缕皆成，六腑通畅，与母分气，神气各全，俟辰而生。惟不说手少阴心养者，盖心为五脏大主，如帝王不可有为也。若将理得宜，无伤胎脏，更能知转男胎教之法，斯为尽善。叙列于后。

转女为男法

论曰：阳施阴化，所以有妊。遇三阴所会，多生女子，但怀娠三月，名曰始胎。血脉不流，象形而变，是时男女未定，故今于三月未满间，服药方术，转合男生也。其法以斧置妊妇床下，系刃向下，勿令人知。恐不信者，令鸡抱卵时，依此置窠下，一窠尽出雄鸡。此虽未试，亦不可不知。凡受胎三月，逐物变化，故古人立胎教，能令生子良善、长寿、忠孝、仁义、聪明、无疾。盖须十月之内，常见好境象，无近邪僻，真良教也。如有触忤伤胎，各有法，据徐之才逐月养胎、安胎等法，备则备矣。事烦少用，故不暇录，识者当自阅。今出安胎方如后。

安胎饮

治妊娠胎寒腹痛，或胎热多惊，举重腰痛，腹满胞急，卒有所下。或顿仆，闪肭，饮食毒物。或感时疾，寒热往来，致伤胎脏。

枳壳面炒　川芎各半两　熟地三两　糯米二合

上㕮咀，每服四大钱，水一盏半，姜五片，枣一枚，以金银少许，同煎七分。空心服。

白术散

治妊娠宿有风冷，胎痿不长，或失于将理，动伤胎气，多致损堕。常服，保护胎脏。

白术　川芎各四两　川椒去合口及因炒出汗，三两　牡蛎煅粉，二两

上为末，每服二钱，温酒、米汤任下。腹痛，加白芍；心下毒痛，加川芎；心烦呕吐，加细辛一两，半夏二十粒，汤泡入。内若渴者，以大麦汁调服，病虽愈，尽服勿置。味恶多阻人，宜作丸服，亦治室女带下诸疾。

罩胎散

治妊娠伤寒大热，闷乱燥渴，恐伤胎脏。

卷荷叶嫩者焙干，一两　蚌粉花半两

上为末，每服二钱，入蜜少许，新汲水调下。空心服。

吴黼堂曰：转女为男，断无此理。古拙之谈，非科学中应有之义。

漏阻例

怀妊全假经血以养胎，忽因事惊奔，或从高坠下，顿仆失据。或冒涉风寒，触忤邪祟[①]，致暴下血，胎干不动，上奔抢心，腹中急逼，或血逆口出，皆伤胎症也。

胶艾汤

治妊娠不问月数深浅，因顿仆胎动不安，腰痛，或有所下，或胎奔上抢短气，安胎。

熟地二两　艾叶炒　当归　炙草　芍药　川芎　阿胶炒　黄芪各一两

上㕮咀，每服四钱，水一盏，煎七分，去滓。空心温服。胸中逆冷，加生姜五片，枣三枚，同煎。

苎根汤

治胎无故血下，腹痛不可忍。或下黄汁，如漆、如小豆汁者。

野苎根二两，剉，炒　金银各一两

上为一剂，水酒各一盏，煎至一盏，去滓。分二服，无时。

桂枝茯苓丸

治妇人宿有症瘕，妊娠经断，未及三月即动，此癥也。经断三月，而得漏下不止，胎动在脐上者，为癥痼害，当去其癥。又论云，妊娠六月动者，前三月经利时胎下血者，后断三月衃血也。所以下血不止者，其癥不去故也。当下其癥。

桂心不焙　茯苓　丹皮　桃仁去皮尖，面炒　芍药等分

上为末，炼蜜丸如弹子大。每服一丸，嚼细，温酒、米汤任下。空心服。

千金保生丸

养胎益血，安和子脏，治妊娠将理失宜，或劳逸胎动不安，腰腹痛重，胞阻漏胎，恶露时下，子脏挟邪，久不成胎；或受妊不能固养，痿燥不长，过年不

---

① 邪祟：邪灵异怪的鬼物。

产，日月虽满，转动无力；或临产节适乖宜，惊动太早，产时未至，恶露先下，胎胞枯燥，致令产难；或横或逆，痛极闷乱，连日不产，子死腹中，腹上冰冷，口唇青黑，吐出冷沫，新产恶血上冲，运闷不省，喘促汗出，及瘀血未尽，脐腹疞痛，寒热往来；或因产劳损，虚羸未复，面黄体瘦，心怔盗汗，饮食不进，渐成蓐劳。入月常服，滋养血气，和调阴阳，密腠理，实腑脏，治风虚，除痼冷，无致损坠。

炙草　贝母　秦椒去目，炒，出汗　干姜炮　桂心　黄芩

石斛去根　石膏煅　糯米　大豆卷炒，各一分

当归酒浸一宿，微炒，半两　麻子仁一两半，别研

上为末，蜜丸弹子大。每服一丸，温酒、枣汤任下，细嚼。空心服。

子烦证治

竹叶汤

治妊娠苦烦闷者，以四月受少阴君火气以养精，六月受少阴相火气以养气。若母心惊胆寒，多好烦闷，名子烦。

防风去叉　黄芩　麦冬去心，各三两　白茯苓四两

上㕮咀，每服四钱，水一盏半，竹叶十数片，煎七分，去滓。温服。

腹痛下利治法

当归芍药散

治妊娠腹中绞痛，心下急满，及产后血晕，内虚气乏，崩中久利。常服，通畅血脉，不生痈疡，消痰养胃，明目益津。

白芍八两　当归　茯苓　白术各二两　泽泻四两

川芎四两，一云两半

上为末，每服二钱，温酒调下。空心服。

《元和记用经》云：本六气经纬丸，能祛风补劳，养真阳，退邪热，缓中，安和神志，润容泽色，散邪寒、瘟疫、时气。安期先生赐李少君久饵之药，后仲景增减为妇人怀妊腹痛本方，用芍药四两，泽泻、茯苓、川芎各一两，当归、白术各二两，亦可以蜜为丸服。

鸡黄散

治怀身下利，赤白、绞刺疼痛。

鸡子一个，乌者为妙。卵头破一孔，倾出清者，留黄

黄丹一钱，入鸡子壳内，打令黄匀，以厚纸裹黄泥固脐，煨，再取焙干

上为末，每服二钱，米饮调下。一服愈是男，两服愈是女，凡冷热利断下门中选无毒者，皆可服。

吴鞠堂曰：孕妇下利，多堕胎，以速治为要，切宜慎之尤慎。

小便病证治

凡妊娠胎满逼胞，多致小便不利者，或心肾气不足，不能使胞冷，清浊相干，为诸淋病。或胞系了戾，小便不能通，名曰转胞。又胎满，尿出不知时，名遗溺。治之各有方。

苦参丸

治妊娠小便难，饮食如故。

苦参　当归　川贝各三两　滑石五钱

上为末，蜜丸小豆大。米饮下二十丸，无时。

葵子散

治妊娠小便不利，身重恶寒，起则眩晕，及水肿者。

葵子五两　茯苓三两

上为末，米饮调下二钱。小水利，则愈。一法，入榆白皮一两。

八味丸

治妇人病，饮食如故，烦热不得卧而反倚息，以胞系了戾不得溺，故致此病，名转胞。但利小便，则愈，以八味丸中有茯苓故也。（方见少阴脚气门）

白薇芍药散

治妊娠遗尿，不知出时。

白薇　芍药等分

为末，酒服方寸匕。日二三服。

胎水证治

凡妇人宿有风寒冷湿，妊娠喜脚肿，俗为皱脚。亦有身肿满，心腹急胀，名曰胎水。

鲤鱼汤

治妊娠，腹大，胎间有水气。

白术五两　白茯苓四两　白芍　当归各三两

上㕮咀，以鲤鱼一头，如法煮，取汁去鱼不用。每服四钱，入鱼汁一盏半，姜七片，陈皮少许，煎七分，空心服。

商陆赤小豆散

治妊娠手脚肿满挛急。

赤小豆　商陆干等分

为末，每用一两，水一碗，煎七分。澄清汁服。

肾着汤

治妊娠腰脚肿痛。

茯苓　白术各四两　炮姜　炙草各二两　杏仁三两，去皮尖，面炒

上为末，每服四钱，煎七分。空心服。

滑胎例

凡怀孕已满十月，形体成就，神识咸备，分气趣产，宜服滑胎汤药。

枳壳散

瘦胎易产，胡阳公主服。

枳壳四两，面炒黑色　炙草二两

上为末，每服二钱。空心时，滚汤点服。

榆白皮散

临产预服滑胎。

榆白皮　槐枝　瞿麦　木通　大麻仁等分

上㕮咀，每服五钱，水二盏，煎七分。日二服。

吴鞠堂曰：瘦胎无此理，滑胎须用中国之血剂。《三因方》此二方，必无效力。

难产证治

妇人怀忧，无逾妊产，顷刻之间，便至夭害。故以阵面之见儿为比，不亦危乎。凡欲生产，切不得喧闹，选一高年性善老娘，并纯谨家奴扶持，不得挥霍[1]，致令产妇忧恐。如腹中痛甚，且令扶行，或痛阵多，眼中火出，方是儿转。至走不得，方好上蓐。产自有时，痛不甚者，名曰弄胎（一作痛）。须极忍耐，时至自产，莫妄费力，费力定是难产。切忌丧孝秽污家。人来产室说话，亦不可令见，恐伤其子。须依产图方位，无致触犯禁忌为佳，图见《太[2]医局方》。

催生方汤

治产妇痛阵疏，难产，三两日不生。或胎死腹中，或产母气乏委顿，产道干涩，才觉阵痛破水，便可投之。

苍术一两，米泔浸　桔梗一两　陈皮六钱　白芷　肉桂

炙草各三钱　当归　川乌炮，去皮尖　炮姜　厚朴姜制　南星

附子炮，去皮脐　半夏　茯苓　芍药各二钱　杏仁面炒，去皮尖

阿胶各二钱半，面炒　川芎一钱半　枳壳四钱，面炒　木香一钱

上为末，每服一钱，温酒下。觉热闷，用新汲水调白蜜服。

铅　丹

催生及难产、横逆。

水银二钱　黑铅一钱，铫内熔化，投入水银，结成砂子

上以熟绢中钮出水银，细研，以汗衫角子钮做丸子，绿豆大。临产坐草时，煮一二丸立效，仍须敬仰。

---

① 挥霍：摇手曰挥，反手曰霍，极言其动作无拘束。

② 太：原作“大”。《太医局方》，即《太平惠民和剂局方》最初书名，该书是宋代太医局所属药局的一种成药处方配本。

产科论序

世传产书甚多,《千金》、《外台》、《会王产宝》,马氏、王氏、崔氏皆有产书,巢安世有《卫生宝集》、《子母秘录》等,备则备矣。但仓卒之间,未易历试,惟李师坚序郭稽中《产科经验宝庆集》[1]中二十一篇,凡十八方,用之颇验。但其间叙论,未为至当,始用料简理,辨于诸方之下,以备智者识之,非好辩也。

产科二十一篇评论

第一论曰:热病胎死腹中者何?答曰:因母患热病,至六七日后,以脏腑极热熏煮,其胎是以致死。缘儿身死而冷,不得自出,但服黑神散,暖其胎,须臾胎气暖,即自出。何以知其胎之已死,但看产妇,舌色青者,是其候也。

黑神散

肉桂　当归　白芍　炙草　生地各一两　黑豆炒,去皮,一两
附子五钱,炮

上为末,每服二钱,温酒调下。一法:无附子,有蒲黄。

评曰:夫妊娠,谓之重身,二命系焉,将理[2]失宜,皆能损胎,不特热病熏煮所致,或因倾仆惊恐,出入触冒,及素有症瘕积聚,坏[3]胎最多。此候其舌青,则知子死。《养胎论》云:面青舌赤,母死子生。舌青唇赤,吐涎,子母俱死。又有双怀二胎,或一活一死,其候又难知,自非临歧观变,未易预述,不可不备述也。然以黑神散温胎,未若补助产母,使其气正,免致虚乏困顿,胎自下矣。催生汤,殊胜黑神散。

催生汤

治胎死腹中,或产母气乏委顿,产道干涩。

---

① 《产科经验宝庆集》:产科著作。又名《产育保庆集方》、《妇人产育保庆集》,一卷,李师圣、郭稽中合著。

② 将理:休养调理。

③ 坏:原作"怀"。

苍术　桔梗　陈皮　白芷　肉桂
炙草　当归　川乌　炮姜　厚朴
南星　附子　杏仁　茯苓　芍药
阿胶　川芎　枳壳木通

吴黼堂曰：胎死腹中，以舌青唇赤辨之，仍未可靠。余见数人，并无此候，大概产妇能起恶寒战栗，或腹部较重，下垂而冷。或胎动终止，以闻症筒试之，不闻心音。有即娩出者，有软化，或腐败化脓者，此项甚难确断，医者慎之。

第二论曰：难产者何？答曰：胎侧有成形块，为儿枕之。欲生时，枕破，与败血裹其子，故难产。但服胜金散逐其败血，即自生出。若横逆，并皆治之。

胜金散

麝香一钱　盐豉一两，旧青布裹了，烧令红，急以乳槌研细

上为末，取秤槌烧红，以酒淬之，调下一钱。

评曰：难产，不只是胎侧有儿枕破，与败血裹凝，随其胎息因缘，自有难易。其遇横逆，多因坐草[①]太早，努力过多，致儿转未逮盛，已破水，其血必干，致胞难转。若先露脚，谓之逆；先露手，谓之横。法当以微针刺之，使自缩入，即服神应黑散，以固其血，必自转生。《养生方》云：仓卒之间，两命所系，不可不广传。盖赞黑散之功也。或以盐涂儿脚底，搔之。

神应黑散

治横生、逆生、难产。

百草霜　香白芷等分

上为末，每服二钱，童便、好醋，各一茶盏许，调匀。更以滚汤浸，四五分服。止一服见效，甚者再服，即分娩矣。一名乌金散。

吴黼堂曰：难产原因，有不由于疾病及坐草太早者，如骨盆狭窄，软部产道之异常障害等等。非熟于产科学者，不能知，余尚未明了也。

第三论曰：胎衣不下者何？答曰：母生子讫，血流入衣中，衣乃为血所胀，是以不得下。治之稍缓，胀满腹中，以次上冲心胸，疼痛喘急者。但服夺命丹，以逐去衣中之血，血散胀消，胎衣自下，而无所患。更有牛膝汤，用之

① 坐草：亦称“坐蓐”，妇人即将生产或产后坐月子。

甚效，录以附行。

夺命丹

附子五钱，炮　丹皮一两　干漆一钱，炒，尽烟，捣碎

为末，酽醋一升，大黄末一两，同煎膏，和药丸桐子大。温酒下五七丸，不以时服。

牛膝汤

治产儿已出，胞衣不下，腹坚胀，急痛，及子死腹中，不得出。

牛膝酒浸　瞿麦各四两　滑石八两　当归酒浸　木通各六两

葵子五两

上为散，每服三钱，煎七分。无时服。

第四论曰：产后血晕者何？答曰：产后气血暴虚，未得安静，血随气上逆，迷乱心神。故眼前生花，极甚者令人闷绝，不知人，口噤神昏，气冷。医者不识，呼为暗风。若作此治之，病必难愈，但服清魂散，自愈。小产同用。

清魂散

泽兰叶一分　人参一分　荆芥穗一两　川芎五钱

上为末，温酒、热汤各半盏，调下，一钱，急灌之下咽，即开眼气定，省人事。

评曰：产后眩晕，顷刻害人，须量虚实为治。若胸中宿有痰饮阻病不除，产后多致眩晕。又血盛气弱，气不使血，逆而上攻，此等皆非清魂可疗。瘀晕，仍用半夏茯苓汤；血壅，须用牡丹散。但驶药尤难辄用，当识轻重，所谓扰乎可扰，亦无扰。若气血平人，因去血多致晕者，芎藭汤尤佳。

半夏茯苓汤

半夏　茯苓　熟地　陈皮　细辛　苏叶　川芎　人参　白芍

桔梗　甘草

随证加减。（方见恶阻门）

牡丹散

治产后血晕闷绝，若口噤，则拗开灌之，必效。

牡丹皮　大黄蒸　芒硝各一两　冬瓜子仁半合

桃仁三七粒，去皮尖

上㕮咀，每服五钱，水三盏，煎至盏半。去滓，入芒硝，再煎，分二服。欲产，先煎下，以备缓急。《金匮》以此治肠痈，但分两少异。

芎藭汤(方见眩晕门)

川芎　当归

吴鞠堂曰：产妇阵痛剧烈，血下过多，或多产妇人，气血虚者，往往致晕。非大用人参或枣仁、枸杞，大补以回元气，顷刻告毙。古人每谓痰饮瘀晕，余未之见，或者病有年代之不同耳。

第五论曰：产后口干痞闷者何？答曰：产后荣卫大虚，血气未定，面食太早，胃不能消化。面毒结聚于胃脘，上熏胸中，是以口干燥，心下痞闷。医者不识，认为胸膈壅滞，以药下之，万不得一。但服见晛丸。

见晛丸

姜黄　三棱炮　蓬术炮　荜澄茄　陈皮　人参　良姜各一两

上为末，以萝卜慢火煮烂，研细，将汁煮面，糊丸梧子大，萝卜汤下三十丸。

评曰：产后口干痞闷，未必止因食面，或产母内积烦忧，外伤燥热，饮食甘辛，致使口干痞闷。当随其所因调之，可也。烦心，宜四物汤，去地黄，加人参、乌梅煎服。若外伤燥热，看属何经，当随经为治，难以备举。如饮食所伤，见晛丸却效。四物汤方，见下第六论。

第六论曰：产后乍寒乍热者何？答曰：阴阳不和，败血不散，能令乍寒乍热。产后气血虚损，阴阳不和，阴胜则乍寒，阳胜则乍热。阴阳相乘，则或寒或热。若因产劳，脏腑血弱，不得宣越，故令败血不散，入于肺则热，入于脾则寒。若医人误作疟治，则谬甚矣。阴阳不和，宜增损四物汤；败血[①]不散，宜夺命丹。又问：二者何以别之？答曰：时有刺痛者败血，但寒热，无他证者，阴阳不和，增损四物汤，皆随病加减。

增损四物汤

当归　人参　芍药　川芎　炮姜各一两　炙草四钱

上为散，每服四钱，姜三片，煎六分。服无时。

评曰：乍寒乍热，荣卫不和，难以轻议。若其血败不散，岂止入脾、肺二

---

① 吴瑞甫旁注：此症若舌紫，多病温热，当于温病中求之。

脏耶？大抵一阴闭，一阳闭，即作寒热。阴胜故寒，阳胜故热，只可云败血循经流入，闭诸阴则寒，闭诸阳则热，血气与卫气解则休，遇再会而复作。宜大调经散、五积散，入醋煎。

大调经散

治产后血虚，恶露未消，气为败浊凝滞，荣卫不调，阴阳相乘，憎寒发热。或自汗，或肿满，皆气血未平之故也。

大豆一两半，去皮　茯神一两　真琥珀一钱

为末，每服四钱，浓煎乌豆紫苏汤调下。

五积散(刻本，方见伤寒太阴门)

苍术　桔梗　陈皮　白芷　炙草　当归　川芎　白芍　茯苓

半夏　枳壳　肉桂　厚朴　麻黄春夏少用，秋冬多用

干姜秋冬多用

上㕮咀，加醋少许，煎服。

吴黼堂曰：五积散，药品错杂，全无方法，断不可用。此等症，仲景所用小柴胡汤。血虚类疟者，当归补血汤，均效。

第七论曰：产后四肢浮肿者何？答曰：产后败血乘虚，停积于五脏，循经流入四肢。留淫日深，却还不得，腐坏如水，故令[①]四肢面目浮肿。医人不识，便作水气治之。凡治水气，多用导水药，极能虚人。夫产后既虚，又以药虚之，是谓重虚，往往多致夭枉。但服调经散，血行肿消，即愈。

调经散

没药别研　琥珀别研　肉桂　赤芍　当归各一钱　细辛

麝香各五分，研

上为末，每取五分，生姜汁、温酒各少许，调服。

评曰：产后浮肿多端，自有怀孕肿至产后不退者，亦有产后失于将理，外感风寒暑湿，内作喜怒忧惊。血与气搏，留滞经络，气分血分，不可不辨，要当随所因脉证治之，宜得其情。调经散，治血分固效，但力浅难凭，不若吴茱萸汤、枳术汤、夺魂散、大调经散，皆要药也。

吴黼堂曰：此症若再喘促，则危在顷刻。

---

① 令：原作“冷”。

加减吴茱萸汤

治妇人脏气本虚，宿挟风冷，胸膈满痛，腹胁绞刺，呕吐恶心，饮食减少，身面浮肿，恶寒战栗。或泄利不止，少气羸困，生产脏气暴虚，邪冷内胜，宿疾转甚。

吴茱萸泡浸，一两五钱　桔梗　炮姜　炙草　麦冬去心　防风　细辛　当归酒炒　半夏制　茯苓　丹皮　肉桂各五钱

上㕮咀，每服四钱，煎七分，服。

枳术汤

治心下坚大如盘，边如旋杯，水饮所作，名曰气分。

枳实一两半，麸炒　白术三两

上㕮咀，每服四钱，煎七分服。腹中软即散。

夺魂散

治妇产后浮肿、喘促，利小便，即愈。

生姜汁三两，取汁　白面各三两　半夏七个，制

上为散，以生姜汁搜面，裹半夏为饼，炙熟为末，滚水调下一钱。小便利为效。

大调经散

最治产后肿满，喘急烦渴，小便不利。（方见第六论下）

第八论曰：产后乍见鬼神者何？答曰：心主身之血脉，因虚耗伤血脉则心气虚败，血停积，上干于心。心不受触，遂致心中烦躁，卧起不安，乍见鬼神，言语颠倒。医人不识，呼为血邪，如此治之，必不得愈。但服调经散，每服入龙脑一捻，得睡则安。（方见第七论）

第九论曰：产后不语者何？答曰：人心有七孔三毛，产后虚弱，多致停积败血，闭于心窍，神志不能明了。心气通于舌，心气闭塞，舌亦强矣，故令不语。如此，但服七珍散。

吴鞠堂曰：七孔三毛乃无根之说。近代科学发明，断难行用，不得再引为口头禅，致为有识者所笑也。

七珍散

人参　生地　石菖蒲　川芎各一两　细辛一钱　防风
朱砂各五钱，别研

为末，每服一钱，薄荷汤调下。

又方

川芎　生地　当归　白芍　丹参　石菖蒲　熟大黄

第十论曰：产后腹痛又泻痢者何？答曰：产后肠胃虚弱，寒邪易侵，若未满月，饮冷当风，乘虚而入，留于肓膜，散于腹胁，致腹痛作阵，或如锥刀所刺。流入大肠，水谷不化，洞泻肠鸣，或下赤白，胠胁胀，或走痛不定，急服调中汤，立愈。若医者以为积滞取之，则祸不旋踵。谨之谨之。

调中汤

良姜　当归　肉桂　白芍　附子炮
川芎各一两　炙草五钱

㕮咀，每服三钱。

评曰：产后下痢，非止一证，当随所因而调之。既云饮冷当风，何所不至？寒湿风热，本属外因。喜怒忧思，还从自性，况劳逸饥饱，皆能致病。若其洞泄，可服调中。赤白带下，非此能愈，各随类别。有正方，今录桃胶散、白头翁汤以备用，余从滞下门选用之。

沉香桃胶散

治产后利下赤白，里急后重，疞刺疼痛等证。

桃胶瓦上焙干　沉香　蒲黄隔纸炒

上各等分为末，每服二钱，陈米饮调下。

白头翁汤

治产后下利虚极。

白头翁　甘草炙　阿胶各二两　黄连　柏皮　秦皮各三两

每服四钱，煎七分，空心服。

吴鞠堂曰：论极爽朗，方亦古人遗范。

第十一论曰：产后遍身疼痛者何？答曰：产后百节开张，血脉流走，遇气弱，则经络分肉之间，血多留滞。累月不散，则骨节不利，经脉急引，故腰背不得转侧，手脚不能动摇，身热头痛也。若医以为伤寒治之，则汗出而筋脉动摇，手足厥冷，变生他病。但服趂[①]痛散以默除之。

趁痛散

牛膝酒浸　炙草　薤白各一分

当归　肉桂　白术　黄芪　独活　生姜各五钱

为散，每服五钱，分二次，煎服。

评曰：趁痛散，不特治产后气弱血滞，兼能治太阳经感风头痛，腰背疼，自汗发热。若其感寒伤食，忧惊恐怒，皆致身疼发热头痛。况有蓐劳，诸证尤甚，趁痛散皆不能疗，五积散入醋煎用，却不妨。

第十二论曰：产后大便闭塞何？[②] 答曰：产妇水血俱下，肠胃虚竭，津液不足，是以大便秘涩不通也。若过五六七日，腹中胀闷，此有燥屎在脏腑，以其干涩未能出耳！宜服麻仁丸以滋润之。若误以为有热而投寒凉药，则阳消阴长，变病百出，性命危矣。

麻仁丸

麻仁研　枳壳麸炒　人参　大黄等分

上为末，炼蜜丸梧子大，酒下二十丸。未通，加丸再服。

评曰：产后不得利，利者百无一生。去血过多，脏燥，大便秘涩。涩则固当滑之，大黄似难轻用，惟葱涎调腊茶为丸，复以葱茶下之，必通。

阿胶枳壳丸

治产后虚羸，大便秘塞。

阿胶　枳壳等分，面炒

上为末，蜜丸梧子大，另研滑石为衣，温下二十丸。半日未通，再服。

吴鞠堂曰：大剂，苁蓉三两，煎汤服之，万举万当。此缪仲醇[③]之法也。

第十三论曰：产后血崩者何？答曰：产卧伤耗，经脉未得平复，而劳役损动，致血暴崩，淋沥不止。或因盐酸不节，伤蠹荣卫，气衰血弱，亦变崩中。

---

① 趂：同“趁”。

② 吴瑞甫旁注：产后大便不利，为《金匮》三大症之一。因出血过多，肠液枯槁，遂致便难。阅吴鞠通《解产难》一书，自有分晓。本书所附各方，犹嫌手段太小。

③ 缪仲醇（1546—1546）：名希雍，字仲醇，明代名医。

若小腹满痛，肝经已坏，为难治，急服固经丸以止之。

固经丸

艾叶　赤石脂煅　补骨脂炒　木贼各五钱　附子一枚，炮，去皮脐

上为末，陈米饮和丸梧子大，温酒、米汤下二十丸。

评曰：血崩不是轻病，况产后有此，是谓重伤，恐不止咸酸不节而能致之。多因忧惊恐怒，脏气不平，或产后服断血药太早，致恶血不消，郁满作坚，亦成崩中。固经丸似难责效，不若大料煮芎归加芍药汤，候定续次随证，合诸药治之为得。

芎归加芍药汤（刻本，方见眩晕门，加芍药等分）

川芎　当归　白芍

吴黼堂曰：此症重者，必先止血。西洋医用了葛，即麦角，为特效药。我国治法，亦须先用补剂，再审其或火或瘀而施治。病在产后，究竟虚者为多，归芎散动，益崩其崩，不足法也。

第十四论曰：产后腹胀闷、呕吐不定者何？答曰：败血散于脾胃，脾受之，不能运化精微而成腹胀；胃受之，则不能受纳水谷而生吐逆。医者不识，以寻常治胀止吐药疗之，病与药不相干，更伤动正气，疾愈难治。但宜用抵圣汤。

抵圣汤

赤芍　半夏制　泽兰　人参　陈皮各三钱　炙草一钱

上加生姜五钱，煎服，分三次熬饮。

吴黼堂曰：败血在子宫，如何散到脾胃去？读之，真令人喷饭！

第十五论曰：产后口鼻黑气起及鼻衄者何？答曰：阳明者，脉经之海起于鼻，交頞中，还出挟口，交人中，左之右，右之左。产后血气消散，荣卫不理，散乱入于诸经，却还不得，故令口鼻黑起及变鼻衄。此缘产后虚热，变生此症。其疾不可治，名曰胃绝肺败。此证不可治，不出方。

第十六论曰：产后喉中气急喘者何[1]？答曰：荣者，血也；卫者，气也。荣行脉中，卫行脉外，相随上下，谓之荣卫。因产所下过多，荣血暴竭，卫气无

---

① 吴瑞甫旁注：产后气喘，危在顷刻，属虚者多。因水肿而喘急者，尤危。审其非因瘀血者，大剂黄芪糯米汤煎服必效，黄芪（四两）、糯米（四钱），水煎。

主，独聚肺中，故令喘也。此名孤阳绝阴，为难治。若恶露不行，败血停凝，上熏于肺，亦令喘急。但服夺命丹，血去，喘息自定。（方见第二论）

评曰：产后喘急固可畏，若是败血上熏于肺，犹可责效夺命丹。若感风寒，或因忧怒饮食咸冷等，夺命丹未可均济，况孤阳绝阴乎，宜旋覆花汤。若荣血暴绝，宜大料芎藭汤，亦自可救。性理郁发，宜小调经散，用桑白皮、杏仁煎汤调下。伤食，宜见晛丸、五积散。

芎藭汤（方见眩晕门）

大调经散（方见第七论）

五积散（方见伤寒太阴经）

见晛丸（方见第五论）

旋覆花汤

治产后伤感风寒暑湿，咳嗽喘满，痰涎壅塞，坐卧不安。

旋覆花　赤芍　半曲　前胡　麻黄去节　荆芥　五味　炙草

茯苓　杏仁各等分

每服四钱，姜五片，枣一枚，煎七分。食前。

第十七论曰：产后中风[①]者何？答曰：产后五七日内，强力下床，或一月之内，伤于房室。或怀忧发怒，扰荡冲和。或因灸艾，伤动脏腑。得病之初，眼涩口噤，肌内瞤搐，渐至腰脊筋急强直者，不可治也。乃人之所作，非偶尔中风所得也。

评曰：问产后中风，风是外邪血虚，则或有中之者，则答以人作不可治。问答不相领解，如何开示后人，立论之难，有如此者。若是中风，当以脉辨，看在何脏，依经调之。强力下床，月内房室，忧怒着灸，非中风类。蓐劳、性气、火邪，治各有法，非产后病，不暇繁引，学者识之。

第十八论曰：产后心痛者何？答曰：心者，血之主。人有宿伏寒气，因产大虚，寒搏于血，血凝不得消散，其气遂上，冲击于心之络脉。寒甚，传于心之正经，故心痛。以大岩蜜汤治之，寒去，则血脉温而经络通，心痛自止。若误以为所伤治之，则虚极寒益甚矣。心络寒甚，传于心之正经，则变为真心痛，旦发夕死，夕发旦死。药不可轻用如此。

---

① 吴瑞甫旁注：此名痉症，润汗熄风，多有愈者。

大岩蜜汤

熟地　当归　独活　吴茱萸泡　炮姜　白芍　肉桂　炙草　远志姜汁炒，各一两　细辛五钱

评曰：产后心痛，虽非产蓐常病，容或有之，未必是血痛。设是血痛，岩蜜汤岂可用熟地[①]？熟地泥血，安能去痛？此方本出《千金》，生地、吴茱萸一升，合准五两，干姜三两，细辛治陈寒在下焦。方本一两，却减作半两，制奇制偶，量病深浅，自有品数，不可妄意加减。然以岩蜜汤治血痛，不若失笑散，用之更效。

失笑散

治心腹痛欲死，百药不效，服此顿愈。

五灵脂　蒲黄炒

上各等分，为末，醋调二钱，熬膏入水，煎七分服。

吴黼堂曰：此症用仲景当归建中汤，最合最稳。

第十九论曰：产后热闷气上，转为脚气者何？答曰：产卧血虚生热，复因春夏取凉过多，地之蒸湿，因足履之，所以着而为脚气。其状热闷掣疭，惊悸心烦，呕吐气上，皆其候也。可服小续命汤二三剂，必愈。若医者误以逐败血药攻之，则血去而疾益增剧。

小续命汤(方见中风门)

麻黄　防风　人参　黄芩　肉桂　炙草　白芍　川芎　杏仁　附子　防己

加姜、枣煎服。

评曰：脚气固是常病，未闻产后能转为者。往往读《千金》，见有产妇多此疾之语，便出是证，文辞害意，概可见矣。是热闷气上，如何令服此汤。此方本是主少阳经中风，非均治诸经脚气，须要依脚气方论阴阳经络调之。此涉专门，未易轻论，既非产后要病，更不繁引。

第二十论曰：产后汗出多而变痓者何？答曰：产后血虚，肉理不密，故多汗。因遇风邪搏之，则变痓矣。痓者，噤口不开，背强而直，如发痫状，摇头马鸣，身反折，须臾十数发。气息如绝，宜速斡口灌小续命汤。稍缓即汗出，

① 吴瑞甫旁注：肝肾阴亏者用熟地，润血则痛止。读魏柳洲《名医类案》自能知之。

如两手拭不及者，不可治。

评曰：产后汗出多变痓，亦令服续命汤，此又难信。汗既多，如何更服麻黄、官桂、防己，转不若大豆紫汤为佳，《太医局方》大圣散亦良药也。

大豆紫汤（方见眩晕门）

独活半两　大豆半升　酒三升

上先以独活酒浸一二沸，另炒大豆极焦，烟出，急投酒中，密封，候冷去豆。每服一二合，得少汗则愈。日数服。

吴鞠堂曰：产后痓，乃血虚而风阳动也。此即汗多郁冒之变症，补心、养血、宁肝，每可获愈。读吴鞠通《解产难》自知。

第二十一论曰：产后所下过多，虚极生风者何？答曰：妇人以荣血为主，因虚而血下太多，气无所主，唇青肉冷，汗出目瞑，神昏，命在须臾，此但虚极生风也。如此，则急用济危上丹。若以风药治之，则误矣。

济危上丹

乳香　玄精石　五灵脂　硫黄　陈皮　桑寄生　阿胶

卷柏生用，等分

上将上四味，同研匀石器内，微火炒，勿令黑。再研极细，复入余药为末，用生地汁和丸梧子大，酒下二十丸，或当归酒下。

评曰：所下过多，伤损虚极，少气唇青，肉冷汗出，神昏。此皆虚脱症，何以谓之生风？风是外淫，必因感冒中伤经络，然后发动脏腑，岂能自生风也？虚之说，盖因《脉经》云浮为风为虚。此乃两病合说，在人迎则风，在气口则为虚也。后学无识，便谓风虚是一病，谬滥之甚，学者当知。

上《保庆集》二十一论，人用既多，因评其说，仍将得效方附行。外有产科诸证，并叙于后。

吴鞠堂曰：《宝庆集》流传于世久矣，方论二十一条，诸多谬误。陈无择为之评正，良为青出于蓝。鞠堂不揣固陋，更以科学发明之新理，与生平阅历所得者，重加校正，似更碻[1]凿。愿与世之医家共讨论之。

---

① 碻：同"确"。

卷十八

蓐劳证治

妇人产理不顺，因疲极筋力，忧劳心虑，致虚羸喘乏，寒热如疟，头疼自汗，肢体倦怠，咳嗽痰逆，腹中刺痛，名曰蓐劳。

石子汤

治蓐劳。

猪肾一对，去脂膜，四破　香豉　当归　白芍　粳米　葱白各二两

上剉散，分两剂，用水三升，煮一小碗，去渣。分三服。

吴黼堂曰：产后褥热，由子宫破裂，细菌增殖而起。此症中西法均可治效，因其细菌无大作用故也。惟治疗不善，乃成蓐劳耳。

阴脱证治

妇人趣产劳力，努嗌太过，致阴下脱，若脱肛状及阴下挺出。逼迫肿痛，举重房劳，皆能发作。清水续出，小便淋露。

硫黄散

治产后遇劳阴脱。

硫黄　乌贼骨各五钱　五味子一分

为末，掺患处。

当归散

治阴下脱。

当归　黄芩各二两　白芍药一两一分　猬皮烧存性，五钱

牡蛎煅，研，二两半

上为末，每服二钱，酒、米汤任下。忌登高举重。

熨　法

蛇床子，炒热，布裹熨患处，亦治产后阴痛。

桃仁膏

治产后阴痛肿妨[1]闷。
桃仁去皮尖　枯矾　五倍子等分
以下二味为末，研桃仁膏，拌匀敷之。

硫黄汤

治产劳，玉门开而不闭。
硫黄四两　吴茱萸　菟丝子　蛇床子各一两半
上㕮散，每服四钱，煎数沸，滤去渣，洗玉门。日再洗。
吴鞠堂曰：外治法佳，当归散亦妙。

下乳治法

产妇有二种乳脉不行，有气血盛而壅闭不行者，有血虚气弱，涩而不行者。虚当补之，盛当疏之。盛者，当用通草、漏芦、土瓜根辈；虚者，当用钟乳、猪蹄、鲫鱼之属。概可见矣。

漏芦散

治乳妇气脉壅塞，乳汁不行，及经络凝滞，乳内胀痛，留蓄邪毒，或作痈肿。此药服之，自然内消，乳汁通行。
漏芦二两半　蛇蜕十条，炙　瓜蒌十枚，急火煅，存性　橘叶
上为末，温酒调下二钱，无时。仍吃热羹汤助之。

钟乳散

治乳妇气少血衰，脉涩不行，乳汁绝少。
钟乳石煅，研粉
浓煎漏芦汤，调下二钱。

---

① 妨：通“烦”。

母猪蹄汤

治如前。
猪蹄一只,治如食法　通草四两

青桑膏

治乳硬作痛。
嫩桑叶生采,研细
米饮调,摊纸花,贴患处。《千金》云:凡患乳痈,四十以上可治,五十以上不可治。治则死,不治,自得终其天年。
吴黼堂曰:产妇之血虚者,乳汁恒少,气血盛而不行,似无此理。又曰,乳子患痈者甚多,得验方均可立愈,所谓五十以上不可治,此误也。西人于此症用剖割,能如我国立法之精否?又曰,乳痈痛甚,蒲公英绞生汁服,出汗即消。

恶露证治

产后儿枕不散,及血瘕坚聚,按之攫手。日晡增剧,疼痛淋露不快,上攻心胸,困顿狼狈。宜服黑龙丹、当归汤、夺命丹治之。

黑龙丹

治产后一切血疾垂死者。但灌此药,无有不效,神验不可言。
当归　五灵脂　良姜　生地　川芎各一两
上并细剉,入沙合纳赤石脂,泥缝,纸筋盐泥固济封合,以炭火十斤,煅通红。去火候冷,开合子,看成黑糟,乃取出细研,入后药。
百草霜五两　硫黄　乳香各钱半　花乳石　琥珀各一钱
上共为末,米醋和丸如弹子大。每服一丸,炭火烧红,生姜自然汁与无灰酒各一合,小便半盏,研开顿服,立效。
吴黼堂曰:血液、卵膜片、胎盘片、残留子宫,皆恶露也。停滞于阴部损伤处,亦能化脓腐臭,用行瘀诸方推出,每可获愈。腹硬痛者,余每以炒黑山楂二两,和砂糖煎服,立效。

当归汤

治产后败血不散，儿枕硬痛，或发或止，及新产乘虚，风寒内搏，恶露不快，脐痛坚胀。

当归微炒　鬼箭取羽　红花各一两

上为末，每服三钱，以水酒煎调下。煎至七分，连滓服。

夺命丹(方见前第三论)

虚烦证治

产蓐最难调理，所以忌问男女，及不许见秽污者，皆古人预防其妄念也。每见妇人以得男则喜，得女则忧，忧喜太早，致心虚烦闷，多自此始。盖去血过多，血虚则阴虚，阴虚生内热，内热则虚烦。其证心胸烦满，吸吸[1]短气，头痛闷乱，骨节疼痛，晡时辄甚，与大病后虚烦相类。

吴鞠堂曰：产后虚烦，血亏有火也。此症中医为长，三因方论俱佳，足以为法。

人参当归汤

治产后烦闷不安。

人参　当归　麦冬去心　生地　肉桂各一两　白芍二两

上㕮散，每服四钱，水二盏，将粳米一合，淡竹叶十片，煎至一盏。去米竹，入药并枣三枚，再煎七分。地黄宜用生干者，虚甚则用熟。

蒲黄散

治产后虚烦，必效。

蒲黄纸上炒

每服一钱，东流水调下。无时。

① 吸吸：呼吸急促貌。

虚渴证治

产后去血过多,津液不回,肾气虚弱,多使人烦渴,引饮无度,虽非三消,其证颇同。治之,当养血通气,回津补肾,方效。

熟地黄汤

治产后虚渴不止,少气脚弱,眼昏目眩,饮食无味。

熟地一两　人参三两　麦冬二两　花粉四两　甘草五钱

上㕮咀,每服四钱,水二盏,元米一撮,姜三片,枣三枚,煎七分,去滓服。

吴鞠堂曰:虚渴一症,方论皆细切。倘全书各门尽如此,则纯粹以精矣。

淋闭证治

治诸产前后淋闭,其法不同,产前当安胎,产后当去血,如其冷热膏石气淋等证,为治则一,但量其虚实而用之。瞿麦、蒲黄,最为产后要药,唯当寻其所因,则不失机要矣。

茅根散

治产后诸淋,无问冷热、膏石、结气,悉主之。

白茅根八两　瞿麦　茯苓各四两　蒲黄　桃胶　滑石

炙草各一两　子贝十个,烧　冬葵子　人参各二两　石首

鱼脑骨二十个,煅,研

上为剉散,每服四钱,加姜三片,灯芯二十茎,煎七分。亦可为末,煎木通汤调下。如气壅闭未通,陈皮汤调下二钱。

产后杂病证治

当归养血丸

治产后恶血不散,发渴疼痛,及恶露不决,脐腹坚胀,兼室女经候不匀,赤白带下,心腹腰脚疼痛。

当归　肉桂一两　赤芍　丹皮　延胡索各二两,炒

上为末，蜜丸梧子大，温酒、米饮下三丸五丸。痛甚，细嚼咽下。

四神散

治产后留血不消，积聚作块，急切疼痛，犹如遁尸，心腹绞痛，下利。
当归　炮姜　赤芍一用白芍　川芎
上各等分，为末，温酒调下。

丁香散

治产后咳逆。
石莲肉去心炒，十粒　丁香十只
为末，水煎服。

当归黄芪汤

治产后腰脚疼痛，不可转侧，壮热自汗，身强气短。
黄芪　芍药各二两　当归三两
上为散，每服四钱，加姜五片，煎服。

竹叶汤

治产后伤风发热，面正赤，喘而头痛。
干葛三分　防风　桔梗　桂心　人参　炙草各一分　附子五钱
上为末，每服四钱，加姜五片，枣三枚，竹叶十片。呕者，加半夏。

神授散

治妇人产后一切疾病，不问大小，以至危笃者。
丹皮　白芍　桂心　陈皮　青皮各五钱　当归　百合水浸　川芎
炙草　炮姜各一两　人参　神曲　麦芽各三钱，炒　红花一钱半
上为末，服二钱，加姜枣，煎七分。孕妇勿服。

调补法

产后气血既衰，五脏俱损，唯得将补，不可转利。若恶血未尽，亦不可便服补药，须候七日外，脐下块散，方可投之。若痛甚切者，或崩伤泄利，虚羸喘乏，别生他疾，带起宿患，宜寻阅诸方，审详调理，不可拘以日数也。如黑

神散，却不妨。

黑神散

治产后诸疾。

当归　白芍　炙草　炮姜　肉桂　熟地　黑豆炒，去皮　蒲黄

上各等分为末，或温酒，或童便，任意调下，忌如常。一法：去蒲黄，加附子。

四顺理中丸

治新产血气俱伤，五脏暴虚，肢体羸乏，少气多汗。才产直至百日，每日常服，壮气补虚，调养脏气，蠲除余疾，消谷嗜食，兼治产后脏虚，呕吐不止。

人参　白术　炮姜　炙草

上等分为末，蜜和丸梧子大，米汤下三十丸。

当归建中汤

治产后劳伤，虚劳不足，腹中疞痛，吸吸少气，小腹拘急，痛连腰背。时自汗出，不思饮食。产讫直至满月，每日三服，令人强健。

当归四两　桂心二两　白芍六两　炙草二钱

上㕮散，每服四钱，姜三片，枣二枚，煎七分，去滓。入饴糖一块，溶化服。崩伤内衄，加阿胶、生地。

济阴丹

治产后百病。百日内常服，除宿血，养新血。

木香　茯苓　京墨　桃仁　秦艽　炙草　人参　桔梗　石斛

蚕布烧　藁本各二两　归身　桂心　炮姜　细辛　丹皮　川芎

川椒　山药各三两　泽兰　熟地　香附各四两　苍术

糯米炒，一升

上为末，蜜丸，每两作六丸。每一丸，食前细嚼，温酒、醋汤任下。

人参养血丸

治产后出月，羸瘦不复常。

人参　赤芍　川芎　菖蒲各一两　当归二两　熟地五两　乌梅肉二两

上为末，蜜和丸桐子大，温酒下五十丸。

羊肉汤

治产后腹中疼痛，虚劳不足，里急胁痛，并治寒疝。

羊肉精者，四两　当归三钱　生姜一两　橘皮五钱

上㕮散，水三碗，酒一茶杯，煎一碗，去滓，分二服。或少加葱盐，亦佳。

妇人女子众病论证治法

妇人三十六病，末论所述，名品不同，或云七症、八瘕、九痛，十二带下，共三十六。虽有名数，不见证状。又论十二症者，是所下之物不同，一如清血，二黑血，三紫汁，四赤肉，五脓痂，六豆汁，七葵羹，八凝血，九清盥，十米泔，十一如月浣，十二经不应期。九痛者，热伤痛，冷涩痛，淋涩痛，小便时痛，经来时痛，胁胀痛，汁出如虫啮痛，胁下分痛，腰胯折痛；七害者，窍孔不利，阴中寒热，小腹急坚，脏内不仁，子户揭[illegible]，洞泄，恶吐；五伤者，两胁肢满，心引胁痛，气结不通，邪风泄利，前后寒痼；三痼者，羸瘦不生肌，断经不乳产，经水闭涩，亦名三十六病。名品虽殊，无非血病，多因经脉失于将理，产蓐不善调护，内伤七情，外感六淫，阴阳劳逸，饮食生冷，遂致荣卫不输，新陈干忤，随经败浊，淋露凝滞，为症为瘕，为流溢秽恶痛害伤痼。犯时微若秋毫，作病重如山岳。古人所谓妇人之病，十倍男子，虽言之太过，亦明戒约之切也。

白垩丹

治妇人三十六病，崩中漏下，身瘦，手足热，恶风怯寒，咳逆烦满，拘急短气，心胁腰背腹与子脏相引痛，溺下五色，心常恐惧，遇恚怒忧劳即发。此皆是内伤所致。

白垩煅　白石脂煅　禹余粮煅，醋淬　牡蛎煅　乌贼骨　龙骨煅

细辛各一两半　当归　芍药　川连　肉桂　茯苓　炮姜　人参

石苇去毛　瞿麦　白芷　附子炮　炙草各一两　白蔹一两

川椒炒，去汗，半两

上为末，蜜和丸梧子大，温酒下三十丸至五十丸。

济阴丹

治妇人久冷无子及屡经堕胎，皆因冲任之脉虚损，胞内宿挟疾病，经水

不时，暴下不止。月内再行，或前或后，或崩中漏下。三十六疾，积聚症瘕，脐下冷痛，小便白浊。以上疾病，皆令孕育不成，以至绝嗣。此药治产后百病，百日内常服，令人除宿血，生新血，并令有孕，生子充实。亦治男子亡血诸疾。

方已见前产后调补法中，此方但多大豆卷一味，分两皆同，故不赘录。

乌鸡煎

治妇人百病。

乌骨鸡一只，用银刀割去肠杂，酥炙　良姜　炮姜　当归　延胡索炒
赤芍　破故纸炒　川椒炒，去汗　刘寄奴　生地　蓬术　陈皮
青皮　川芎各一两　荷叶灰四两　蕲艾二两，糯米饮调作饼

上为末，醋和丸梧子大，每服三五十丸，汤使载后。

月经不通，红花苏末酒下；白带，牡蛎粉调酒下；子宫久冷，白茯苓煎汤下；赤带，建茶清下；崩血豆淋，酒调丝绵灰下；胎不安，蜜和酒下；肠风，陈米饮调百草霜下；心疼，菖蒲煎酒下；漏阻下血，乌梅温酒下；耳聋，蜡点茶汤下；胎死不动，斑蝥酒下；腰脚痛，当归酒下；胞衣不下，芸薹研水下；头痛，薄荷点茶下；血风眼，黑豆甘草汤下；生疮，地黄汤下；身体疼痛，黄芪末调酒下；四肢浮肿，麝香汤下；咳嗽喉痛，杏仁桑皮汤下；腹痛，芍药调酒下。产后痢白者，姜汤下；赤者，甘草汤下；杂者，二宜汤下。常服，温酒、醋汤下，并空心，食前投。

延龄丹

治妇人众病，无所不治。

熟地　川芎　防风　槟榔　芜荑炒　蝉蜕洗　柏子仁别研
马牙硝烧　人参　黄芪　白薇　川椒各五钱　鲤鱼鳞烧
晚蚕砂炒　当归　木香炮　附子炮　石膏煅　泽兰各一两　藁本
厚朴制　炙草　炮姜各半两　红花炒　吴茱萸各一分

上为末，蜜丸弹子大，每服一丸，汤使录后。

血瘕块痛，绵灰酒下；催生，温酒细嚼下；血劳血虚，桔梗酒下；血崩，棕榈灰酒下；血气痛，炒白姜酒下；血风，荆芥酒下。血晕闷绝，胎死腹中，胞衣不下，并用生地黄汁、童便、酒各一盏，煎数沸调下。常服，醋汤、温酒化下，并空心食前服。

交感地黄煎丸

治妇人产前产后眼见黑花，或即发狂，如见鬼状，胞衣不下，失音不语，心腹胀满，水谷不化，口干烦渴，寒热往来，口内生疮，咽中肿痛，心虚怔悸，夜不得眠，产后中风，角弓反张，面赤，牙关紧急，崩中下血，如豚肝状。脐腹痛疠，血多血少，结为症瘕。恍惚昏迷，四肢肿满，胎前不安，产后血刺痛者。

生地二斤，绞汁留滓　延胡索糯米炒赤，去米，一两

生姜二斤，绞汁，以拌地黄滓，地黄汁拌炒姜滓，各至干为末

当归一两　蒲黄四两，炒香　琥珀一两，别研

上为末，蜜丸如弹子大，当归酒化下一丸。食前服。

皱血丸

调补冲任，温暖血海，治胞络损伤，宿瘀干血不散。受胎不牢，多致损堕。常服，去风冷，益血气。

当归　牛膝酒浸　延胡索炒　芍药　茴香　蒲黄纸炒　香附去毛

蓬术煨　菊花　熟地　肉桂各二两　乌豆一升，醋煮，为末

上为末，再以醋二碗，煮豆末至一碗，留后作和为丸，如梧子大。酒饮任下五十丸。

人参养血丸

治女人禀受怯弱，血气虚损。常服补冲任，调血脉，宣壅破积，退邪热，除寒痹，缓中下坚胀，安神润颜色，通气散闷，兼治妇人怀孕，腹中绞痛，口干不食，崩伤眩晕，及产后羸瘦，不复常者。

人参　赤芍　川芎　菖蒲各一两，炒　当归二两　熟地五两

乌梅三两

上为末，蜜丸桐子大，每服用温酒下五十丸至百丸，温酒、米饮汤任下。

四物汤

调益荣卫，滋养气血，治冲任虚损，月水不调，及脐腹疠痛，崩中漏下，血瘕块硬，发歇疼痛。妊娠宿冷，将理失宜，胎动不安，血下不止，及产后乘虚，风寒内搏，恶露不下，结生瘕聚，小腹坚痛，时作寒热，并治藏气虚冷，崩中去血。忌食葱、萝卜。

熟地　当归酒浸，洗　川芎　白芍等分，每服四钱

温经汤

治冲任虚损，月候不匀，或来多不断，或过期不行，或崩中不止，及治曾经堕损，瘀血停留，妊娠小腹中痛，发热下利，手心烦热，唇口干燥，并小腹有寒，久不受胎。

半夏制　当归酒浸，一宿　川芎　人参　白芍　丹皮　肉桂
阿胶蛤粉，炒　炙草各二两　吴茱萸三两，洗　麦冬去心，五两
为散，每服三钱，姜五片，煎八分，去滓热服。

牡丹散

治血虚劳倦，五心烦热，肢体疼痛，头目昏重，心忪颊赤，口干咽燥，发热盗汗，减食嗜卧，及血热相搏，月水不利，脐腹胀满作痛，寒热如疟。又治室女血弱阴虚，荣卫不和，痰嗽潮热，肌体羸瘦，渐成骨蒸。

丹皮　芍药　肉桂　甘草半生用，半盐水炒　没药别研　玄胡索
红花　归身　乌药各一两　陈皮　苏木　鬼箭羽　蓬术炒，各一分
干漆二钱，炒
上为末，每服二钱，滚水调下。忌生冷。

伏龙肝散

治气血劳伤，冲任脉虚，经血非时，忽然崩下，或如豆汁，或成血片，或五色相杂，或赤白相兼。脐腹冷痛，经久不止，令人黄瘦，口干，饮食减少，四肢无力，虚烦惊悸，使人无子。

伏龙肝　赤石脂煅，醋淬　牡蛎煅，研末　乌贼骨煅，研
禹余粮煅，醋淬　肉桂等分
上为末，空心调下二钱，酒饮任服。白多，加牡蛎、乌贼骨。如赤多，加石脂、禹余；黄多，加伏龙肝、肉桂。随病加之。

艾叶丸

治崩伤淋沥，小腹常满。常服，补营卫，固经脉。

食茱萸汤洗　当归各七钱半　熟地　白芍各一两半　石菖蒲炒
川芎　人参各一两　熟艾四两，糯米饮调作饼贴
上为末，酒煮糊丸梧子大，酒饮任下五十丸。

滋血汤

治妇人血风虚热，经候失常，经水不通，四肢麻木，浑身疼痛倦怠，将成劳瘵。

马鞭草取穗，四两　肉桂　枳壳麸炒　荆芥穗四两　赤芍　川芎各二两　丹皮一两

上剉散，每服四钱，加乌梅一枚，煎服。

抵当汤

治妇人经水不利。

水蛭炒　虻虫去翅足，炒，各三十个　桃仁三十七粒，去皮尖，炒　大黄制熟，三钱

上为粗末，每服四钱，煎七分。血未利，更作。又治男子膀胱有瘀血痛。

万病丸

治室女月经不通，脐下坚急，大如杯升。寒热往来，下痢羸瘦，此为血症。若生肉症，不可治也。血瘕亦作气瘕，即是石瘕证也。

干漆作细炒，令烟火出，烟尽头青白，一时久　牛膝酒浸一宿，各一两六钱　生地五两，取汁

上以地黄汁，入下二味为末中，慢火熬。俟可丸，即丸如桐子大，空心米饮或温酒下二丸。日再，勿妄加，病去止药。妇人气血虚，经不行，若服破血行经药，是杀之也。谨之。

矾石兑丸

治妇人经水闭不利，脏坚癖不止，中有干血，下白物。

矾石三分，烧　杏仁一分，去皮尖，炒

上各细研，杏仁纳入枯矾，加少蜜，丸如枣大，绵裹，纳阴中。未知，再作。

三棱煎

治妇人血症血瘕，食积痰滞。

三棱　蓬术各四两　青皮　半夏制　麦芽各三两，炒

上用好醋六升，煮干，焙为末，醋和丸梧子大，醋汤下三四十丸。痰积，

姜汤下。

乌金散

治妇人血气、血症、血风，劳心烦躁，筋骨疼痛，四肢困瘦。

黑豆十两　没药　当归各五钱，焙干为末

上先将黑豆不犯水净拭，用沙瓶一只，入豆在内，以瓦片盖，盐泥固济，留嘴通气。炭火二斤，煅令烟尽存性，以盐泥塞瓶嘴，退火。次日取出豆，如鸦翼，研细，方入后末，研匀。不以时，温酒调下二钱。重者不过三五服。忌鲤鱼、毒肉、水母之类。

乌喙丸

治肠覃病，因寒气客于肠外，与胃气相搏。正气不荣，系瘕内着恶气乃起。其生也，始如鸡卵，久久乃成，状如怀胎，按之坚，推之即移，月事时下，故肠覃。亦如乳饮疾，大小便不利，并食有伏虫，胪胀、痈疽、毒肿、久寒、邪热。

乌喙炮，去皮尖，一钱　桂心　炮姜各一钱三字　半夏制，四钱

藜芦　苁蓉酒浸，各一钱　石膏煅　巴豆六七粒，另研　牡蒙各一钱

上为末，蜜丸如绿豆大，每服三五丸。食后，酒饮任下。亦治男子疝痛。

木香散

治妇人血结胞门，或为症瘕在腹胁间，心腹胀满肿急，如石水状，俗谓之血蛊。

石茎　归尾　马鞭草各五钱　红花炒　乌梅肉各五钱　三棱炮

苏木节　蓬术炮　没药　琥珀各一分，各另研　炙草一钱

上为末，每服二钱，浓煎苏木酒调下。不饮酒，姜、枣煎服。

大腹皮饮

治妇人血瘿单腹肿。

大腹皮　防己　木通　楼枯　黄芪　厚朴姜汁炒　桑白皮炙

枳壳麸炒　陈皮　大黄制　五味子　青皮

上等分为末，每服一两，水一大碗，煎六分。入酒一分服。

大黄甘遂汤

治妇人小腹满如敦[1]状，小便微难而不渴。产后者，水与血并，结在血室也。

大黄四两，熏　甘遂炮　阿胶炒，各二两

上剉散，每服三钱，煎七分，温服。其血当下。

小柴胡汤

治妇人伤风七八日，续得寒热，发作有时，经水适来。此为热入血室，其血必结，故使如疟状，发作有时。（刻本，方见少阳经伤风伤寒门）

柴胡　半夏　黄芩　丹皮　红花有汗，加桂枝

牡丹丸

治妇人月病，血刺疼痛。

川乌炮黑　丹皮四两　肉桂五两　桃仁五两，去皮尖

上为末，蜜丸桐子大，醋汤下。（刻本，方见疝气门）

小麦汤

治妇人脏躁，喜悲伤欲哭状，若神灵所凭，数伸欠。

小麦一升　甘草三两　大枣十二枚

上为散，每服五钱，空心温服。亦补脾气。

黄芪五物汤

治妇人血痹。（刻本，方见痹门）

黄芪　白芍　肉桂　大枣　生姜

竹茹汤

治妇人汗血、吐血、尿下血。

熟地　竹茹各三两　人参　白芍　桔梗　川芎　归身　甘草炙　肉桂各一两

为散，四钱，无时服。

---

① 敦：古代盛黍稷的器具。

膏发煎

治妇人谷气实，胃气下泄，阴吹而正喧。
发灰　猪油
调匀绵裹，如枣核大，纳阴中。

䘌疮证治

凡妇人少阴脉数而滑者，阴中必生疮，名曰䘌疮。或痛或痒，如虫行状，淋露脓汁，阴蚀几尽。皆由心神烦郁，胃气虚弱，致气血留滞。经云：诸痛疮痒，皆属心火。又云：阳明主肌肉，疮痒皆属心火。治之当补心养胃，外以熏洗坐导药治之，乃可。

茯苓补心汤

治心虚寒病，苦悸恐不乐，心腹痛，难以言状。心寒恍惚，喜悲愁恶怒，衄血面黄，烦闷，五心热渴，独语不觉。咽喉痛，舌本强，冷汗出，善忘恶走，及妇人怀妊恶阻，呕吐眩晕，四肢怠惰，全不纳食。
茯苓　人参　前胡　半夏　川芎各三钱　陈皮　枳壳　紫苏
桔梗　炙草　干葛各五钱　当归一两　白芍二两　熟地半两
上剉散，每服四钱，加姜五片，枣一枚，煎服。（刻本，方见心脏虚热门）

分气补心汤

治心气郁结，怔悸噎闷，四肢浮肿，上气喘急。
大腹皮　茯苓　桔梗　前胡　木通　香附　川芎　白术　青皮
炙草各三两　细辛五钱　枳壳三两　木香各五钱
为末，每服四钱，加姜枣煎服。（此方刻本未录）

狼牙汤

治妇人阴中蚀疮溃烂，脓水淋漓臭秽。
狼牙一味，浓煎汁，以绵缠箸头，大如茧，浸浓汁沥于阴中，日数次。

雄黄兑散

雄黄　青箱子　苦参　黄连各二分　桃仁一分，去皮尖上为末，以生艾捣汁，和丸麦大，绵裹纳下部。扁竹汁更佳。凡蚀于肛者，单烧雄黄熏之。蚀于下部，则咽干苦参汤洗之。（刻本，方见狐惑门）

藿香养胃汤（方见五痿门）

藿香　白术　茯苓　神曲　乌药　砂仁
米仁　半曲　人参各五钱　炙草　荜澄茄各二钱五分
加姜、枣煎服。

小儿论

凡小儿与大人不殊，惟回气、脐风、夜啼、重舌、变蒸、客忤、积热、惊痫、解颅、魃病、疳病、不行数证，大人无之。其如伤风伤寒，斑疮下痢，用药则一，但多少异耳。诸方前已类编，可披而得，故不重引。然养小之书，隋唐间犹未甚该博[1]，吾宋则有《钱氏要方》、《张氏妙选》、《胡王备录》、《幼幼新书》及单行小集，方论证状，动计千百，不胜备矣。今略取保生要方，具述前数证，以防缓急之需。博雅君子，不妨广览。

小儿初生回气法

小儿初生，气欲绝不能啼者，必因难产，或冒寒所致。急取棉絮包裹，抱怀中，未可断脐带，且将胞衣置火炭炉烧之，仍燃火纸捻，蘸油点灯，于脐带上往来烧之。盖脐连儿脐，得火气由脐入腹。更以热醋汤浇脐带，须臾气回，啼哭如常，方可浴洗，了则断脐带。

小儿始生所服药法（《千金·变蒸论》）

小儿初生，急以绵裹指，拭去口中恶血。若不急拭，啼声一出，即入腹成百病矣。亦未须与乳，且先与柏皮、黄连浸汤，取浓汁，调朱砂细末，抹儿口中，打尽腹中旧屎，方可与乳。若儿多睡，听之，勿强与乳，则自然长而少病。

① 该博：亦作“赅博”，学识渊博。

紫霜丸

治小儿变蒸，发热不解，并挟伤寒温热，汗后犹热不歇，及腹中有痰癖，哺乳不进，则吐晛[①]，食痫先寒后热者。

代赭石　赤石脂各一两　巴豆三十粒，去油　杏仁五十粒，去皮尖

上以上二味为末，另研巴豆、杏仁为膏，相和，更杵一二千下。若硬，少加蜜捣之，收于密器中三十日。儿服麻子大一粒，与少乳汁，令下。食顷后，令与少乳，勿令多，至日中，当小下热除。若未全除，明日更与一粒。百日，儿服如小豆一粒，以此为准定增减。夏月多热，喜冷，发疹，二三十日辄一服，佳。紫霜丸无所不治，虽下，不虚。

小儿初生通大小便法[②]

小儿初生，大小便不通，腹胀欲绝者，急令妇人以温水先漱口，乃吸咂儿前后心，并脐、两手足心共七处。每处凡三五次，漱口吸咂，取红赤为度，须臾自通。不尔，则无生意。有此疾，遇此方，可谓再生。

小儿脐风撮口证[③]

小儿初生，一七日内，或患脐风撮口，百无一活。坐视其毙者，皆极可悯。有一法极验，世罕有知者。凡患此，儿齿龈上有小泡子，如粟米状。以温水蘸热帛裹指，轻轻擦破，即口开便安，不必服药。

夜啼四证论

小儿夜啼有四证：一曰寒，二曰热，三曰重舌、口疮，四曰客忤。寒则腹痛而啼，面青口白，有冷气，腹亦冷，曲腰而啼。此寒证也。热则心躁而啼，面赤，小便赤，口中热，腹暖。啼时或有汗，仰身而啼。此热证也。治重舌

---

① 晛：不作呕而吐，亦泛指呕吐。

② 吴瑞甫旁注：小儿初生必将胎粪取去，方免脐风撮口之病。西洋医每用蓖麻油，与我国用泻剂大旨相同。紫霜丸虽峻，而所服只用麻子大，亦良法也。

③ 吴瑞甫旁注：脐风撮口，由不讲求断脐法所致。针小泡子亦有患者，不可不知。

疮，则要乳不得，口到乳上即啼，身额皆微热。急取灯照口，若无疮，舌必肿也。客忤者，见生人，气忤犯而啼也。

吴鞠堂曰：夜啼或因心热，或因腹痛，于《金鉴》诸方采用之。下列诸方，精稳者绝少。

千金变蒸论

小儿初生三十二日，一变再变为一蒸，十变而五小蒸。又三大蒸，积五百七十六日，大小蒸都毕，乃成人。小儿所以变蒸者，是荣其血脉，改其五脏。变者上气，蒸者体热。其轻者，体热而微惊，耳冷、尻冷，上唇头白泡起，如鱼目珠子，微汗出。其重者，体壮热而脉乱，或汗或不汗，不欲饮食，辄吐哯。目白，睛微赤，黑睛微白，变蒸毕，自精明矣。此其证也，单变小微兼蒸小剧。凡蒸，平者五日而衰，远者十日而衰。先期五日，后期五日，为十日之中，热乃除耳。其或连数日不除，切不可妄治及灸刺，但少与紫霜丸微下之，热歇便止。若身热耳热，尻亦热，此乃他病，可作别治。

蒜　丸

治冷证、腹痛、夜啼。

大蒜一颗，慢火煨香熟，取出细切，烂研。或于日中，或于火上焙半干，再研

乳香出油，另研

上共研匀，丸如芥子大。每服七粒，乳汁送下。

灯花散

治热证心躁夜啼。

荆芥穗灯火上烧，连灯花取

研细，用灯芯煎汤，涂口中，以乳汁送下。日三服。

蒲黄散

治小儿重舌。

蒲黄微炒，以纸铺地上，出火气

上研细，掺些小舌下，时时掺之，更以温水蘸热帛裹指，轻轻按掠之。按罢，掺药。

牡蛎散

治小儿口疮。
牡蛎煅红，取出候冷，纸裹埋土中七日，出火气，三钱　炙草一钱七分
上研匀，时时掺口中。或咽，或吐，皆无害。

治客忤夜啼法

用本家厨下火柴头一个，火灭者，以朱书云：吾是天上五雷公，将来作神将，能收夜啼鬼，一缚永不放。急急如律令。其柴头以火烧焦为上。书了勿令儿知，立在床下，倚床前脚里。男左女右。

黄土散

治小儿卒忤客。
灶中黄土　蚯蚓粪
等分研匀，和水，涂儿头上，及五心良。

积热证治

小儿积热者，表里俱热，遍身皆热，颊赤口干，小便赤，大便焦黄。先以四顺清凉饮，利动脏腑，热即去。或既去复热者，内热已解，而表热未解也。当用惺惺散、红绵散加麻黄，微发汗，表热乃去。表热既去，后又发热者，何也？世医到此，尽不能晓，又再用凉药，或再解表，或以为不可治，误致夭伤者甚多。此表里俱虚，气不归元，而阳浮于外，所以再热，非热证也。只用六神散入粳米煎，和其胃气，则收阳气归内，身体便凉。热重者，用银白散。

吴黼堂曰：徒云积热，笼统之谈也。何种内因，何种外因，何种不内外因，皆能发热，仅可分别。如伤寒、伤暑、传染病等，外因也；伤乳食、伤七情等，内因也；变蒸发齿，多身体不安而发热，此不内外因也。本书名三因，独于小儿科辨症缺如，小儿本属哑科，原因尤宜细辨，乃统而言之曰积热，究竟所积何热乎？无题目而作文字，从何细切？至所云阳浮于外，则小儿此症尤绝少。幼科若《金鉴》，若《集成》，若《指南车》，若何西池《妇幼编》、吴鞠通《解儿难》，皆善本也。从未见此种文字，大约当时医学，风尚浑朴，不若今时之阐发明透。此乃时代之异，未可以此刺议于陈无择也。

四顺饮子

治小儿头昏颊赤，口内热，小便赤，大便少。此里热也。

大黄　当归　赤芍　甘草等分

上为末，三岁以上，每服一钱，煎七分，作二服。一法：用芍药，欲利小便，则用赤者。虚热者，加甘草；下利者，减大黄；冒风寒，加麻黄去节。中风证，身体强戴眼者，加独活，并于一两中加减半钱。

惺惺散

桔梗　细辛　人参　炙草　茯苓　花粉　白术等分

上剉散，每服一钱，加薄荷三叶，水煎服。

红绵散

僵蚕　白术炒　天南星切片，油浸二两　苏木节各二两半，别研

天麻一两，生用

上为末，每服一钱，入红绵少许，煎六分，温服。凡小儿风热，头目不清，并宜服之。若伤寒有表证发热者，每服入麻黄，去节末，五分。若里热心躁渴者，入滑石末五分，煎服。

六神散

茯苓　扁豆　人参　白术　山药　炙草等分

上为末，每服一钱，加姜、枣煎五分。此药用处甚多，治胃冷，加附子；治风证，加天麻；治利，加粟壳。

银白散

山药　白术　茯苓各五钱　人参　知母　炙草　扁豆　升麻等分

上为末，每服一钱，加大枣煎服。

急慢惊风证治

小儿发痫，俗云惊风。有阴阳二证，身热面赤，而发搐搦，上视，牙关硬，阳证也。因吐泻，或只吐不泻，日渐困乏，色白脾虚。或冷而发惊，不甚搐搦，微微目上视，手足微动者，阴证也。阳证用凉药，阴证用温药，不可作一

概惊风治之。又有一证，欲发疮疹，先身热惊跳，或发搐搦。此非惊风，当服发散药。

吴黼堂曰：痫与惊风，原属二症，不可浑治。痫为脑炎症，俗名羊癫疯，屡止屡发。由吐泻而变虚寒症者，此谓之慢脾风。原因起于胃肿，末期转为虚弱，将发痉挛性而毙。王勋臣[①]可保立苏汤，最为效药，诸方不及也。至疮疹而身热，惊跳搐搦，与脑膜炎相类，于桑菊饮诸方采用之。

阳痫方[②]

朱砂一分　腻粉　麝香各半分　芦荟　白附子　甘草各二分

僵蚕十条　金箔七片　赤脚蜈蚣一条，炙　胡黄连一钱　蝎梢七个

上为末，二岁以上，服五分，金银薄荷汤调下。三岁以上，服一钱，如口不开，灌入鼻中。

阴痫方

附子生，去皮脐　生南星　半夏各二钱　白附子钱半

上研细，井花水浸七日，每日换水。浸讫，控干，入朱砂二钱，麝香一钱，拌匀。每服一字，薄荷汤下。（量儿加减）一法，用附子生去皮脐，为末，每服二钱，生姜二片，煎半盏，二三服。吐者，入丁香五个同煎，或用水浸，蒸饼丸粟米大，每服二十粒亦可。（余方见癫痫门）

解颅治法

三辛散

治小儿头骨应合而不合，头骨开解，名曰解颅。

细辛　桂心各五钱　干姜七钱半

上为末，以乳汁和敷颅上，干复敷之，面赤即愈。

又　方

蛇蜕炒焦，为末

---

① 王勋臣：王清任（1768—1831），清代医学家，字勋臣，直隶玉田（今属河北）人。

② 吴瑞甫旁注：痫症别有效方，此等方虽峻，不足取效。

上用猪颊车中骨髓，敷顶上，日三四度。曾有人作头巾，裹头遮护之，久而自合。良法也。

魃[①]病证治

《千金》论小儿有魃病者，是娠妇病，被恶神导其腹中，令儿病也。魃，亦儿也。其证微微下利，寒热去来，毫毛鬓发，鬇鬡[②]不悦者是也。宜服龙胆汤。凡妇人先有小儿未能行，而母更有娠，使儿饮此乳，亦作魃也。令儿黄瘦骨立，发热发落。

吴黼堂曰：却有此症，殊不可解。科学发明时代不信也。

龙胆汤

治小儿出腹，血脉未盛实，寒热温壮，四肢惊掣吐哯者。若已能进哺中食实不消，壮热及变蒸不解，中客忤鬼气并诸痫惊。

龙胆草　柴胡　黄芩　桔梗　钩藤　芍药　炙草

茯苓各二钱五分　蜣螂二个　大黄一两，煨

上为剉散，以水一升，煮取五合为一剂，十岁以下皆可服。若儿生一日至七日，分一合为三服。八日至十五日，为二服或三服。生十六日至二十日，分二合为三服。二十日至三四十日，尽以五合为三服。皆以得下即止。此剂为出腹小儿所作，若日月长大者，依此为例。其有客忤及鬼气并诸惊痫，可加人参、当归各二钱五分。百日加一钱一字，二百日儿加一钱半，一岁儿加五钱，余皆准此。

疳病证治

小儿疳病，多因缺乳，吃食太早所致。或因久患脏腑病，胃虚虫动，日渐羸瘦。腹大不能行，发竖发热，无精神，肥儿丸主之。

吴黼堂曰：疳病由饮食过量、积聚蓄热而发，不尽由缺乳也。其先喜食泥炭，后则日渐羸瘦。助胃消化，佐以杀虫，即本书肥儿丸等类是也。

---

① 魃：传说中的小儿鬼。

② 鬇鬡：须发蓬乱的样子。

肥儿丸

川连　神曲　大麦五钱，炒　木香二钱　槟榔二个　使君子肉
肉果面裹煨，各五钱
上为末，神曲搜为丸，每服三二十丸。量儿岁，滚水送下。

六神丸

丁香　木香二香，刻本无
肉果各五钱，三味俱用曲裹同入慢火煨面熟为度　诃子五钱，制同上
使君肉　芦荟各一两，细研
上为末，煮枣肉和为丸如麻子大。每服五丸至七丸，米饮下。

龙胆丸

治病发热。
龙胆草　川连　使君肉　青皮等分
上为末，猪胆汁和丸梧子大，每服三十粒。以意加减，卧时滚水下。

五加皮散

治小儿三岁不能行者，由禀受不足，体力虚怯，腰脊腿膝脚筋骨软，故不能行。
五加皮
一味为末，粥饮调，用酒少许，每服一丸蚬壳许。日三服。

鹿茸地黄丸

治小儿足软不能行。
鹿茸一只，鲜者佳，酥炙黄　熟地八两　山药　萸肉各四两
丹皮三两　茯苓　泽泻各二两
上为末，熟蜜和为丸，梧子大。每服三钱，青盐汤下。

附　录[1]

韩祇和温中例

病人但两手脉沉细数，或有力，或无力，或关脉短及力小，胸膈寒闷，气短不能相接者，便可随证投温中药以治之。病人两手脉沉迟或紧，皆是胃中寒也。若寸脉短，及力小于关尺，此阴盛阳虚也。或胸膈满闷，胀满腹中，身体拘急，手足逆冷，急宜温之。

立春后，清明前，宜温中汤主之。

丁皮　厚朴各一两　白术　陈皮　丁香　炮姜各二两

上为末，每服二钱，葱白、荆芥穗煎服。若手足尚逆、呕吐，加丁皮、干姜各二钱。

清明后，芒种前，宜橘皮汤主之。

陈皮　厚朴各一两　白术　葛根各三钱　藿香三钱

上为末，每服二钱，加生姜。如三服未快，手足尚逆、呕吐不定，加半夏、丁香、桂枝、葱白。

芒种后，立秋前，宜七物理中丸主之。

白术　藿香各五钱　人参　葛根各七钱五分　干生姜　半夏各二钱

上为末，蜜丸煎服。

病人两手脉沉细无力，虽三部脉停匀，亦是阴气盛也。更不须候寸脉短治之。或胸胁满闷，身体拘急疼痛，手足逆冷，速宜温中药和之。

若立春以后，清明以前，宜厚朴丸主之。

当归　丁皮或桂皮　炙草　炮姜各五钱　厚朴一两　细辛二钱五分　人参七钱

上蜜丸，水煎服。脉尚细，及寸脉无力，加葱白。

清明已后，芒种以前，宜白术汤主之。

---

① 吴瑞甫旁注：一本后附各方，云是三因方论所附，故另录附后。

白术　半夏　当归　厚朴　炮姜各五钱　丁香七钱

上为末，每服三钱，加生姜。服后脉未有力，寸脉尚小，加细辛、葱白。

芒种后，立秋前[①]，宜橘皮汤主之。

橘皮　藿香　葛根各三钱　半夏　厚朴各五钱

上为末，生姜煎。服后脉尚小，手足逆冷，加细辛五钱。

海藏所制神术白术二汤

神术汤

治内伤饮冷，外感寒邪无汗者。

茅术制　防风各二两　炙草一两

加生姜、葱白。

如太阳证，发热恶寒，脉浮而紧者，加羌活。

如太阳证，脉浮紧，中带弦数者，是有少阳也，加柴胡。

如太阳证，脉浮紧，中带洪者，是有阳明也，加黄芩。

妇人加当归治，吹奶煎，调六一散五钱，如神。

神术汤六气加减例

太阳寒水司天，加桂枝、羌活；阳明燥金司天，加白芷、升麻。

太阳相火司天，加黄芩、地黄；太阴湿土司天，加白术、藁本。

少阴君火司天，加细辛、独活；厥阴风木司天，加川芎、白芷。

白术汤

治内伤冷物，外感风邪有汗者。

白术三两　防风二两　炙草一两

每服三钱，加生姜。

风温证，面赤自汗，嘿嘿不欲语，但欲寐。两手脉浮而缓，或微弱。此证不宜发汗，若汗之，令人筋惕肉瞤，或谵言独语，或烦躁不卧。若下之，直视失溲，便若火之发，狂似惊痫，一逆尚引日，再逆促命期。活人本方以葳蕤汤，以有麻黄，故不敢用，宜白术汤主之。若腰背强硬者，加羌活；若舌干发渴者，加人参；若体重多汗者，加黄芪；若汗出惊惕肉瞤者，加牡蛎；若身灼热

① 吴瑞甫旁注：治病须识病情，所谓对症疗法也，万无随节气而用药之理。

者，加知母。

吴鞠堂曰：风温诸方，害人不浅，服之必发痉。又曰：风温用芪、术、羌活等，速死耳。又曰：风为阳邪，温为轻热症。顾名思义，治法可知。

正元散

治伤寒始觉吹冻着四肢头目，百节疼痛，急煎此服。或进二三服，汗出立瘥。若患阴毒伤寒，入退阴散半钱同煎。或寒冷伤食，头昏气满及心腹之疾，无有不效。

麻黄　陈皮　大黄　甘草　干姜　肉桂　附子　吴茱萸　白芍　半夏

上为末，每服一钱，加生姜、枣煎服，以被盖覆出汗愈。阴毒不可用麻黄出汗。

退阴散

治阴毒伤寒，手足逆冷，脉沉细，头痛腰重。小小伤冷，服一字，入正元散同煎，入盐一捻。

川芎　干姜

上等分为粗末，炒令转色。放冷，捣细末，每服一钱。

阴毒甘草汤

治伤寒时气，初得病一二日，便结成毒。或服药后六七日上，至十日，变成阴毒。身重背强，腹中绞痛，咽喉不利，毒气攻心，心下坚强，气短不得息。呕逆，唇青面黑，四肢厥冷。其脉沉细，身如被杖，咽喉痛。五六日可治，七日不可治也。

炙草　升麻　当归　桂枝各五钱　雄黄　川椒二钱五分　鳖甲一两半，炙

每服五钱，毒从汗出，愈。

火焰散

治伤寒恶候。

舶上硫磺　生附子去皮尖　新蜡茶各一两

上为细末，先将好酒一升，调药大口碗中，于火上摊汤令干，合于瓦上。每一碗下，令烧熟艾一团，以瓦竖起，无令火烧，直至烟尽，即刮取细研，入磁

合内。每服二钱，酒一盏，煎七分，有火焰起，勿讶。伤寒阴毒者，四肢冷，脉沉细，或吐或泻，五心烦躁，胸中结硬；或转作伏阳在内，汤水不下。先吃一服，如吐，更进一服。服后心中热，其病已瘥。下至脏腑中，表未解者，浑身壮热，脉洪大，宜用发表药。或更不发热，便得眠睡，浑身有汗。

霹雳散

阴盛格阳伤寒，其人必燥热。不欲饮水者宜之。

附子一枚，烧存性

为末，蜜水调下，一服而愈。汗出乃效。

急提盆散

治杂病非阴候者。

草乌头生用，细末

用葱一茎，肥者，削去须，圆头上有葱汁湿处，蘸药末任谷道中。

当归白术汤

治妇人未平复，因有所动，小腹急痛，腰胯中痛，四肢不能举动，无热者。

白术　当归　桂枝　生附子　芍药　甘草　人参　黄芪各二钱

生姜五钱

水煎服。

雄黄丸

治时疾不相染。

雄黄一两　赤小豆　丹参　鬼箭羽各二两

上为末，蜜丸桐子大，温水下五丸。日二服。

穿结药

治大实大满，心胸高起，气塞不通者为结也。

蟾酥　麝香　轻粉　巴豆少许，另研

上各细研，以人乳汁为丸，黍米大。每服二粒，姜汤下，无时。

白茯苓陈皮丸

治脾胃虚弱，六脉俱弦，而指下虚虚，大渴不止。腹中窄狭而食减少。

茯苓　陈皮　干姜　人参

蜜丸弹子大。

失笑散

治肾肿。

荆芥一两　朴硝二两

同萝卜、葱，煎汤洗淋。

煮黄丸

治饮食太多，心腹膨胀，甚则两胁虚胀。

雄黄一两　巴豆五钱，去皮心

研如泥，入雄黄研匀，入白面二两，同研。滴水丸桐子大，滚浆水煮一十二丸，得熟漉冷浆内，令洗。每一时，用浸药冷浆下一丸，日尽十二丸。如利，不必尽剂。又治胁下痃癖痛，如神。

楮实子丸

治水气膨胀，洁净腑。

楮实子一斗五升，熟膏　白丁香两半　茯苓四两

用二味为末，入膏丸桐子大，服至小便清利及腹胀消为度。后服五补七宣。

大戟散

治水肿腹大如鼓，或遍身皆肿。

大戟　白丑取头目　木香等分

上用末三钱，以猪腰子一对批[①]开，掺药在内，烧熟空心食之。食左腰拓左臂，食右腰拓右臂，如肿不能全去，于腹上绕脐涂甘遂末，饮甘草水，其肿尽去。

沉香海金砂丸

治一切积聚，脾湿肿胀，肚大青筋，羸瘦恶症。

沉香二钱　海金砂一钱半　轻粉一钱　牵牛头末一两

---

① 批：劈。

上为末，研独棵蒜泥为丸，灯心通草汤下五十丸。取利为验。

续随子丸

治通身虚肿，喘闷不快。

人参　汉防己　赤茯苓　木香　槟榔各五钱　续随子

海金沙各五钱　苦葶苈一两

上枣肉为丸，桑皮汤下三十丸。

木香榻气丸

治太阴所致中满腹胀，下虚虚损者。

橘皮　卜子炒，各五钱　胡椒　木香　草豆蔻面裹，煨

青皮去白，各五钱　蝎尾二钱五，去毒

上为末，水丸，米饮送下三十丸，日三。吃白粥百日，重者一年。如阴囊红肿，用沧盐、干姜、白面各三钱，水和摊涂。

沉香交泰丸

治浊气在上，而扰清阳之气，郁而不伸，以为瞋胀。

沉香　白术　陈皮各三钱　枳实　吴茱萸　茯苓　泽泻　当归

木香　青皮各三钱　大黄一两，制　厚朴五钱，姜制

为末，神曲糊丸桐子大，每服三五十丸。

苍术芍药汤

治痢疾痛甚。

苍术二两　芍药一两　黄芩　肉桂各五钱

每服一两。

地榆芍药汤

治泄痢脓血，乃至脱肛。

苍术一两　地榆二两　卷柏　白芍各三两

每服一两。

诃子散

如腹痛渐已，泄下微少，宜止者。

诃子一两，生熟各半两　木香八钱　川连　炙草各三钱

上为末，每服二钱，以白术白芍甘草汤调下。如止之不止，宜归而送之也。诃子散内加厚朴一两，竭其邪气也。

浆水散

治暴泄如水，周身汗出，身上冷，脉微而弱，气少不能言，甚者加吐。此谓急病。

半夏　附子　干生姜　炙草　肉桂各五钱　良姜二钱半

上为末，每服三钱五分，浆水煎服。

黄连汤

治大便后下血，腹中不痛者，谓之温毒下血。

川连　当归各五钱　炙草二钱半

每服五钱。

芍药黄连汤

芍药　川连各五两　大黄一两　当归　淡味肉桂五钱　炙草

上每服五钱。如痛甚，加木香、槟榔末一钱。

麻黄桂枝加桃仁汤

治疟疾头痛，项强脉浮，恶风无汗而夜发者。

麻黄　桂枝　黄芩　炙草　桃仁

夜发乃阴经有邪，用桃仁以散血缓肝，即所以散血中风寒也。

桦皮散

治肺脏风毒，遍身疮疥，及瘾疹瘙痒成疮，面上风刺、粉刺。

桦皮四两，煅灰　荆穗二两　杏仁去皮尖，水煮干，用二两

枳壳炒黑，湿纸上令干，二两　炙草五钱

上为末，每服三钱，食后温水下。

神秘汤

治病人不得卧，卧则喘者。水气逆上，乘于肺，肺得水而浮，便气不通流，其脉沉大，宜此治之。

橘皮　生姜　苏叶　人参　桑皮各五钱　木香　茯苓各三钱

生地黄汤

诸见血无寒，衄血、吐血、溺血，并皆治之。
生地　熟地各五钱　枸杞子五钱　地骨皮二钱
天门冬　麦门冬　甘草各一两　黄芪一钱半　白芍二钱
如脉微身凉，恶风，每服加桂五分。吐血多有此症。

柿钱散

治吃逆。
柿钱　丁香　人参
等分为末。

子芩散

凉心肺，解劳热。
黄芪一两　白芍　子芩　人参　茯苓　麦冬　桔梗　生地各五钱
加竹叶、小麦、生姜，入药末三钱，煎服。

温金散

治劳嗽。
甘草　黄芩　桑皮　防风各一两　杏仁二十七粒　茯神五钱
人参五钱　麦冬二钱半
以前五味，米泔浸一宿，晒干。次入后三味，同为末。每服三钱，加黄蜡豆大，水煎服。

补肺汤

治劳嗽。
桑皮　熟地各二两　人参　紫菀　黄芪　五味各一两
上为末，每服三钱，入蜜少许，煎服。
一方：用四君子，加秦艽、黄蜡煎服，尤妙。

无比散

治咽喉。

青黛　僵蚕　甘草　马牙硝
板蓝根　紫河车　薄荷　桔梗等分
蜜丸噙化。

珍珠粉丸

治白淫梦泄。
黄柏　蛤粉各一斤
为末，水泛丸，空心温酒下。

肠红方

马兰头根捣汁，酒送下，神效

拈痛散

治两额角痛，目睛痛，时见黑花。脉弦欲作内障也，得之饥饱劳役。
柴胡一两半　瓜蒌根二两　当归　生地各一两　黄芩四两
炙草七钱半
上为粗末，加姜枣煎。

宣毒散

治目发赤肿痛，毒气侵睛胀痛。
盆硝　雄黄　乳香　没药等分
研末，嗃入鼻。

又　方

薄荷叶　细辛各二钱　青黛　蔓荆子　石膏各一钱　芒硝
川芎各五钱
为末，鼻内嗃之。

伤元活血汤

治从高坠下，恶血留于胁下，疼痛难忍。
柴胡半两　花粉　当归各三钱　穿山甲炮　红花　甘草各二钱
大黄一两　桃仁五十粒，浸，去皮尖
共为末，每服一两，水酒煎。

乳香神应散

治从前坠下，疼痛难忍，及腹中痛。

乳香　没药　雄黑豆卷　桑白皮

独科栗子一两　破故纸二两，炒

为末，每服五钱，米醋一盏，入麝香少许。

接骨丹

南星四两　木鳖三两　官桂一两　乳香　没药各五钱

上为末，用去皮姜汁，入米醋少许，白曲调摊纸上，贴之，用竹篦、麻索缠定。

又方

治打扑伤损皮骨者。

苏木　定粉　鹏砂　半两钱烧红，醋淬为末，各一钱

上匀作服，煎当归酒调下，痛止勿服。

当归导滞散

治落马坠车，打伤瘀血，大便不通，红肿青黯，疼痛昏闷，畜血内壅欲死。

大黄　当归各一两　麝香少许

上为末，每服三钱，热酒调下，瘀血去效。骨节折痛不可忍，以接骨定痛紫金丹。

紫金丹

川乌　草乌各炮，各一两　五灵脂　木鳖　骨碎补　威灵仙

金毛狗脊　自然铜醋煅七次　防风　地龙　乌药　青皮　陈皮

茴香　黑丑各五钱　乳香　没药　红娘子　麝香各二钱半

禹余粮四两，醋炒

上为末，醋曲糊丸桐子大，温酒调下，十丸至廿[1]丸。

① 廿：原作“念”。

江鳔丸

治破伤风，惊而发搐，脏腑秘涩。知病在里，可用下之。

江鳔炒　野蛤粉　僵蚕各五钱　雄黄　天麻各一两　蜈蚣一对

上为末，分三分，用二分。烧饭为丸，桐子大，朱砂为衣一分，入巴豆霜二钱五分，亦烧饭为丸。每朱衣丸二十丸，加巴豆霜丸一丸，渐加至利止。用朱衣丸，病愈止。

没药散

治刀箭伤，止血定痛。

定粉　风化石灰各一两　枯矾三钱　没药　乳香各一钱

上为末，掺上。

消毒散

治疔疮毒气入腹，昏闷不食。

丁香　乳香各一钱　管仲　紫花地丁各五钱

为末，温酒下。

出箭头方

蜣螂全用　乳香　麝香

上为末，拨动箭，掺药疮口内。

五黄散

治杖痛、定痛。

黄丹　川连　黄芩　黄柏　大黄　乳香　没药

上为末，新水调成膏，用红绢摊贴。

没药散

治杖疮止痛，令疮不移。

蜜陀僧　没药　乳香各一两　干胭脂一两半　腻粉五钱　龙脑少许

上同研如泥，摊在红绢上，贴。

水霜散

治火烧皮烂，大痛。

寒水石生　牡蛎　青黛　朴硝各一两　轻粉一钱

上为末，新汲水或油调涂，立止。

截疳散

治年深疳瘘疮。

川连五钱　白蔹　白芨　黄丹各一两　轻粉一钱　龙脑　麝香各五分　蜜陀僧一两

上为末，维上以膏药贴。

苍术泽泻丸

治痔疾。

苍术四两，去　泽泻　枳实　秦艽二两，上同　皂角子炮，存性　地榆各一两

烧饭，丸桐子大。

治男子妇人阴部湿淹疮

五倍子五钱　枯矾　乳香各一钱　铜绿少许　轻粉一字

上研极细末，洗净，糁。

接花树法

石硫黄　榆白皮　白芨　白蔹各三钱

上为末用之。